教育部职业教育与成人教育司推荐教材
全国卫生职业院校规划教材

供中职护理、助产、检验、药剂、卫生保健、康复、口腔工艺、影像技术、中医、中西医结合等相关专业使用

医学遗传学基础

（第三版）

主　编　赵　斌　王克桢
副主编　夏　红　于全勇　奚义宁
编　者（按姓氏汉语拼音排序）
何伟雄（梧州市卫生学校）
李桂英（四川省卫生学校）
罗晓鹏（石河子卫生学校）
王克桢（上海公共卫生学校）
奚义宁（茂名市卫生学校）
夏　红（宜宾卫生学校）
于全勇（莱阳卫生学校）
张　沛（北京护士学校）
张新明（湖北三峡职业技术学院）
赵　斌（四川省卫生学校）

科学出版社
北　京

内 容 简 介

本书在第二版的基础上进行了部分调整,主要内容包括绪论、遗传的细胞基础、遗传的分子基础、遗传的基本定律、遗传病及人类性状的遗传方式、遗传病的诊断与防治、遗传与优生、遗传与环境、遗传与肿瘤及医学遗传学基础实验。本教材是全国中等卫生职业学校和职业技术学院广大一线教师共同努力的结果。在编写过程中力求贯彻科学性、适用性和创新性原则,对教材的内容遵循“必要”、“够用”、“实用”的原则,并结合具体的内容设计了“引言”、“链接”、“护考链接”、“案例”和“考点”,制作了配套的课件。

本书可供中职护理、助产、检验、药剂、卫生保健、康复、口腔工艺、影像技术、中医、中西医结合等相关专业使用,也可供教师作参考书使用。

图书在版编目(CIP)数据

医学遗传学基础 / 赵斌,王克桢主编 .—3 版 .—北京:科学出版社,2012.6

教育部职业教育与成人教育司规划教材·全国卫生职业院校规划教材
ISBN 978-7-03-034166-2

Ⅰ.医… Ⅱ.①赵… ②王… Ⅲ.医学遗传学-职业教育-教材 Ⅳ.R394

中国版本图书馆 CIP 数据核字(2012)第 100226 号

责任编辑:张　茵 / 责任校对:刘小梅
责任印制:赵　博　封面设计:范璧合

科学出版社 出版
北京东黄城根北街 16 号
邮政编码:100717
http://www.sciencep.com
新科印刷有限公司 印刷
科学出版社发行　各地新华书店经销
*
2003年8月第　一　版　开本:787×1092 1/16
2012年6月第　三　版　印张:9 1/4
2016年5月第二十九次印刷　字数:216 000

定价:22.00 元

(如有印装质量问题,我社负责调换)

前　言

教育教学改革是中等职业教育一个永恒的主题，教育质量的高低是衡量教育教学改革成功与否的一个关键标准。近年来中等职业教育在中国的大地上结出累累硕果，职业教育突飞猛进，招生数量逐年攀升；中等职业学校开展的学分制教学管理改革为职业教育教学制度改革与创新打下了坚实的基础，模块化课程改革和案例教学的探索为中国的职业教育改革和发展奠定了基础，教育教学质量得到不断提高。本教材在第二版的基础上对章节的内容进行了调整，多数图片由本书作者自行制作，更加清晰，采用双色版印制，印刷质量进一步提升。本书结合模块化课程的改革思路和案例教学的实施以及各位编者的多年教学经验编写而成。

本教材供卫生类中等职业学校各专业使用，也可供教师作参考书使用。教材内容分为三个模块：基础模块、技能模块和选学模块。基础模块和技能模块是必修内容，是最基本的标准和各专业的共同要求。选修模块的内容由任课教师根据学生和地域的实际情况选择性教学或各学校依据教学任务的实际情况选择性使用。

教材的主要内容包括绪论、遗传的细胞基础、遗传的分子基础、遗传的基本定律、遗传病及人类性状的遗传方式、遗传病的诊断与防治、遗传与优生、遗传与环境、遗传与肿瘤。在教学过程中可依据学生的情况调整教学的先后次序进行教学。为了更贴近学生，教材采用正文和非正文系统的编写方案，并结合具体内容设计了"引言"、"案例"、"链接"、"护考链接"和"考点"。对文中的非正文内容教师可根据学生和教学的总体安排选择性使用。

本教材与本系列的其他教材一样，是全国卫生职业教学新模式研究课题组和教改教材编委会成员和学校的教师们齐心协力，共同努力的劳动成果。所有编者在编写过程中力求贯彻科学性原则、适用性原则、实用性原则和创新性原则，对基础知识的取舍遵循"必需"、"够用"的原则。本教材的特点：图文并茂，新颖，实用，适用，易学，易懂。

教材的每章列出了考点，既有利于学生明确学习目标、学习重点，也有利于学生自主学习。为了检测学生的学习情况，在每章的后面列出了必要的自测题，主要采用护士执业考试题型，既有利于学生及时检测知识掌握的情况，也有利于学生掌握护士执业考试的题型，同时亦可供教师参考。

教材后附有实验指导、教学基本要求及学时分配建议，各学校可根据不同的专业要求灵活安排教学，建议学时为36学时。

本教材的第1章由赵斌编写；第2章由李桂英、何伟雄编写；第3章由赵斌编写；第4章由张沛编写；第5章由王克桢、张新明编写；第6章由夏红编写；第7章由于全勇编写；第8章由罗晓鹏编写；第9章由奚义宁编写；实验由何伟雄编写。审稿主要由赵斌、王克桢、夏红、于全勇、奚义宁完成。

本教材编写是在全国卫生职业教学新模式研究课题组指导下开展的，编写过程中得到了四川省卫生学校、宜宾市卫生学校、梧州市卫生学校、北京护士学校、上海公共卫生学校、湖北三峡职业技术学院、莱阳卫生学校、石河子卫生学校及茂名市卫生学校的大力支持，在此表示感谢。同时感谢参加第二版编写的王懿、田廷科、刘伟、刘萍、刘文芳、刘玉敏、刘殿红、武红霞、杭琦、姜卓玲、莫丽平、董贞荣、蔡金媛、戴国雄老师。

由于编者的水平有限，编写时间仓促，教材中难免会有欠缺之处，恳请广大师生批评指正。

编　者

2011年12月

目　　录

第1章

绪　论

引言　通过遗传学的相关知识去研究和了解人类相关疾病，从而达到诊断、治疗和预防疾病的目的。医学遗传学(medical genetics)是将遗传学与医学联系起来的一门科学，研究的对象是人类，研究的内容是人类疾病与遗传的关系，研究的目的在于控制遗传病在家族中的传递和对人群的危害，从而为改善人类健康素质作贡献。

一、医学遗传学的概念及其在现代医学中的作用

（一）医学遗传学的概念

医学遗传学是运用遗传学的理论与方法研究遗传因素在疾病的发生、流行、诊断、预防、治疗和遗传咨询等中的作用机制及其规律的遗传学分支学科。它研究人类疾病与遗传的关系，即研究遗传病的发生机制、传递方式、诊断、治疗、预后、再发风险，为控制遗传病的发生和在人群中的流行提供理论基础和实际知识。俗话说，"种瓜得瓜，种豆得豆"，这种子代与亲代的相似现象称为遗传。"一母生九子，连母十个样"，这种子代与亲代之间及子代不同个体之间有差异的现象称之为变异。所谓健康，乃是受人体遗传物质控制的代谢方式与其周围环境保持平衡的结果，一旦这种平衡被打破，就意味着疾病发生。在不同的疾病中，遗传与环境因素所占比例不同。医学遗传学工作的主要任务就是研究疾病遗传学方面的属性，以便能采取有效的防治措施，提高人类健康水平。

考点： 医学遗传学的概念

（二）医学遗传学在现代医学中的作用

医学遗传学是一门医学和遗传学紧密结合的学科，它的研究内容和方法涉及很多学科的知识和方法。特别是 20 世纪 80 年代以来发展起来的医学分子遗传学，为疾病的诊断和治疗提供了行之有效的手段。

1. 在临床遗传病研究中的作用　人类的遗传病，系指由于人的生殖细胞或受精卵中的遗传物质发生变异而导致胎儿机体结构和功能异常的现象。因此，遗传病具有家族聚集现象和垂直传递等特点。目前，已成为影响人口素质的重要病种。如果将染色体病、单基因病和多基因病汇总合计，人群中有 20%～25%的人受其所累。其中单基因病有 7000 余种，染色体畸变综合征有 100 多种，多基因遗传病在人群中有 15%～20%受其所累。据遗传流行病学调查，约 10%的孕妇流产是由于染色体异常引起；1 岁以内死亡的婴

链接

500 多种单基因遗传病可明确诊断

据全球调查资料显示，3%～4%的婴儿出生时就有严重的先天缺陷——遗传病。到 1999 年底，美国从事染色体诊断的实验室超过 400 个，基因诊断实验室专门为临床服务的达 114 个，研究和临床兼做的超过 350 个，已能对 500 多种遗传病作出产前诊断。但这个数字也只占已知人类遗传病总数的 12%左右，可谓任重而道远，科学家们正在继续努力着。

儿中，先天畸形居首位；儿童智力发育不全者约占3%，其中4/5由遗传因素所致。因此，在临床医学研究工作中，遗传病的研究和防治任务十分艰巨。

2. 在优生研究工作中的作用　我国的基本国策是实行计划生育、晚婚晚育、少生优生，提倡一对夫妇只生育一个孩子。应用医学遗传学的理论知识和技术来指导人类的生育，可以减少遗传病对人类的危害，提高人口素质，达到优生之目的。

3. 在卫生保健研究工作中的作用　卫生保健工作是从人体健康的新概念出发，对个体和集体采取预防与保健相结合的综合措施，提高环境质量和生活质量，控制影响人体健康的各种因素，以达到保护健康、促进健康、预防疾病、延长寿命的目的。要做好卫生保健方面的工作，必须要掌握一定的医学遗传学基础理论知识。

二、遗传病概述

随着科学的发展，对急性传染病、流行病能有效控制；如今，遗传病对人类的危害已变得愈来愈明显。遗传病是由于遗传物质改变或基因重组而导致的疾病，它可能是生下来就具有的疾病，也可能是到一定的年龄阶段才发病；遗传病可能是先天性疾病，但先天性疾病不一定是遗传病。1958年，人群中被认识的单基因遗传病及异常性状仅有412种，因此，人们曾普遍认为遗传病是较罕见的疾病。但随着医学科学的进步，新的诊断技术和检测方法的确立，使得遗传病不断地被认识和发现，到1990年已增加到4937种。总的估计，人群中有20%～25%的人患有某种遗传病。特别是进入20世纪90年代后，对遗传病的认识和发现速度更为惊人，每年新增病种或异常性状数平均高达435种，一年净增量就超过1958年以前人们所认识的总和，到1994年已增加到6678种。

（一）遗传病严重地威胁着人类健康

我国人口出生率为20.98‰（1990年）。以此计算，我国每年新出生人口约2500万人。我国先天畸形总发生率为13.07‰（1988年），其中最常见的是无脑畸形、脑积水、开放性脊柱裂、先天性心脏病、唇裂等，在这些先天性畸形中80%具有遗传基础。因此，我国每年出生由遗传因素所致的先天畸形儿将达25万人。

（二）遗传病是婴儿死亡的主要原因

英国在1914年一项儿童死亡原因调查中证实，非遗传性疾病占83.5%，遗传性疾病仅占16.5%。但到20世纪70年代后期，两类疾病已各占50%。美国1977年在婴儿病死率中先天畸形已居首位，1986年因出生缺陷死亡的婴儿占婴儿全部死亡数的21%。

（三）遗传病是不育、流产的主要原因之一

据统计，原发性不育约占已婚夫妇的1/10；自然流产占全部妊娠的7%，其中50%是由染色体畸变所引起的。

（四）智力低下的主要病因是遗传病

根据我国0～14岁儿童智力低下的调查，总发生率约1.5%，其中轻度约占70%，中度约占20%，重度约占7%，极重度占2%～3%。调查证实，在引起智力低下的诸多原因中，遗传性疾病已占40.5%。

> **链接**
>
> **基因治疗的明天**
>
> 著名遗传学家谈家桢高瞻远瞩地指出："21世纪的医疗革命将取决于基因治疗研究的成功。"基因治疗将会给全社会的医学理念带来一次革命。人类基因组计划实现了人类在分子水平认识自我的一大飞跃，并将引发21世纪的医学革命。医学有可能成为"治本"医学、"预测"医学，真正能够实现预防为主的思想，治病应从基因入手。

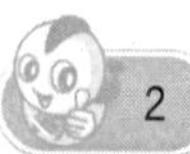

（五）隐性有害基因对人类健康构成潜在性威胁

考点：遗传病对人类的主要危害

在正常人群，平均每人都携带5～6个隐性有害基因，虽然未患遗传病，但很可能是某种致病基因的携带者，可将致病基因传递给后代，成为后代人群中遗传病发病的潜在威胁。尤其是工农业的发展，环境污染日益严重，各种致变、致癌、致畸因素对遗传物质的损害，将增加遗传病的发生，严重危害人类健康。

三、医学遗传学发展简史

（一）发展初期

18世纪中叶，法国 Moreau de Maupertuis 研究了多指（趾）和皮肤缺乏色素的家系，发现这两种疾病的遗传方式不同。1814年，Joseph Adams 发表《论临床所见疾病的遗传可能性》，对先天性疾病、家族性疾病和遗传性疾病之间的差别以及遗传病的发病年龄、环境因素、近亲结婚等问题进行阐述和分析。

（二）遗传学的诞生

遗传学奠基人奥地利学者孟德尔（G. Mendel）于1866年利用豌豆杂交实验，发表了论文《植物杂交试验》，他认为性状的遗传受细胞内的遗传因子控制，并揭示了遗传的基本规律。在此后30多年一直未引起人们的重视，直到1900年，被其他学者重新发现，并总结出分离定律和自由组合定律，由此推动了对各种生物性状和疾病的分析。1909年，Johannsen 提出了"基因（gene）"代替孟德尔所假设的"遗传因子"，并提出了基因型和表现型的概念，并在当年由瑞典学者 H. Nilsson Ehle 对数量性状的遗传提出多因子假说，用多基因的累加效应和环境因素的共同作用阐明数量性状的传递规律。美国学者摩尔根（T. H. Morgan）通过果蝇杂交实验发现了性连锁遗传现象，并揭示了遗传学上的第三个遗传学定律——基因的连锁与互换定律。遗传学三大定律的确定为医学遗传学奠定了坚实的基础。

（三）医学遗传学的迅猛发展

医学遗传学的发展是在遗传学理论的推动下，并运用人类细胞遗传学和生化遗传学的知识逐步建立和完善的遗传学分支学科。

1923年，T. Painter 用组织连续切片法进行研究，确定了人体细胞的染色体数目是48条。1952年，华裔学者徐道觉建立了细胞低渗制片技术，人类对染色体的研究取得了重大改进。1956年，华裔学者蒋有兴发现利用秋水仙素能抑制纺锤丝和纺锤体的形成，促进对细胞内染色体的观察；同时，蒋有兴和 A. Levan 利用人胚肺组织培养，确定了正常人体细胞染色体数是46条而非48条。1959年，J. Lejeune 首次发现21三体综合征患者是由于体细胞中多了一条21号染色体所致。1960年，P. C. Nowell 在慢性粒细胞白血病患者的细胞中首次发现异常染色体，称为ph′染色体。1969年，瑞典 T. Caspersson 用荧光染料染色，染色体可显示出不同的带型，即Q显带，后来相继发现了G显带、C显带和R显带等。随着研究技术的不断发展，通过多次国际会议确定了染色体分析、命名的国际统一标准——人类细胞遗传学命名法的国际体制 ISCN。

1899年，英国学者 A. E. Garrod 发表了有关尿黑酸尿症的论文。1902年至1908年，他深入研究了尿黑酸尿症、白化病等疾病，并提出了代谢缺陷的概念。1909年，首次提出"某些终身不愈疾病的病因，在于支配某一代谢步骤的酶活力的降低或丧失"。1941年，G. W. Beadle 和 E. L. Tatum 发表了红色链孢霉生化遗传的经典论文，提出了一个基因一种酶的假说，确立了生化遗传学。1949年，美国 L. Pauling 在镰形细胞贫血患者的红细胞内发现异常的血红蛋白分子，称为血红蛋白 S(HbS)，由此，提出分子病的概念。

1944 年，O. T. Avery 用肺炎双球菌转化实验首次证明遗传物质是 DNA。1953 年，J. D. Watson 和 F. H. C. crick 发现 DNA 双螺旋结构模型，提出了 DNA 半保留复制，由此，遗传学的研究进入了分子水平阶段，分子遗传学诞生。20 世纪 60～70 年代发现限制性内切酶，DNA 重组技术出现。20 世纪 80 年代，聚合酶链反应(PCR)技术的建立等使人类对遗传病病因、发病机制、肿瘤遗传、基因诊断、基因定位和基因治疗等进入一个崭新的阶段，取得了巨大的成就。进入 20 世纪 90 年代，人类基因组研究取得重大突破，必将推动医学遗传学的深入发展。

四、人类基因组计划

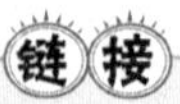

中国在 HGP 中的作用

我国在 1999 年 9 月正式加入国际人类基因组研究计划，2001 年提前完成了国际人类基因组计划 1%的测序任务。

人类众多的生理、病理现象大多与基因密切相关。为了进一步了解、认识基因的结构和功能，20 世纪 90 年代，由美国科学家首先提出了“人类基因组计划”(human genome project，HGP)。这一计划提出后，得到各国科学家的广泛支持和积极参与，并成为全球范围内全面研究人类基因组的重大科学项目。

（一）人类基因组的概念

一个正常人的体细胞中有两个染色体组，在生殖细胞成熟过程中，要经过减数分裂，结果每个生殖细胞中的染色体数目是母细胞的一半，因此，人体生殖细胞中含有一个染色体组。一个染色体组中的全部基因称为一个基因组。人体细胞中的 DNA 主要分布在细胞核中，细胞质中的线粒体也有少量的 DNA，因此，人类基因组包括细胞核基因组和线粒体基因组。一般是指核基因组。由于人类男女性染色体的差别，所以，人类细胞核基因组包括 1～22 号常染色体和 X、Y 两条性染色体共 24 条染色体上的全部基因信息，其上有 30 多亿碱基对序列，3 万～3.5 万个基因。

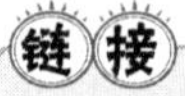

人类基因组计划的延伸

由美英共同合作的癌症基因组计划已于 2006 年在美国正式启动。作为人类基因组计划在医学实践上最直观具体的应用，其目标是把目前已有的知识、工具和手段应用于癌症基因组研究中，在 DNA 序列水平上找到 DNA 的哪些变异与癌症有关，然后再运用各种新技术进一步找到致癌的原因。此项计划总投资约 1 亿美元。目前的研究主要集中在脑癌、肺癌和卵巢癌。癌症基因组计划的工作量与创新程度都远远超过人类基因组计划，规模可能相当于 1000 个，甚至 10000 个人类基因组计划。

（二）人类基因组计划的主要内容

完成人类全部 23 对染色体的遗传图谱、物理图谱的绘制工作，测定出总长约 30 多亿碱基对的 DNA 的全部序列，并在此基础上进行人体基因的定位和分离研究。其具体内容包括：

1. 对人类基因组进行标记和划分。
2. 对基因组 DNA 进行切割和克隆，并利用特殊的标记将这些克隆进行有序排列。
3. 测定人类基因组的全部 DNA 核苷酸序列。
4. 确定每一个基因，研究它的结构、特性和功能。

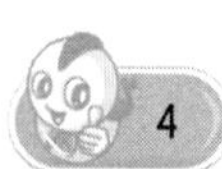

（三）人类基因组计划的实施

1990年正式启动该计划，投资约30亿美元，先后有美国、英国、日本、法国、德国和中国的科学家参加研究工作，我国是唯一参加这项研究工作的发展中国家。2000年6月，初步完成人类基因组序列图谱草图的绘制；2006年5月18日科学家们公布了人类最后一个染色体——1号染色体的基因测序。这标志着解读人体基因密码的“生命之书”宣告完成，为人类基因组计划历经16年艰苦卓绝的努力工作画上了圆满的句号。

（四）人类基因组计划的意义

人类基因组计划与曼哈顿原子弹计划和阿波罗登月计划并称为20世纪三大科学计划。这项计划将为人类遗传研究提供基本数据，揭示6000多种人类基因遗传病和若干种严重危害人类健康的多基因病致病基因或疾病易感基因，并探究出对各种基因病新的诊断和防治方法，从而推动整个生命科学和应用性研究的进展。其重大的生物学、医学和社会学意义可概括为：认识进化、种族血缘、衰老、疾病等生命现象的本质；可促进生物学不同领域（如发育生物学、神经生物学等）的发展；是战胜疾病、克服生存障碍（太空、深海）的财富；各种遗传性疾病、恶性肿瘤、心血管病和其他遗传易感染性多因子疾病可能由此得到预测、预防及早诊断、早治疗；同时与人类基因组计划发展起来的新技术、新策略也推动农业、工业和环境科学的发展。总之，人类基因组计划的实施将彻底揭开人类生长、发育、健康、长寿的奥秘，极大地提高人类的生存质量。

综上所述，随着人们对人类基因认识的加深，医学遗传学将成为一个十分活跃的领域，必将对人类做出更大的贡献，因此，医学遗传学课程已成为现代医学教育中必不可少的部分。

考点：人类基因组计划的意义

小结

随着科技的发展和人类对基因认识水平的不断提高，医学遗传学对人类遗传性疾病的诊断、治疗和预防具有极其重要的作用。医学遗传学是研究遗传病的发生机制、传递方式、诊断、治疗、预后、再发风险，为控制遗传病的发生提供理论基础和实际知识。当前，被认识和发现的遗传病正在以惊人的速度增长，并严重威胁着人类的健康，因此医务工作者必须加强对遗传病的认识，努力控制其发生，尽可能降低其对人类的危害，真正提高人口素质。人类基因组计划是将人类的基因结构研究清楚，包括基因定位、DNA序列、每一个基因的表型效应等。这一计划的完成，将对人类的健康及疾病的诊断、预防和治疗，起到关键性的作用，为人类认识自我、揭开自身的奥秘提供基本数据。

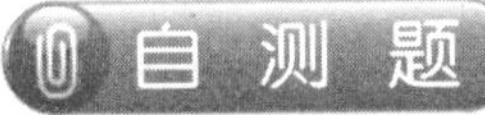

一、名词解释

医学遗传学

二、简答题

1. 遗传病对人类的主要危害有哪些？
2. 实施人类基因组计划的意义是什么？

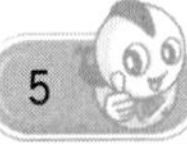

第2章

遗传的细胞基础

引言　遗传一般是指亲代的性状又在下代表现的现象。为什么会出现遗传这种奥妙的现象呢？19世纪末，科学家在人体细胞的细胞核内发现了一种形态、数目、大小恒定的物质。这种物质甚至用最精密的显微镜也观察不到，只有在细胞分裂时，通过某种特定的染色法才能使它显形，取名为“染色体”。因此，生物的遗传并不是凭空产生的，而是以物质作为基础，这些物质存在于细胞内称为遗传物质。生物的遗传直接与细胞的生命活动息息相关。

第1节　细胞的基本结构

护考链接

下列哪种不属于微量元素？

A. 锌　　B. 铁　　C. 碘
D. 镁　　E. 硒

分析：人体内矿物质一般分为两类：常量元素指生物有机体中含量大于0.01%的化学元素，如镁在正常人体内含量为0.05%；微量元素通常指生物有机体中含量小于0.01%的化学元素。

地球上的生物都是物质的，生命是物质运动的高级形式。分析生命物质的化学组成，其中主要有碳、氢、氧、氮、硫、钙、磷、镁、钠、钾、氯等元素，还有少数微量元素如铁、碘、锌、铜、锰、镍、锡、硅、钒、铬、硒、钼、钴、氟等。除了病毒这一类最简单的生命形式外，生物体都是由细胞组成的。细胞是生物体的基本结构单位和功能单位。细胞的世界是一个奇妙的世界，一个与我们日常生活密切相关然而又极为神秘的世界。这个奇妙的世界存在于我们每个人的体内，也存在于大自然其他生物体内。

一、细胞的基本结构

依据细胞结构的复杂程度可以把细胞分为两大类：原核细胞（prokaryotic cell）和真核细胞（eukaryotic cell）（表2-1）。

考点：原核细胞与真核细胞的本质区别

表2-1　原核细胞和真核细胞的区别

项目	原核细胞	真核细胞	项目	原核细胞	真核细胞
体积	小	大	细胞器	多而复杂	少而简单
结构	简单	复杂	细胞核	原始核（无核膜）	完整核（有核膜）
有无细胞壁	有	动物细胞没有，植物细胞有			

（一）原核细胞

原核细胞体积小（直径1～10μm），结构简单，有细胞膜，膜外有一层坚固的细胞壁，细胞内的核物质区域仅有一条DNA分子，无核膜包围，称之为拟核或原核。

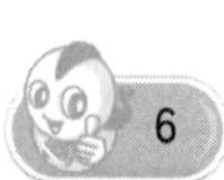

（二）真核细胞

真核细胞由原核细胞进化而来，细胞体积大（直径 10～100μm），结构复杂，最主要的是有真正的细胞核，核物质由膜包围，也有细胞膜、细胞质，植物细胞还具有细胞壁，但细胞壁的成分与原核细胞的细胞壁不同。细胞内形成了复杂的内膜系统，还形成了具有一定形态结构和生理功能的细胞器。下面以动物细胞为例介绍细胞的基本结构（图 2-1）。

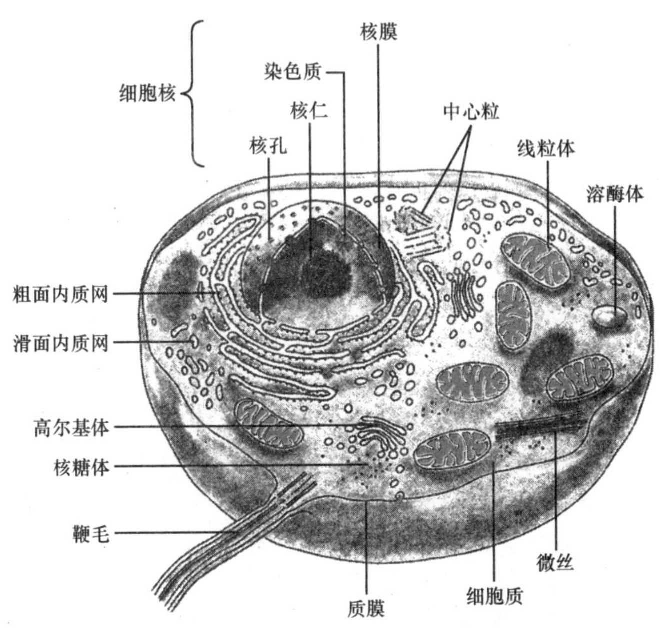

图 2-1　动物细胞模式图

考点：细胞的基本结构

1. 细胞膜　又叫质膜，是包围在细胞质表面的一层薄膜。细胞膜的主要成分是类脂和蛋白质，此外还有少量糖类。在电子显微镜下，它是由“两暗一明”的三层结构组成，即内外两层的深色带和中间一层疏松的浅色带。一般将这样三层结构的膜作为一种单位，称为单位膜（unit membrane）。膜是细胞结构的重要形式。除细胞膜外，细胞内还有许多的膜结构，例如核膜、内质网等，一般将细胞膜和细胞内膜统称为生物膜（biological membrane）。细胞膜是细胞与外界环境联系的屏障和通道，是物质转运、能量传递的枢纽，对维持和调节细胞正常生理活动有重要作用，同时与细胞识别、细胞免疫等有关。

2. 细胞质（cytoplasm）　是细胞膜以内细胞核以外的全部结构和物质。包括细胞器（organelle）、细胞基质（cytoplasmic matrix）和内含物。细胞基质是细胞内呈液态的部分，内含物是细胞生命活动中的代谢产物，如分泌颗粒、脂滴、糖原等。细胞器是细胞质中具有一定形态、结构和功能的小结构。细胞器相当于悬浮于细胞质内的“建筑”、“设施”和“机构”，不同的细胞器具有不同的功能。

(1) 线粒体——“动力工厂”：线粒体（mitochondria）的主要成分是水、蛋白质、脂类和多种酶系，其中主要是氧化酶。在光学显微镜下，线粒体呈线状、杆状、粒状。在电镜下，线粒体是由两层单位膜构成的囊状结构，它是细胞呼吸的主要场所和供能中心。生物体从外界吸取氧，将细胞内的供能物质，在一系列酶的作用下，逐步氧化、分解为 CO_2 和 H_2O 并释放能量。释放出的能量有 40%～50%储存于 ATP 中，随时供应生命活动的需要，另一部分主要以热量

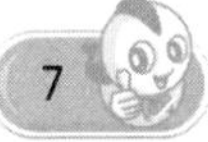

的形式散失。细胞生命活动中所需要的能量95%以上来自于线粒体。

案例2-1

氰化物影响线粒体的功能致机体死亡

某乡镇企业化工厂在建设施工阶段未经卫生部门预防性卫生审核，生产设备也未经有关技术部门鉴定，就违反有关规定自行生产化工产品。1984年1月4日，该厂一车间在生产过程中滴加盐酸量过大，速度较快，致使锅内化学反应加剧，压力急增，冲掉维持平衡的橡皮塞，锅内化学料液冲出，氰化氢气体大量迅速弥漫车间内。当时操作工顾雪英已上班几小时，在非常疲劳状态下正好下楼梯到车间内测试pH，不慎吸入车间内浓度极高的氰化氢，即刻倒地中毒死亡。

(2) 内质网——蛋白质合成运输的通道：内质网(endoplasmic reticulum，ER)是由一层单位膜构成的管状、泡状和扁平囊状的膜性结构。膜性管道系统互相连通，交织成网状，广泛分布在细胞质中。根据内质网表面是否附着核糖体，可分为粗面内质网和滑面内质网，前者是核糖体附着的支架又是外输性蛋白质运输的通道，后者主要是合成脂质和胆固醇；内质网的管道有利于合成产物的运输，它与高尔基体构成细胞内的"运输系统"。

(3) 高尔基体——加工、包装车间：高尔基体(Golgi complex)是由一层单位膜构成的扁平囊、小囊泡、大囊泡组成的圆盘状结构。其主要功能是分泌物的合成、加工、运输。

考点：各细胞器的名称和基本功能

案例2-2

刘先生，45岁。入院前是重庆市松藻煤电公司掘井工。因查出患有硅沉着病已于2002年6月提前11年退休，进入矿区职工医院开始住院治疗。1974年，刘先生进入煤矿当工人时才15岁，掘井、采煤、通风各个工种都做过。然而，在井下工作了20多年后，他逐渐感到胸闷、气喘，但一直没有当回事，直到检查出患上了矿区常见的职业病——硅沉着病。

(4) 溶酶体——细胞内的消化器官：溶酶体(lysosome)是一层单位膜包围着的含有50多种酸性水解酶的囊泡状结构。所含的酶对蛋白质、脂类、糖类、核酸等几乎细胞内所有成分均能分解。

(5) 核糖体——蛋白质合成场所：核糖体(ribosome)是蛋白质的合成场所，是由核糖体核酸(rRNA)和蛋白质组成的葫芦型小体。

(6) 中心体(centrosome)：普遍存在于动物细胞和低等植物细胞，位于细胞核附近，接近细胞的中心，包括中心粒(centriole)和中心球(centrosphere)两个部分。中心球是中心粒周围一团比较致密的细胞基质，中心粒为短筒状小体，长为0.16～5.6μm，直径为0.16～0.26μm。中心粒功能与细胞分裂及运动有关。

(7) 微管、微丝与中等纤维——细胞的骨架：细胞质中的纤维状蛋白，纵横交错构成网状结构，称为细胞的骨架(cytoskeleton)。细胞的骨架由微管(microtubule)、微丝(microfilament)和中等纤维(intermediate fiber)组成。

链接

基因之舟——染色体

染色体是携带遗传物质DNA的"基因之舟"，由它携带的一幅幅精细而复杂的"基因密码图"，控制着生物的遗传性状、生长繁衍，如同一幅幅建筑蓝图，规划着建筑物的结构、造型和功能，因此生物学家也形象地将其比喻为"生命的蓝图"。德国生物学家霍夫迈斯特和弗莱明分别在花粉母细胞中隐约看到了核内存在许多丝状物，称为"染色质"。1882年，弗莱明曾在他的一部描述细胞分裂过程的著作中，把整个细胞的分裂过程称为"有丝分裂"，他确信，染色质在其中起着至关重要的作用。以后，德国科学家瓦尔德尔把浓缩成棒状的染色质，称为"染色体"。

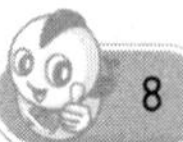

3. 细胞核(nucleus) 其出现是细胞进化的重要标志,原核细胞与真核细胞最主要的区别就在于有无完整的细胞核。细胞核的主要功能是储存和复制遗传信息的场所,控制细胞的代谢、生长、分化和繁殖等活动。在细胞间期,细胞核由核膜、核仁、染色质和核基质构成。在细胞分裂期,核膜、核仁消失,染色质变成染色体。

(1) 核膜:细胞核外包裹的膜称之为核膜(nuclear membrane)。由此结构将细胞质与核内物质分开。它由两层单位膜组成,主要功能是保护核内物质,并使核物质能在特定的区域内执行它的功能而不受干扰,同时控制着核与细胞质之间的物质交换,在有丝分裂期消失。

(2) 核基质(nuclear matrix):是间期细胞核内染色质和核仁之外的胶体状物质。

(3) 核仁(nucleolus):出现在间期细胞核内,在有丝分裂期消失。

(4) 染色质与染色体

1) 染色质:间期细胞核中能被碱性染料着色的物质称为染色质(chromatin)。光学显微镜下呈颗粒状,不均匀分布于细胞核中。电镜下为串珠状细丝称为染色质纤维,是DNA和组蛋白、非组蛋白及少量RNA等组成的核蛋白复合体,是核基因的载体。间期核中的染色质按其形态表现、螺旋化和折叠程度的不同分为常染色质和异染色质。常染色质多位于细胞核的中心,结构疏松,染色较浅,功能活跃,进行着DNA的复制及RNA的合成;异染色质一般分布在核膜内缘和核仁周围,卷曲紧密,染色较深,功能不活跃,处于抑制状态,常靠近核的边缘。

染色质的基本单位是一种扁圆形小体——核小体(nucleosome),其直径约10nm,由核心颗粒和连接部组成。组蛋白有 H_2A、H_2B、H_3、H_4 四种,每种组蛋白质以二分子的形式结合构成八聚体,同时由140个核苷酸对组成的DNA链在八聚体表面缠绕1.75圈,由此构成核小体的颗粒部。相邻的两个核小体之间由50~60个核苷酸对的DNA链相连接,称为连接部,是颗粒部外围DNA分子的延伸部分,在连接部位结合一个组蛋白 H_1 分子(图2-2)。

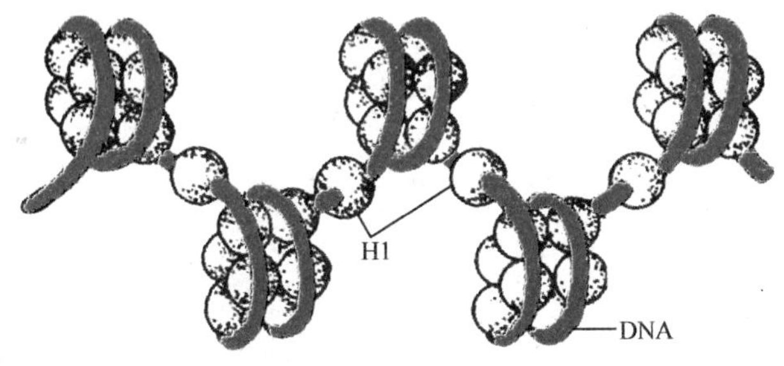

图2-2 核小体的结构

2) 染色体:是由许多核小体串成的念珠状细丝,在细胞分裂时,染色质纤维高度螺旋化,盘旋、卷曲、折叠构成染色体(chromosome)(图2-3)。有丝分裂结束,染色体又变成染色质。一般认为,一条染色质纤维组成一条染色体。因此,染色质与染色体是同一种物质在不同时期的两种表现形式。染色体是遗传物质基因的载体,不同种生物的遗传物质、遗传性状互不相同,故其染色体数目、形态也不相同;而同种生物的染色体数目、形态则完全相同。所以,染色体数目、形态的特征是物种的标志。表2-2是一些常见生物的染色体数目,其中一些生物染色体数目相同,但形态有差异。

考点:染色体的概念

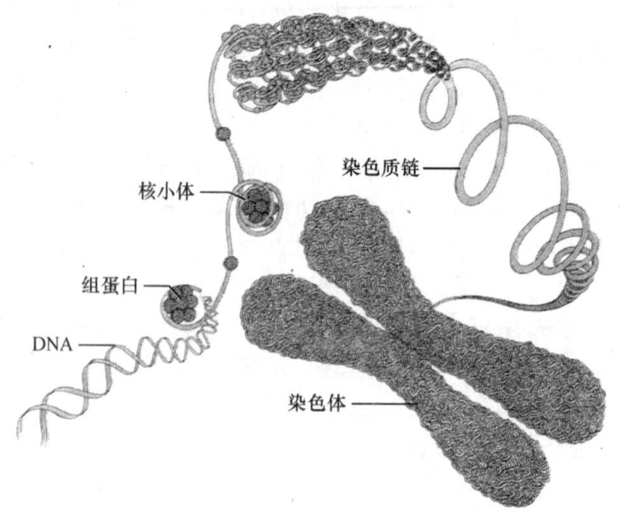

图 2-3　染色体的形成

表 2-2　一些常见生物的染色体数目(条)

生物	染色体	生物	染色体	生物	染色体
马蛔虫	4	猪	38	羊	54
果蝇	8	猫	38	牛	60
家蝇	12	狮子	38	驴	62
蟾蜍	22	虎	38	马	64
蛙	24	兔	44	人	46

二、性染色质

在间期细胞核内，染色质纤维是以染色质的状态存在的。在人类有一种可作为性别鉴定、有明显特征的染色质，称为性染色质(sex chromatin)。

(一) X染色质

在男性和女性的体细胞中，性染色体的组成是不相同的。男性有一条X染色体和一条Y染色体，女性却有两条X染色体。由于Y染色体较X染色体短小得多，因此，在男、女体细胞中一些位于X染色体上的X连锁基因便存在着数量差异。那么，位于X染色体上这些基因的产物在不同性别间是否也存在数量上的差异呢？事实上并非如此。

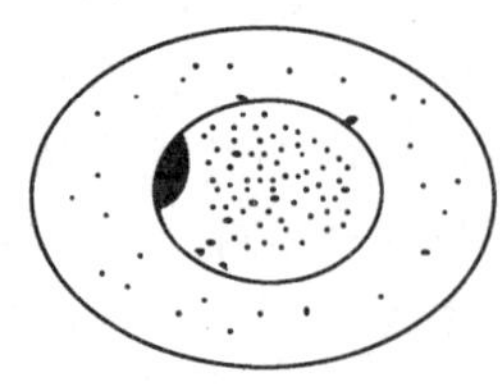
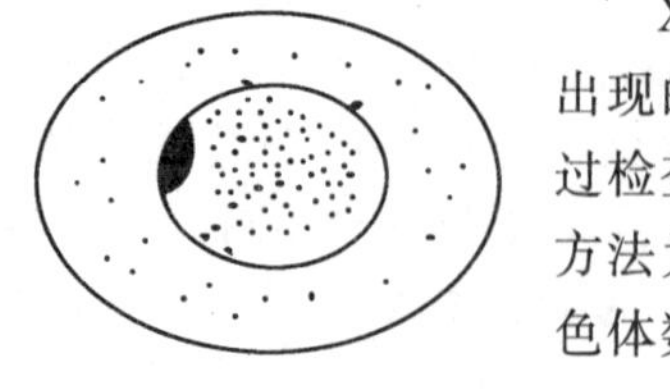

图 2-4　X染色质

X染色质是指人类间期细胞经特殊染色于细胞核膜内边缘出现的1μm大小的结构致密染色较深的浓染小体(图 2-4)。通过检查X染色质数目可以计算细胞中X染色体的数目。其计算方法为：X染色体数＝X染色质数＋1，从而检测体细胞中X染色体数目是否正常。

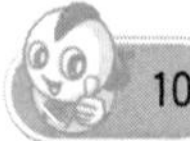

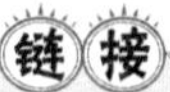

赖昂(Lyon)假说

1949 年，Barr 等在雌猫的间期神经细胞核中发现紧贴核膜内缘有一深染的小体，称为 Barr 小体，而雄猫中没有。1954 年，Moone 和 Barr 在女性口腔颊膜细胞核中也发现了相似的深染小体，称为 X 染色质(或 X 小体)，而男性则无。为此 1966 年，Lyon. F. M 提出失活 X 假说，即 Lyon 假说，其要点如下。

1. 女性的两条 X 染色体中，只有一条有转录活性，另一条 X 染色体无转录活性，在间期细胞核中螺旋化而呈异固缩状态，结果形成一个直径约为 1μm、紧贴于核膜内缘的浓染小体，称 Barr 小体，即 X 染色质。

2. 异固缩而失活的 X 染色体可以是来自父亲，也可以是来自母亲，即失活是随机发生的。

3. 异固缩最早发生于胚胎发育的早期(人胚第 16 天)，此后，分裂所产生的细胞中，将保持同样的失活特点，即如果一个细胞中呈异固缩的 X 染色体是父源的，那么，由它分裂而来的所有细胞中，呈异固缩的 X 染色体也都是父源的。

(二) Y 染色质

Y 染色质是指间期男性体细胞和部分精细胞，经荧光染料染色后，于 Y 染色体长臂远端出现直径约 0.3μm 的能发荧光的小体(图 2-5)。通过检查 Y 染色质的数目可计算 Y 染色体的数目。其计算方法为：Y 染色体数目＝Y 染色质数目。从而检测体细胞中 Y 染色体数目是否正常。

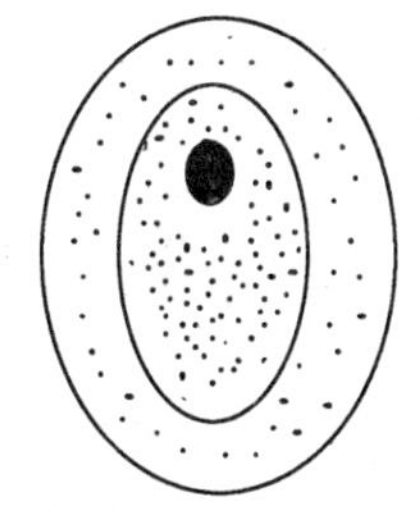

图 2-5　Y 染色质

X 染色质和 Y 染色质在鉴定一个人的性别上是有作用的。这种细胞核中染色质的性别差异，称为核性别。

链接

X 染色质

美国宾夕法尼亚州立大学医学院的劳拉·卡雷尔教授指出，X 染色体上的基因并不是全都失活，这也许能够用于解释男人与女人之间的一些不同。卡雷尔教授也在《自然》杂志上发表了她的发现，X 染色体失活程度在女人之间也有很大不同。卡雷尔教授在一份声明中说：“这些来自失活 X 染色体基因的影响有可能解释男女不同性别间的一些差异；而男女不同性别间的一些差异与性染色体没有关系。”

第 2 节　人类染色体

引言　染色体一词于 1888 年由 Waldeyer 最先提出。在孟德尔遗传定律被重新发现后，人们就已逐步认识到染色体就是遗传物质的载体。但人类染色体的研究却经历了漫长的时期，直到 1956 年确定了人类体细胞中染色体的数目是 46 条后，才开始科学、系统地进行人类染色体的研究。1960 年，在美国丹佛召开的第一届国际细胞遗传学会议，讨论并确定了正常人核型的基本特点，即丹佛体制。它是识别和分析人类染色体及各类染色体畸变的基础。

一、染色体的形态结构

在细胞分裂的不同阶段，染色体表现为不同的形态。观察染色体的形态一般是指在细胞

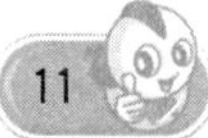

考点：染色体的基本单位

分裂中期的染色体，此时染色体折叠、盘曲达到最高程度，形态结构最典型。每条中期染色体都是由两条染色单体(姐妹染色单体)组成。两条单体在着丝粒(centromere)处彼此相连，由着丝粒向两端伸展的部分为染色体臂，按相对长度可分为短臂(p)和长臂(q)。染色体的着丝粒区由于凹陷，又称为主缢痕。有些染色体臂上某区段出现狭窄或解旋浅染，称为次缢痕。近端着丝粒染色体短臂借次缢痕与球形的随体相连。带有随体的次缢痕部位为 rRNA 基因所在之处，称为核仁组织区。

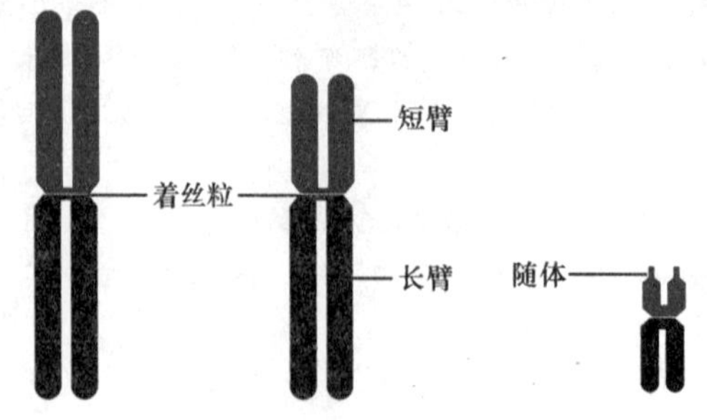

图 2-6　染色体的三种类型

根据着丝粒在染色体上位置的不同，可将人类染色体分为 3 种类型(图 2-6)。着丝粒位于染色体纵轴 1/2～5/8 处的，这种染色体称为中央着丝粒染色体；着丝粒位于染色体纵轴 5/8～7/8 处的，称为亚中着丝粒染色体；着丝粒位于染色体纵轴 7/8 至末端的，称为近端着丝粒染色体。

二、核　型

一个体细胞中的全部染色体，按照其大小和主要形态特征并分组编号排列所构成的图形称为核型(karyotype)。根据丹佛等会议提出的命名和分类标准，人类正常体细胞具有 23 对染色体，其中第 1～22 对染色体为男女所共有，称为常染色体。另外一对随男女性别而异，称为性染色体，女性为 XX，男性为 XY。各对染色体按其大小和着丝粒位置的不同分为七组。下面以正常男性核型(46，XY)为例介绍分组情况(图 2-7)。

1. A 组　包括第 1 号～第 3 号。第 1 号染色体最大，2 号染色体次之，3 号染色体略小。1 号和 3 号中央着丝粒染色体，2 号亚中着丝粒染色体。

2. B 组　包括第 4 号～第 5 号，2 对染色体，较大。均为亚中着丝粒染色体，这两对染色体不易区分。

链接

助　记

1、3、16、19、20 为中央着丝粒染色体；13、14、15、21、22、Y 为近端着丝粒染色体；其余为亚中着丝粒染色体。

3. C 组　包括第 6 号～第 12 号和 X，7 对常染色体及 X 染色体，中等大小。均为亚中着丝粒染色体，均无随体。

4. D 组　包括第 13 号～第 15 号，3 对染色体，中等大小。均为近端着丝粒染色体，均有随体。

5. E 组　包括第 16 号～第 18 号，3 对染色体，较小。16 号为中央着丝粒染色体，17、18 号为亚中着丝粒染色体。

6. F 组　包括第 19 号～第 20 号，2 对染色体，小。均为中央着丝粒染色体。

7. G 组　包括第 21 号～第 22 号+Y，包括 2 对常染色体和 Y 染色体，最小。均为近端着丝粒染色体，21、22 号染色体有随体，Y 染色体无随体。

正常女性核型(图 2-8)与正常男性相比，女性在 C 组有两条 X 染色体，G 组无 Y 染色体。

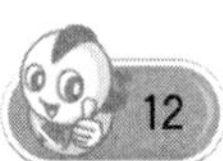

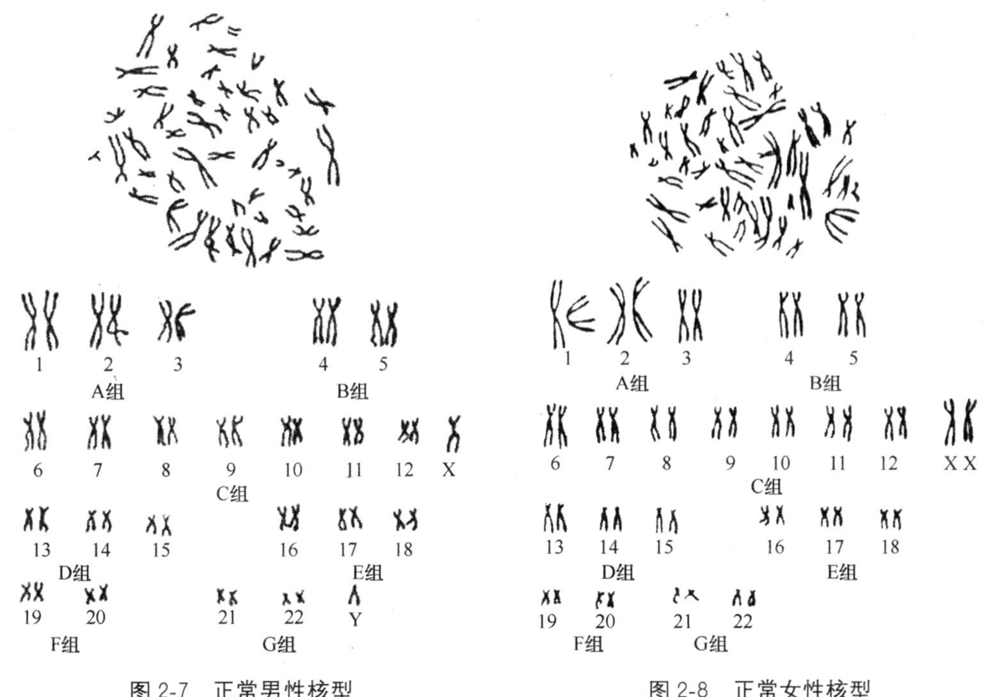

图 2-7　正常男性核型　　　　图 2-8　正常女性核型

三、显带染色体及其识别

（一）显带染色体

常规染色方法除着丝粒和次缢痕外，整条染色体着色均匀，不能将每一条染色体微细特征完全显示出来，因此，很难确认每号染色体，限制了对许多染色体异常的观察和研究。20 世纪 70 年代以来，出现了染色体显带技术。采用特殊的染色方法可使染色体在其长轴上显示出一个个明暗交替或染色深浅不同的横纹，称为染色体带。不同的染色方法所显的染色体带各不相同，主要有以下几种。

1. Q 带　用荧光染料芥子喹吖因（QM）或盐酸喹吖因（QH）处理染色体标本，在荧光显微镜下可见每条染色体出现了宽窄和亮度不同的横纹，即荧光带或称为 Q 带。

2. G 带　用胰酶、热碱、尿素、去垢剂或某些盐溶液预先处理染色体标本，再经 Giemsa染料染色，可显示与 Q 带相似的带纹，称为 G 带。G 带由于方法简便，带纹清晰，同时标本可长期保存，用普通光学显微镜就能观察，是目前观察染色体最广泛的一种显带技术。

3. R 带　用热磷酸缓冲液处理染色体标本，再用 Giemsa 染色可得到与 G 带深浅带相反的染色体带纹称为 R 带。

4. C 带　经 NaOH 或 $Ba(OH)_2$ 预处理染色体标本后，用 Giemsa 染色，可专门显示着丝粒区的异染色质部分，称为 C 带。

5. T 带　加热处理染色体标本后，用 Giemsa 染色，可使染色体端粒部位特异性深染，称为 T 带。

6. N 带　用 $AgNO_3$ 处理染色体标本可使人类的 5 对近端着丝粒染色体的次缢痕区，即核仁组织区出现深染，称为 N 带或 NOR 带。

染色体显带技术不仅解决了染色体的识别问题，还为深入研究染色体的异常，特别是染色体结构的细微变化奠定了基础，有利于对染色体病的明确诊断。各条染色体均有独特的带型，由此可以清楚地鉴别人类的每一号染色体。

（二）显带染色体的识别

应用染色体显带技术需建立一个统一的识别标准以便于交流。因此，1971 年召开的巴黎第四届国际人类遗传学会议制定了一幅正常人体细胞显带染色体模式图（图 2-9），并对命名作了详细的规定。每条染色体仍以数字编号（1～22 号），并确定每号染色体的两臂末端、着丝粒和某些带作为界标。将染色体的长、短臂划分为若干区，每个区中都含有一定数量、一定排列顺序、一定大小染色深浅不同的带。因此，每条染色体都是由一系列序贯的染色深浅不同的带构成。

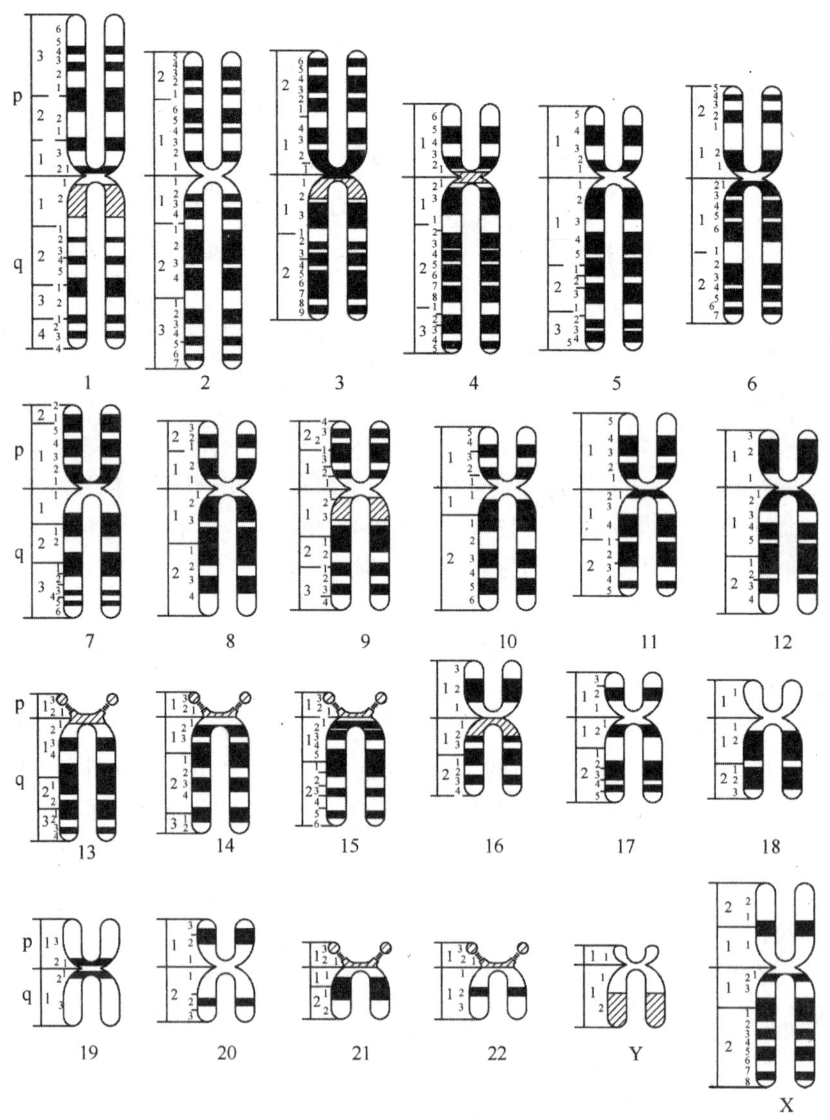

图 2-9　正常人体染色体带型模式图

每条染色体的区和带均从着丝粒开始，沿染色体臂向臂的远端序贯编号。靠近着丝粒的两个区分别标记为长、短臂上的“1”区，再由近往远侧序贯列为“2”区、“3”区……作为界标的带是属于此界标远侧端区的 1 号带。被着丝粒一分为二的带，分别属于长臂的 1 区 1 带和短臂的 1 区 1 带。标定某一特定带时，须包含 4 项内容，即染色体号、臂号，区号和带号。这些内容按顺序书写，不间隔也不加标点。例如，1p31 表示第 1 号染色体短臂 3 区的第 1 带。

随着染色体高分辨技术的发展，对染色体的分析已达到亚带和次亚带水平。当带纹被细分时，由此带分出的亚带都应保持原有界标的区和带号，只需在原带号数之后加小数点，并写明每一亚带的号数，其编号原则仍按照从着丝粒到臂端序贯编号。例如，原来的 1p31 带被细分为三个亚带，则应标记为 1p31.1、1p31.2 和 1p31.3。如果亚带被细分，即为次亚带。则可在原亚带编号后面直接再加次亚带号数。例如，1p31.3 亚带再分时，则写为 1p31.31、1p31.32 和 1p31.33。

应用染色体显带技术可以识别和准确定位染色体的微细结构异常。为了能准确地描述染色体异常核型和统一格式，1977 年在斯德哥尔摩召开的国际会议上制定了“人类细胞遗传学命名的国际体制(ISCN，1978)”，该体制规定了一些统一的命名符号和缩写术语。

第 3 节　细胞周期

一、细胞周期概述

细胞增殖周期简称为细胞周期(cell cycle)，是指细胞从结束一次分裂开始到下一次分裂完成为止，所经历的整个过程(图 2-10)。

将细胞周期分为两个时期：间期和分裂期(简称 M 期)，两者相比，间期占整个细胞周期的 90%～95%。间期细胞无形态上的变化，但细胞内部发生着以 DNA 合成为主的物质变化，间期可分为：G_1 期(Gap1 phase)，即 DNA 合成前期；S 期，即 DNA 合成期；G_2 期，即 DNA 合成后期。分裂期占细胞周期的 5%～10%，时期短暂，但细胞形态特别是细胞核及其染色体发生了显著变化，可将其分为前期、中期、后期和末期四个分期。在这个细胞周期中，细胞的遗传物质复制并均等地分配给两个子细胞。

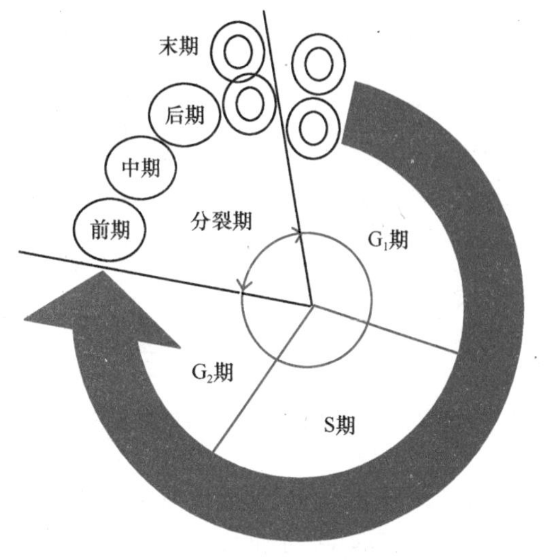

图 2-10　细胞周期示意图

考点：细胞周期、有丝分裂的概念

各种不同的生物、不同的组织以及机体发育的不同阶段，其细胞周期时间差异很大，主要是间期的 G_1 所需的时间长短不一。一般地说，不同细胞的细胞周期中，$S+G_2+M$ 的时间变化小。

有丝分裂是生命的基本特征，是人类体细胞的繁殖方式。如机体创伤愈合、组织再生、病理组织修复等，都要依赖有丝分裂。

链 接

人之初仅仅是一个受精卵细胞，然而经母体的十月怀胎，诞生的婴儿大约有 2×10^{12} 个细胞，生长发育至成年，细胞数目可达 6×10^{13} 个；人的红细胞平均寿命只有 120 天，其他正常的细胞也都有一定的寿命。细胞具分裂、分化、衰老和凋亡的生命历程。同学们知道这些事实能说明什么问题吗？①细胞可以通过增殖来增加细胞数量或进行繁殖。②细胞以分裂的方式进行增殖，真核细胞的分裂方式有三种：有丝分裂、无丝分裂、减数分裂。③细胞分裂具有周期性，包括间期和分裂期。④分裂形成的子代细胞和母细胞相同，保证了遗传物质的稳定性和一致性。

二、细胞周期的过程

（一）间期

细胞从前一次分裂结束到下一次分裂开始为止的这段时间称为间期，是细胞周期中极为关键性的一个时期，是新细胞的生长时期，在这段时间中，细胞进行着许多重要的物质合成，特别是遗传物质进行复制，DNA 含量倍增，同时各种细胞器及生物大分子也倍增，为细胞分裂期作充分的物质和能量准备。

1. G_1 期（DNA 合成前期） 是指从有丝分裂完成到 DNA 复制开始前的这段间隙时间，是细胞的一个主要生长期。此期的主要特点是细胞内物质代谢活跃，三种 RNA、一些蛋白质和酶的合成在迅速进行，为 S 期 DNA 的复制做准备，细胞体积迅速增大。G_1 期后期与 DNA 合成有关的酶系活性增高，特别是 DNA 聚合酶活性急剧增高。G_1 期后期是推进细胞周期的关键时刻，也是药物等因素作用于细胞的一个敏感时期，如用抑制 RNA 合成的药物放线菌素 D 作用于 G_1 期的细胞，可阻断细胞从 G_1 期进入 S 期。

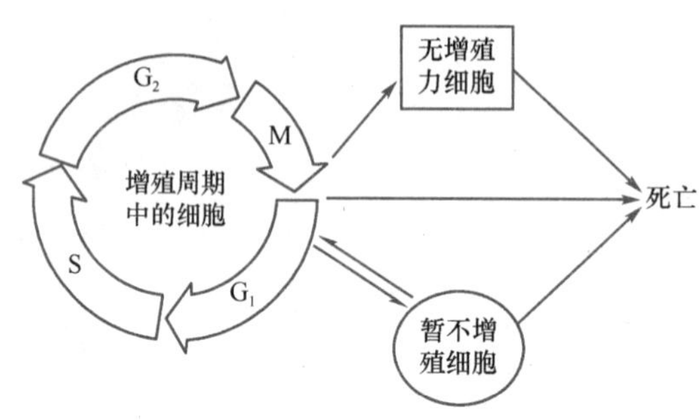

图 2-11 细胞周期中三类细胞分裂行为

进入 G_1 期的细胞，可有三种情况（图 2-11）：①增殖细胞（又称周期性细胞）：可以连续分裂进行增殖。如骨髓造血干细胞、皮肤基底层细胞、胃肠道黏膜细胞等。②无增殖力细胞（又称不育细胞）：永久性失去了分裂能力的细胞，一直停留在 G_1 期直至死亡，如神经、肌肉、多形核细胞、表皮角质细胞等。③暂不增殖细胞（又称非增殖细胞或 G_0 细胞），如外周血淋巴细胞、肝、肾细胞等，暂时脱离细胞周期，但在某些条件的诱导下，如肝、肾受到损伤，重新进入细胞周期。

2. S 期（DNA 合成期） 是指从 DNA 复制到 DNA 复制完成这段时间，是细胞周期中最关键的阶段。此期主要的特点是 DNA 进行复制，含量增加一倍，以及组蛋白、非组蛋白等的合成，形成两分子细胞染色质，完成染色体的复制。一般情况下，只要 DNA 复制开始进行，细胞分裂就会进行下去，直到分裂形成两个子细胞。研究 DNA 的合成和此期的其他特点，为临床医疗提供细胞学理论基础，对治疗肿瘤具有重要的指导意义。此期对药物反应最敏感，如一些化疗药物作用于 S 期时，将干扰或阻断肿瘤细胞 DNA 复制，从而达到治疗的预期效果。

3. G_2 期（DNA 合成后期） 是指从 DNA 合成结束到分裂期开始前的这段时间。此期主要特点是 DNA 合成终止，主要合成一些 RNA、蛋白质，形成微管蛋白和细胞膜上的蛋白质，为细胞进入分裂期准备物质条件。此期对药物反应敏感，临床上使用某些化疗药物便是针对

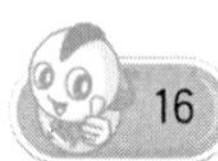

此期的肿瘤细胞。

（二）分裂期（M 期）

分裂期指从细胞分裂开始到结束，将复制的遗传物质即染色体平均分配到两个子细胞所经历的过程。分裂期是细胞形态结构发生急速变化的时期，主要包括一系列细胞核的变化、染色质浓缩螺旋成染色体、纺锤体的出现，以及染色体精确均等地分配到两个子细胞中的过程，使分裂后的细胞保持遗传上的稳定性和一致性（图 2-12）。为了研究方便，根据其主要变化特征，人为地划分为前期、中期、后期、末期四个时期（下面以动物细胞有丝分裂为例叙述）。

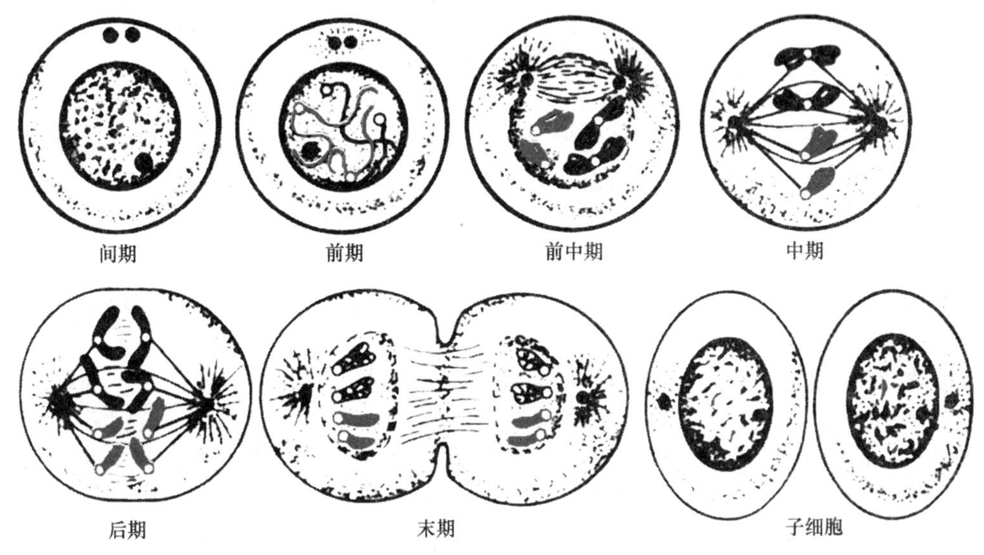

图 2-12　细胞有丝分裂过程

1. 前期　前期开始，细胞核内的染色质通过凝集、螺旋化和折叠，逐渐变短变粗，形成有一定数目和一定形态结构的染色体，每条染色体由两条染色单体组成，散乱分布；细胞质中复制成两对的中心粒互相分开各向细胞两极移动，中心粒向周围放出星状细丝形成星体；两个星体分别移向细胞的两极，中间以纺锤丝相连组成纺锤体；核膜及核仁逐渐解体消失。

2. 中期　中期时，染色体达到最大程度的凝集，每条染色体都由两条染色单体通过着丝粒相连组成，在纺锤丝的牵引下，使每条染色体的着丝粒排列在细胞的赤道板上。中期染色体的形态结构最稳定、数目最清晰，便于观察。

3. 后期　在后期开始时，每条染色体的着丝粒纵裂为二，两条姐妹染色单体互相分开，各自成为染色体，在纺锤丝的牵引下分别向细胞两极移动，形成数目和形态完全相同的两组染色体，集中在细胞的两极。

4. 末期　进入末期，集中在细胞两极的染色体逐渐解螺旋恢复为染色质，纺锤体消失，核仁和核膜重新出现，形成新的两个子核，细胞膜在赤道部位向胞质内陷，形成两个子细胞，完成有丝分裂，子细胞即进入下一周期的间期。

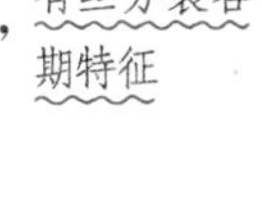

考点：细胞有丝分裂各期特征

新产生的子细胞中，染色体数目与亲代相同，保持了遗传的稳定性和一致性。

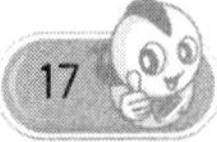

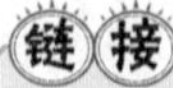

肿瘤的细胞周期

肿瘤的细胞周期与正常细胞一样分为 G_0、G_1、S、G_2、M 期。肿瘤细胞在 G_1 期细胞不断生长变大，当增长到一定体积时进入 S 期，DNA 的合成复制在此期完成。G_2 期细胞为分裂做好准备；M 期细胞分裂成两个子代细胞；分裂期结束后细胞回到 G_1 期，细胞周期完成。在细胞恶性转化的初期大部分细胞处于复制期，所以生长速度很快，随着肿瘤的持续生长，不断有细胞进入 G_0 期，成为静止期细胞。当放疗和化疗后，大量的周期中的细胞被杀灭，G_0 期细胞进入增殖期，可导致肿瘤复发。

第 4 节　减数分裂与配子发生

生物有性繁殖过程中，经过配子发生过程形成成熟的精子和卵子，这一过程包括增殖、生长、成熟等时期，其间虽有一些差别，但都经历一个相同的阶段——减数分裂。

一、减数分裂的概念

减数分裂是生物进行有性生殖过程中，生殖细胞成熟时发生的一种特殊的有丝分裂形式。

减数分裂主要的特点是：DNA 只复制一次，而细胞连续分裂两次，结果一个细胞形成 4 个细胞，每个细胞中染色体数目比原来减少一半。两次连续进行的分裂称为减数第一次分裂(MeioticⅠ)和减数第二次分裂(MeioticⅡ)，两次分裂都可划分为前、中、后、末四个时期(图 2-17)。减数分裂的全过程可包括四个阶段。

二、减数分裂各时期的特点

(一) 前减数分裂间期

在原始的生殖细胞(如精原细胞或卵原细胞)进入减数分裂之前，需经过一个长时间的间期，称为前减数分裂。此时期完成 DNA 合成，进行染色体复制，这时期是有丝分裂向减数分裂转变的时期，为减数分裂做好准备。

(二) 减数第一次分裂(减数分裂Ⅰ)

减数分裂Ⅰ可分为前期Ⅰ、中期Ⅰ、后期Ⅰ和末期Ⅰ(图 2-13)。减数分裂的特殊过程主要发生在减数第一次分裂，特别是前期Ⅰ。

1. 前期Ⅰ　此期历时最长，过程也最复杂，根据染色体的形态结构变化特点，可分为五个不同的时期。

(1) 细线期：细胞核内染色质凝集形成细长丝状的染色体，每条染色体已形成两条细线状的染色单体，但在光镜下辨认不出。

(2) 偶线期：此期是同源染色体配对的时期。同源染色体是指在减数分裂过程中，一条来自父体，一条来自母体，大小、形态、结构相同的一对染色体(图 2-14)。

此时，一条染色体上有两条染色单体，故称其为二分体(图 2-15)。

二分体上的两条染色单体互称姐妹染色单体(图 2-16)。相反，配对的两条同源染色体中，由于是由四条染色单体所组成，故称为四分体(图 2-17)。同源染色体中一条染色体上的任意一条单体与另一条染色体上的任意一条单体之间互称非姐妹染色单体(图 2-18)。

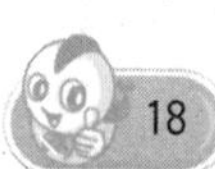

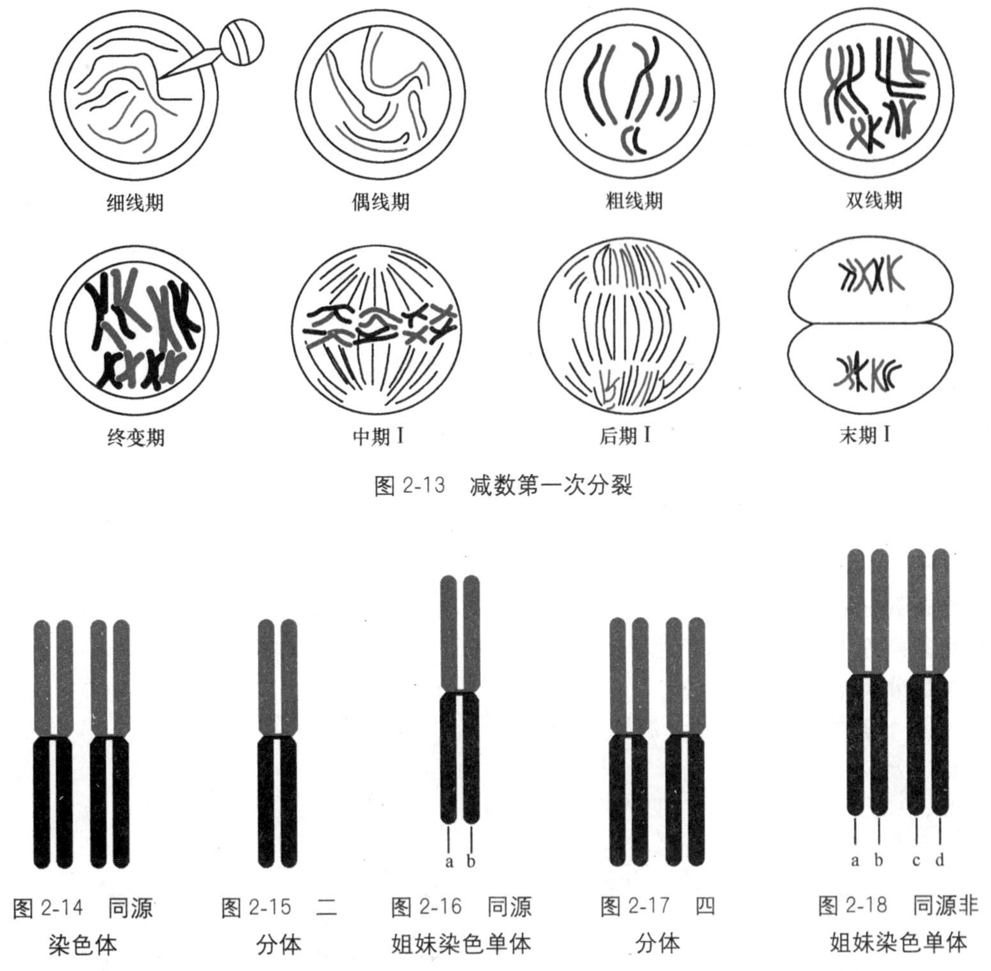

图 2-13　减数第一次分裂

图 2-14　同源染色体　　图 2-15　二分体　　图 2-16　同源姐妹染色单体　　图 2-17　四分体　　图 2-18　同源非姐妹染色单体

细胞内同源染色体相互靠近配对的过程称为联会。联会是减数分裂过程中所特有的现象，是同源非姐妹染色单体之间发生局部交叉互换的基础条件。在联会过程中，相互配对的每对同源染色体称为二价体。细胞中有 n 对染色体就有 n 个二价体，人的 23 对染色体形成 23 个二价体。

(3) 粗线期：开始于同源染色体联会之后。染色体进一步螺旋化，变粗缩短、形态明显；在光镜下可以看到，每条染色体由两条染色单体构成，称为二分体；每个二价体由四条染色单体构成，称为四分体。一条染色体的两条染色单体之间互称为姐妹染色单体，同源染色体的染色单体之间互称为非姐妹染色单体。此时，非姐妹染色单体之间出现交叉现象，这表明同源非姐妹染色单体之间的局部片段发生了交换。这是基因的互换或重组的物质基础。

(4) 双线期：染色体进一步变粗缩短，联会复合体解体，联会的二价体开始相互排斥而发生分离，交叉点逐渐向两端移动称为交叉的端化。交叉的数目和位置在每个二价体上并非是固定的，而随着时间推移，向端部移动，这种移动现象称为端化，端化过程一直进行到中期。二价体之间的交叉，其数量与物种、细胞类型、染色体长度有关，一般每条染色体至少有一个交叉，染色体较长，交叉也较多。人的生殖细胞，每个二价体平均有 2.36 个交叉。人和许多动物中，减数分裂在双线期可长时间停留，如人的卵母细胞可长时间停留在双线期。

(5) 终变期：染色体变得更短更粗，螺旋化达到最高度，交叉端化继续进行，但交叉数量逐渐减少，核膜、核仁消失，纺锤体逐渐形成。

2. 中期Ⅰ　此期，核仁、核膜被解体消失及纺锤体的形成，标志进入中期Ⅰ。其主要特点是各四分体移向细胞中央，排列在赤道板上。每条染色体以着丝粒与一条纺锤丝相连。

3. 后期Ⅰ　此期在纺锤丝的牵引下，同源染色体彼此分离，非同源染色体随机自由组合，形成两组染色体，分别向细胞的两极移动，集中在细胞两极。二价体中的两条同源染色体分开，分别向两极移动。由于相互分离的是同源染色体，所以染色体数目减半。同源染色体随机分向两极，使母本和父本染色体重新组合，产生基因组的变异。如人类染色体是 23 对，染色体组合的方式有 2^{23} 个（不包括交换），因此除一卵双生外，几乎不可能得到遗传上相同的后代。

4. 末期Ⅰ　染色体到达细胞两极后，解螺旋为细丝状的染色质，核仁和核膜重新出现，胞质分裂后，形成两个子细胞，每个子细胞中的染色体数目减少一半，每条染色体着丝粒上连接有两条染色单体。

（三）减数分裂间期

在减数分裂Ⅰ和减数分裂Ⅱ之间的间期很短，可出现短暂停顿。此期染色体不再复制，这时每条染色体已是由两条染色单体构成了。有些生物甚至没有这个间期，而由末期Ⅰ直接进入减数分裂Ⅱ。

（四）减数第二次分裂（减数分裂Ⅱ）

这次分裂过程基本上与有丝分裂相似，不同的是细胞中染色体数目是减少一半。可分为前期Ⅱ、中期Ⅱ、后期Ⅱ、末期Ⅱ四个期（图 2-19）。

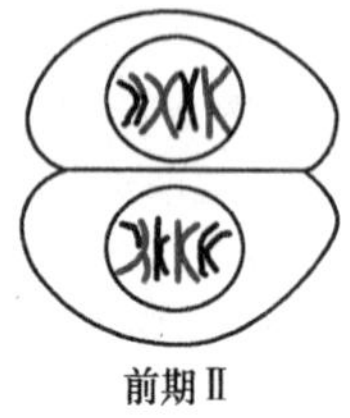

前期Ⅱ

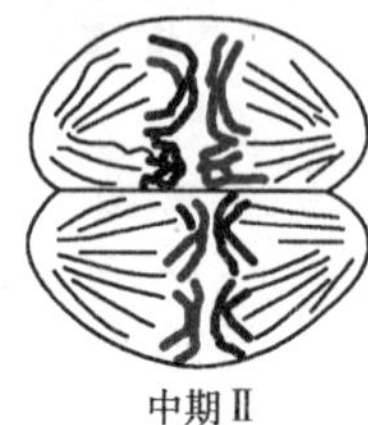

中期Ⅱ

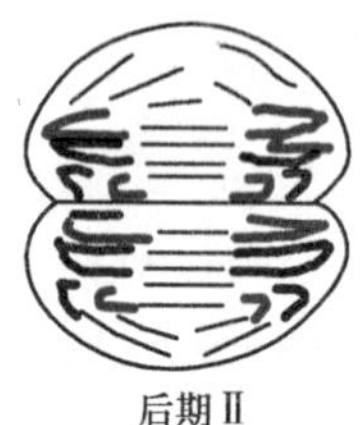

后期Ⅱ

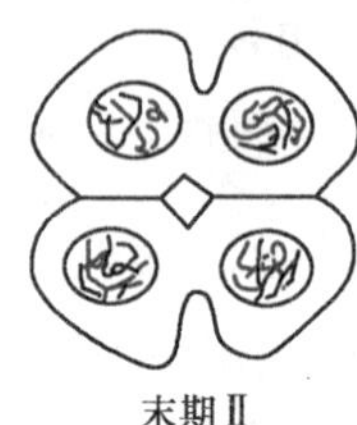

末期Ⅱ

图 2-19　减数分裂Ⅱ示意图

1. 前期Ⅱ　时间较短，染色质再次凝集变粗变短构成染色体，每个细胞有 n 个二分体，每条染色体由两条染色单体构成，散乱分布于细胞之中。再次形成纺锤体，核膜、核仁再次消失。

2. 中期Ⅱ　每个二分体排列于细胞中的赤道面上。

3. 后期Ⅱ　各二分体的着丝粒纵裂为二，姐妹染色单体分离，形成两条染色体，组合成两组染色体，在纺锤丝牵引下分别向细胞两极移动。

4. 末期Ⅱ　各染色体到达细胞两极后，再次解螺旋恢复成的染色质，核膜、核仁重新出现，形成两个子核，胞质分裂完成后，形成两子细胞。此时，每个子细胞有 n 条染色体，每条染色体含 1 个 DNA 分子，在减数第二次分裂结束时，一个亲代细胞（2n）分裂成 4 个含不同遗传物质的子细胞（n），各子细胞的染色体数目比原亲代细胞减少一半。

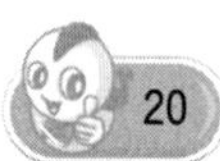

三、有丝分裂与减数分裂的异同

减数分裂包括细胞连续 2 次分裂，其中，减数第二次分裂与一般的有丝分裂过程基本相似。减数分裂与有丝分裂相比，有以下的差异（表 2-3，图 2-20）。

表 2-3　有丝分裂与减数分裂的比较

项目	有丝分裂	减数分裂	项目	有丝分裂	减数分裂
细胞分裂次数	1	2	有无联会、二价体、四分体	无	有
子细胞数目	2	4	交叉互换及同源染色体分离现象	无	有
子细胞染色体数目	2n	n	子细胞类型	体细胞	生殖细胞
每个子细胞所含的遗传物质	相同	不同			

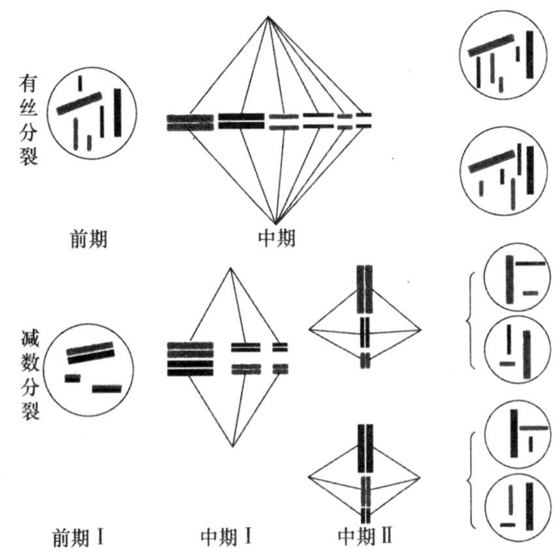

图 2-20　有丝分裂与减数分裂的比较

四、减数分裂的意义

1. 保证了人类染色体数目在遗传中的恒定以及遗传性状在遗传中的相对稳定　人类体细胞染色体数目为 46 条。经减数分裂形成的精细胞或卵细胞的染色体减少一半，精卵受精形成的受精卵，其染色体数目又恢复为原来的 46 条，保证了亲代与子代之间染色体数目的恒定。既保证了遗传物质的相对稳定，又保证了人类遗传性状的相对稳定。

2. 是人类遗传复杂性的细胞学基础及发生变异的机制　在减数分裂过程中，由于同源染色体彼此分离，非同源染色体随机自由组合，所生成的配子就出现了各种差异，n 对染色体就有 2^n 种组合方式。例如，人类有 23 对染色体，经减数分裂可形成 $2^{23}=8\ 388\ 608$ 种染色体组成不同的配子。另外，加上同源非姐妹染色单体之间发生片段局部交叉互换，人类可形成数量庞大和种类繁多的配子，增加了遗传变异，有利于生物的发展和进化。

3. 在细胞学上证实了遗传学三大定律　减数分裂是配子形成的关键，减数分裂中同源染色体的彼此分离，是遗传学分离定律的细胞学基础；非同源染色体随机自由组合进入同一

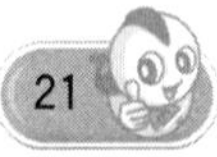

生殖细胞中，是遗传学自由组合定律的细胞学基础；由于联会，同源染色体的非姐妹染色单体发生局部交换，是连锁及互换定律的细胞学基础。

五、配子的发生过程

配子发生是指精子和卵子的形成过程。它们的形成都要经过增殖、生长、成熟几个时期，精子还要经过变形期。精子和卵子的发生过程中存在一些差异，可是最重要的是成熟期都要进行减数分裂。

（一）精子发生

产生精子的器官是睾丸。精子的发生需经历增殖、生长、成熟和变形等四个时期。男性性成熟后，睾丸开始持续产生精子，每个周期约为 70 天（图 2-21）。

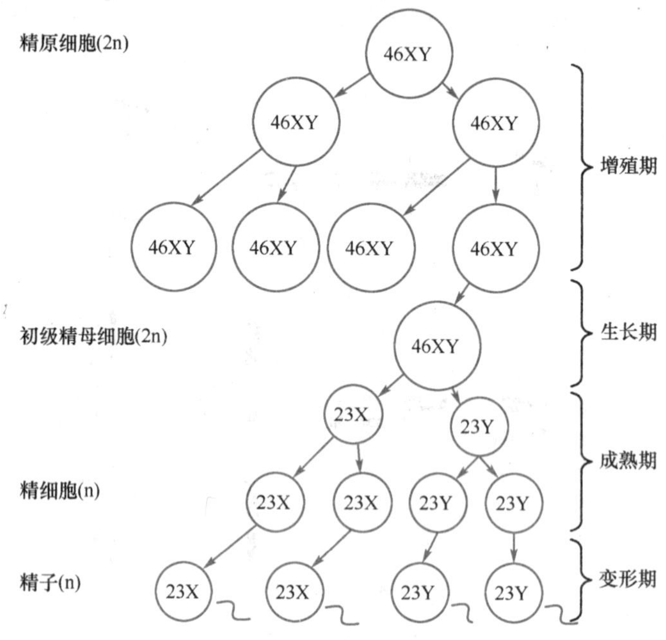

图 2-21 精子发生示意图

1. 增殖期 睾丸曲细精管上皮中的精原细胞，在青春期前，精原细胞进行多次一般的有丝分裂，其数量不断增加，但其染色体数目同体细胞一样，都是 2n=46 条。

2. 生长期 精原细胞经过多次增殖后，一部分精原细胞继续增殖，以稳定精原细胞的数量；另一部分精原细胞则停止分裂，进入生长期，细胞体积增大，成为初级精母细胞，其染色体数目仍为 2n(46 条)。

3. 成熟期(减数分裂时期) 初级精母细胞进行减数分裂。经过减数第一次分裂后，产生 2 个染色体数目减少一半(n=23 条)的次级精母细胞；每个次级精母细胞很快进行减数第二次分裂，各形成 2 个精细胞(n=23 条)，结果，一个初级精母细胞经过两次连续的分裂，共形成 4 个精细胞。2 个核型为 23，X；2 个核型为 23，Y。

4. 变形期 精细胞经过变形发育成蝌蚪形状可灵活游动的精子。

（二）卵子发生

卵子发生是在女性卵巢中进行，过程基本与精子发生相似，经历增殖、生长和成熟等三个

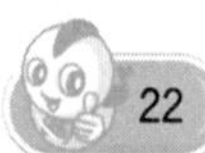

时期，但无变形期（图 2-22）。

1. 增殖期　卵原细胞通过一般的有丝分裂进行增殖，卵原细胞数目不断增加，染色体数目同体细胞一样，都是 2n=46 条。

2. 生长期　此期历时比较长。卵原细胞经过生长，体积显著增大，形成初级卵母细胞，其染色体数目仍为 2n(46 条)。

3. 成熟期(减数分裂时期)　初级卵母细胞进行减数分裂。初级卵母细胞经过减数第一次分裂，由于胞质的不均等分配，形成一个体积较大的次级卵母细胞和一个体积小的第一极体，染色体数目减半（n=23 条）；经过减数第二次分裂，次级卵母细胞分裂成一个体积较大的卵子和体积较小的第二极体，第一极体则形成两个第二极体。结果一个初级卵母细胞形成一个卵子和三个第二极体，核型都为 23，X。极体不能继续发育而逐渐退化消失。

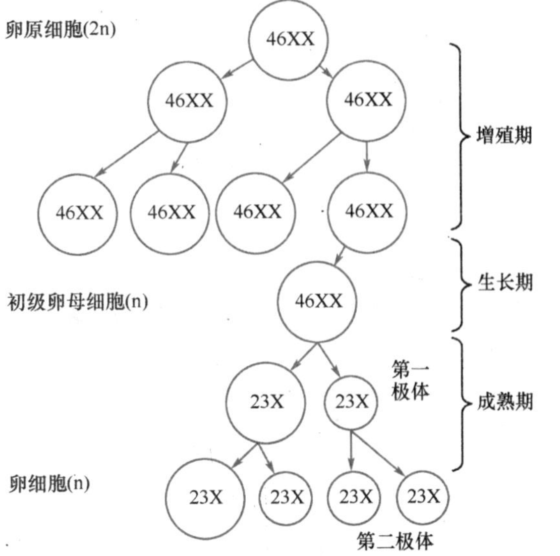

图 2-22　卵子发生示意图

考点：精子和卵子的发生过程

六、精子与卵子发生的区别

睾丸曲细精管上皮中的精原细胞，在青春期前，精原细胞进行有丝分裂，其数量不断增加，进入青春期后，精原细胞经生长发育为初级精母细胞，并进行减数分裂。一个初级精母细胞通过减数分裂后，再经过变形发育最后形成 4 个精子，其染色体数目减半（n=23 条）。成熟男性直到老年，精子仍继续发生。

人卵的发生不是一个连续的过程，比精子发生过程复杂和经历时间长。卵原细胞的增殖在胚胎发育早期就开始进行了，卵原细胞总数 400 万～500 万个，至胚胎发育晚期，大约 6 个月左右，卵原细胞全部生长成为初级卵母细胞。女婴出生后，绝大部分的初级卵母细胞逐渐退化消失，最后只有 400 个左右可以继续发育，并停留在减数分裂前期 Ⅰ 的双线期，一直停留到性成熟排卵之前，停留 10 多年到 50 年。女性进入青春期后，在性激素的作用下，一般每月有一个初级卵母细胞继续发育成次级卵母细胞，完成减数第一次分裂，形成一个成熟卵泡；在输卵管内，次级卵母细胞进行减数第二次分裂，并停留在中期 Ⅱ，等受精后才完成全部过程；如没有受精，则次级卵母细胞将不再继续分裂而崩解消失，导致月经的发生。

链接

生男生女的奥秘

人类性别是由细胞中的性染色体 X 和 Y 决定的，在决定性别中 Y 染色体起主要作用。精原细胞经减数分裂后产生含有 X、Y 染色体两种精子，卵原细胞经减数分裂后只能形成一种含 X 染色体的卵子，如果是携带 X 染色体的精子与卵子结合，则形成 XX 合子，以后发育则为女胎。如果精子携带 Y 染色体与卵子结合，则形成 XY 合子，以后发育成为男胎。因此，胎儿的性别是取决于男性精子染色体中的何种性染色体与卵子结合。现在社会上流行着许多控制生男生女的“秘方”，是毫无科学依据的。

小结

细胞的基本结构包括细胞膜、细胞质和细胞核。细胞质中有线粒体、内质网、核糖体等细胞器；细胞核的主要成分之一是染色质。染色质与染色体是同一物质在不同时期的两种表现形式。人类染色体46条，分为七个组22个号。细胞周期分为间期和分裂期两个时期。减数分裂是进行有性生殖的生物，在产生成熟的生殖细胞进行的一种特殊的有丝分裂。减数分裂在细胞学上证实了遗传学三大定律，是人类遗传复杂性的细胞学基础及发生变异的机制。

自测题

一、名词解释

1. 染色体　2. 单位膜　3. 生物膜　4. 细胞周期
5. 间期　6. 分裂期　7. 减数分裂　8. 联会
9. 配子发生

二、填空题

1. 细胞的基本结构包括________、________、________。
2. 女性的两条X染色体中，一条X染色体无转录活性，在间期细胞核中螺旋化而呈异固缩状态，结果形成紧贴于核膜内缘的浓染小体，即________。
3. 常见细胞器包括________、________、________、________、________、________、________。
4. 间期男性体细胞和部分精细胞，经荧光染料染色后，于Y染色体长臂远端出现直径约0.3μm的能发荧光的小体，即________。
5. 染色质的基本单位是一种扁圆形小体，即____。
6. 间期中S期的最主要特点是______________。
7. 看得出染色单体的时期是______________。
8. 观察染色体形态和数目的最佳时期为_______。
9. 呈染色质状态的时期是______________。
10. 染色体数目加倍的时期是______________。
11. 染色体平均分配的时期是______________。
12. 减数分裂过程中DNA只复制________，而细胞连续分裂________，结果一个细胞形成________细胞，每个细胞中染色体数目________。
13. 减数分裂的意义：(1)____________________；(2)____________________；(3)____________________。
14. 精子和卵子的形成都要经过________、________、________三个时期，精子还要经过________期。

三、单选题

1. 原核细胞与真核细胞的本质区别是(　　)
   A. 细胞核　B. 细胞膜　C. 细胞质
   D. 细胞器　E. 线粒体
2. 显微镜下细胞膜的结构内层、外层、中间层分别是(　　)
   A. 两明一暗三层结构　B. 两暗一明三层结构
   C. 一明两暗三层结构　D. 一暗两明三层结构
   E. 两明两暗四层结构
3. 染色质的基本组成单位为(　　)
   A. 核酸　B. 核苷酸　C. 染色体
   D. 核小体　E. DNA
4. 细胞周期中，纺锤体的形成和染色体形态、数目最清晰的时期分别是(　　)
   A. 间期和中期　B. 中期和后期
   C. 前期和末期　D. 前期和中期
   E. 间期和末期
5. 在细胞周期过程中，与前期过程基本相反的时期是(　　)
   A. 间期　B. 前期　C. 中期
   D. 后期　E. 末期
6. 细胞有丝分裂周期中，染色体和DNA都增加一倍的时期是(　　)
   A. 间期　B. 前期　C. 中期
   D. 后期　E. 末期
7. 在减数分裂过程中，染色体的复制发生在(　　)
   A. 前减数分裂间期　B. 联会时
   C. 形成四分体时　D. 减数分裂间期
   E. 第二次分裂的后期
8. 同源染色体配对，形成二价体，是出现在下列哪个期？(　　)

A. 细线期　B. 偶线期　C. 粗线期
D. 双线期　E. 终变期

9. 同源非姐妹染色单体有局部互换是发生在下列哪个期？（　）
A. 细线期　B. 偶线期　C. 粗线期
D. 双线期　E. 终变期

10. 同源染色体彼此分裂，非同源染色体随机自由组合是发生在下列哪个期？（　）
A. 前期Ⅰ　B. 中期Ⅰ　C. 后期Ⅰ
D. 末期Ⅰ　E. 后期Ⅱ

11. 如果一种动物的正常体细胞有 20 对同源染色体，则其初级精母细胞中有染色体（　）
A. 10 条　B. 20 条　C. 40 条
D. 60 条　E. 80 条

12. 一个初级精母细胞和一个初级卵母细胞经减数分裂后形成的精子数与卵细胞数分别为（　）
A. 1 和 1　B. 3 和 1　C. 1 和 4
D. 4 和 3　E. 4 和 1

13. X 染色质数为 1，Y 染色质数为 1，核型为（　）
A. 47，XY　B. 46，XX　C. 47，XXY
D. 46，XY　E. 48，XXXY

14. 二分体式的染色体应是（　）
A. 两条染色体
B. 有两条染色单体的染色体
C. 配对的两条染色体
D. 有一条染色单体的染色体
E. 四条染色体

15. 对 X 染色质叙述正确的是（　）
A. 间期细胞经特殊染色才能观察
B. 只有女性细胞才有
C. 只有男性细胞才有
D. 分裂期经特殊染色才能观察
E. 部分男性和部分女性细胞才有

16. 下列对人类染色体描述正确的是（　）
A. 13、14、15 为亚中着丝粒染色体
B. 16 为中央着丝粒染色体
C. Y 染色体为亚中着丝粒染色体
D. Y 染色体不具有随体
E. 1、2、3 号染色体均为亚中着丝粒染色体

17. 对 Y 染色质叙述正确的是（　）
A. 男性细胞或部分精细胞才具有
B. 只有男性细胞才有
C. 男女细胞都有
D. 部分女性细胞具有
E. 只有女性细胞才有

18. 有丝分裂（　）细胞的染色体形态最典型。
A. 前期　B. 中期　C. 后期
D. 末期　E. 晚期

四、简答题

1. 人体内哪些是常量元素和微量元素？
2. 简述有丝分裂各时期的主要特点。
3. 简述减数第一分裂各时期的主要特点。

第3章

遗传的分子基础

引言　生物体能够保持主要特征从上一代传递到下一代，最根本的原因是由于在细胞内存在着遗传物质。该物质是瑞士外科医生米歇尔（Miescher）于1868年首次从外科绷带上脓细胞核中分离出的含磷的酸性化合物，称为核素，后改称核酸。研究核酸的结构与功能，将有助于人类从分子水平了解和认识生命现象与本质。

第1节　遗传物质的结构与功能

一、核酸的组成

（一）核酸的化学组成

核酸是由C、H、O、N和P四种元素组成。在酶的作用下水解为核苷酸，每个单核苷酸由三部分组成，即磷酸、戊糖（五碳糖）和含氮碱基（碱基）。核酸的基本组成单位是核苷酸。核酸的化学组成见图3-1。

核酸中所含的糖是五碳糖，即戊糖。组成核酸的戊糖有两种，即核糖、脱氧核糖。为与含氮碱基中碳原子相区别，戊糖中碳原子顺序以1′到5′表示。戊糖结构式见图3-2。

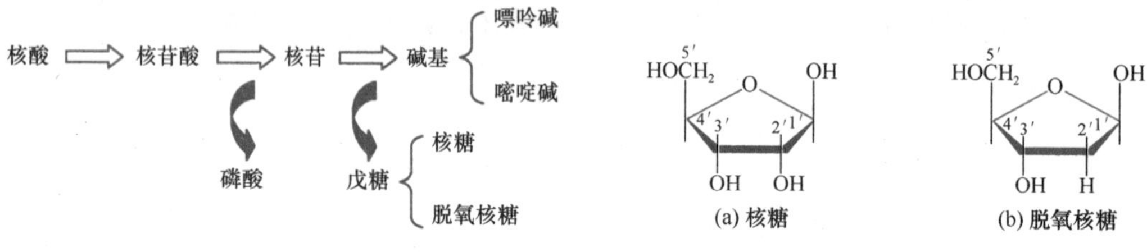

图3-1　核酸的组成

图3-2　戊糖的结构

核酸中的碱基是两类含氮的杂环化合物，即嘌呤和嘧啶的衍生物。嘌呤碱有两种：腺嘌呤（简称A）和鸟嘌呤（简称G）。嘧啶碱有三种：胞嘧啶（简称C）、胸腺嘧啶（简称T）和尿嘧啶（简称U）。碱基的结构式见图3-3。

戊糖和碱基之间通过糖苷键连接而成的化合物称为核苷（图3-4），核苷与磷酸之间通过磷酸酯键连接而成的化合物称为核苷酸（图3-5）。

考点：核酸的组成

核酸分子由多个单核苷酸通过磷酸二酯键相互连接而成，即一个核苷酸C—3′上羟基与下一个核苷酸C—5′上磷酸脱水缩合而形成的化学键（也称3′，5′-磷酸二酯键），核苷酸的连接方式见图3-6。多核苷酸链具有方向性，即5′→3′（磷酸末端→羟基末端）。

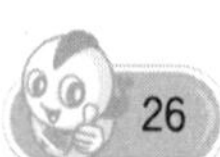

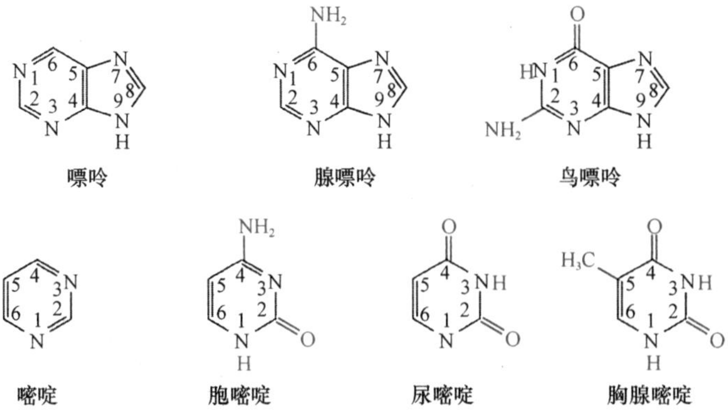

嘌呤　腺嘌呤　鸟嘌呤

嘧啶　胞嘧啶　尿嘧啶　胸腺嘧啶

图 3-3　碱基的结构式

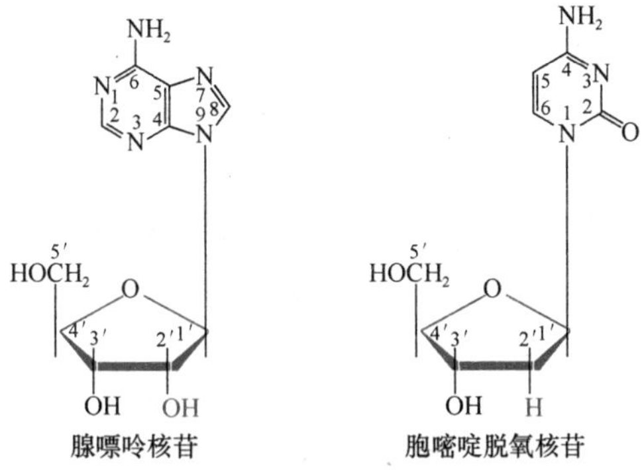

腺嘌呤核苷　胞嘧啶脱氧核苷

图 3-4　核苷的结构

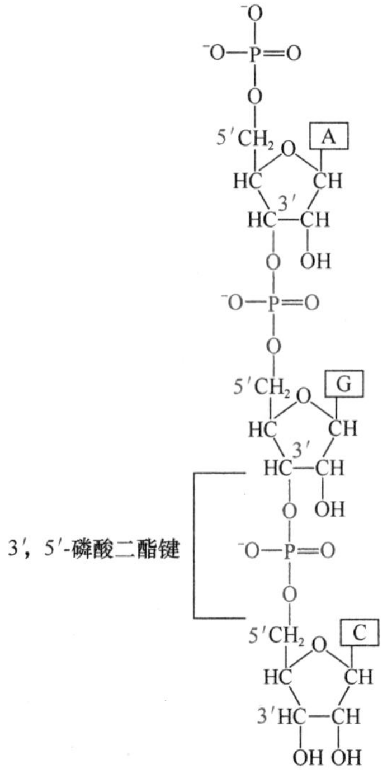

碱基

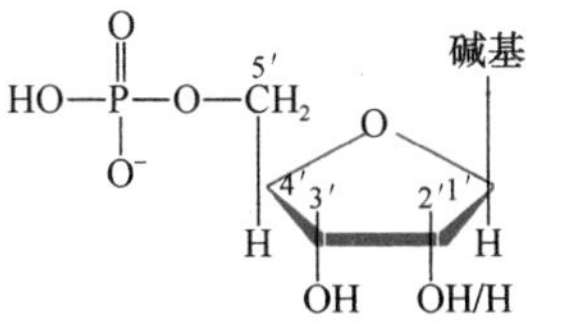

图 3-5　核苷酸的结构式

3′, 5′-磷酸二酯键

图 3-6　核苷酸的链接

（二）核酸的种类

核酸是细胞中最重要的生物大分子，是生物体保持遗传的基础。核酸分两类，一类是脱氧核糖核酸（deoxyribonucleic acid，DNA），其功能是储存生命活动的各种遗传信息，主要存在于真核细胞的细胞核与线粒体中。另一类是核糖核酸（ribonucleic acid，RNA），其功能是在遗传信息表达为蛋白质的过程中起作用，主要存在于细胞液中。在生物界中，除 RNA 病毒外，其他所有生物均以 DNA 作为遗传物质。DNA 和 RNA 的化学组成见图 3-7。组成 DNA 和 RNA 的碱基、核苷及核苷酸的种类和名称见表 3-1。

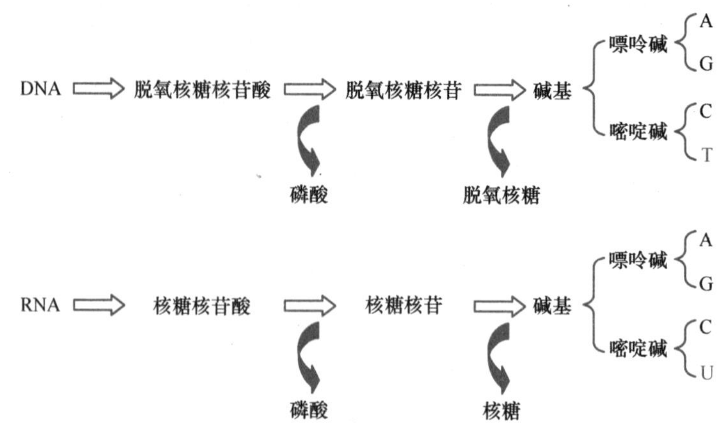

图 3-7 DNA 和 RNA 的组成

表 3-1 组成 DNA 和 RAN 的碱基、核苷及核苷酸

考点：核苷酸的种类

类别	碱基	核苷	核苷酸
DNA	腺嘌呤(A)	腺嘌呤脱氧核糖核苷	腺嘌呤脱氧核糖核苷酸(dAMP)
	鸟嘌呤(G)	鸟嘌呤脱氧核糖核苷	鸟嘌呤脱氧核糖核苷酸(dGMP)
	胞嘧啶(C)	胞嘧啶脱氧核糖核苷	胞嘧啶脱氧核糖核苷酸(dCMP)
	胸腺嘧啶(T)	胸腺嘧啶脱氧核糖核苷	胸腺嘧啶脱氧核糖核苷酸(dTMP)
RNA	腺嘌呤(A)	腺嘌呤核糖核苷	腺嘌呤核糖核苷酸(AMP)
	鸟嘌呤(G)	鸟嘌呤核糖核苷	鸟嘌呤核糖核苷酸(GMP)
	胞嘧啶(C)	胞嘧啶核糖核苷	胞嘧啶核糖核苷酸(CMP)
	尿嘧啶(U)	尿嘧啶核糖核苷	尿嘧啶核糖核苷酸(UMP)

二、DNA 的结构

DNA 的结构分为一级结构和空间结构，空间结构又分二级结构和三级结构。DNA 是绝大部分生物的遗传物质，只有 RNA 病毒是以 RNA 作为遗传物质的。

（一）DNA 的一级结构

DNA 一级结构呈单链线形结构。一级结构是指脱氧核苷酸链中脱氧单核苷酸的种类、数量及排列顺序。构成 DNA 的脱氧单核苷酸有四种，四种脱氧单核苷酸以不同的数量、比例和排列顺序，通过 3′,5′-磷酸二酯键相连接，构成多种不同结构的多脱氧核苷酸链。由于构成 DNA 的 4 种脱氧单核苷酸间的差别仅是碱基的不同，所以 DNA 分子中碱基的排列顺序就可代表 4 种脱氧单核苷酸的排列顺序。因此，不同的生物具有不同的 DNA 分子，而 DNA 分子的不同就是指 DNA 分子中所含碱基的种类、数量和排列顺序的不同。

（二）DNA 的二级结构

1953 年，美国生物学家 J. D. Watson 和英国物理学家 F. H. C. Crick 依据 DNA 的 X 射线衍射图谱及其他研究，提出了 DNA 双螺旋结构模型(图 3-8)，阐述了 DNA 分子的二级结构。其要点如下。

1. DNA 分子由两条走向相反且平行的多脱氧核苷酸链围绕同一中心轴向右盘旋，形成

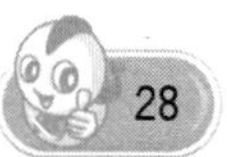

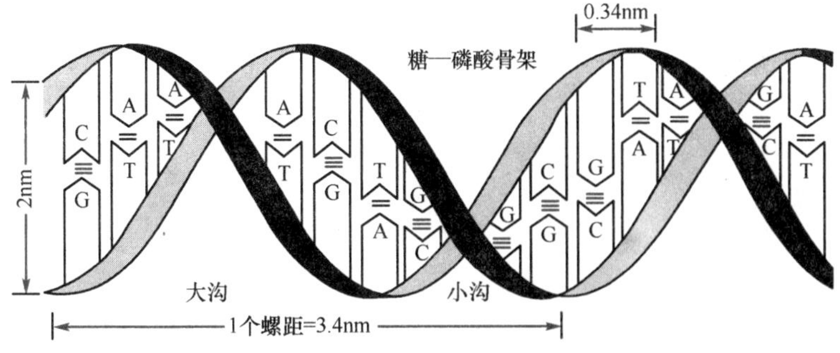

图 3-8　DNA 的双螺旋结构

右手双螺旋结构。

2. 在双螺旋结构外侧，磷酸和戊糖交替排列，构成 DNA 分子的基本骨架。

3. 碱基位于双螺旋结构的内侧，两条链上的碱基一一对应，彼此间通过氢键相连。组成互补的碱基对，A 与 T 以两个氢键相连（A═T 表示），C 与 G 以三个氢键相连（C≡G 表示）。DNA 分子中这种碱基互补配对关系称为碱基互补规律。

考点：碱基互补配对原则

4. DNA 分子每螺旋 1 周包含 10 对脱氧核苷酸或 10 个碱基对（bp），螺距为 3.4nm，螺旋直径为 2nm。

5. 氢键是维持 DNA 双螺旋结构稳定性的重要化学键。

（三）DNA 的三级结构

考点：DNA 的结构

DNA 三级结构是在 DNA 双螺旋结构基础上，进一步盘曲折叠，而形成的复杂高级空间结构，又称超螺旋结构。生物进化程度越高，其细胞核 DNA 分子越大、结构越复杂。

三、DNA 的功能

DNA 的主要功能是储存、复制和转录生物遗传信息。

（一）储存遗传信息

DNA 分子含有四种脱氧核糖核苷酸。四种脱氧核糖核苷酸中所含的磷酸、戊糖是相同的，彼此交替排列、顺序不变，不可能储存遗传信息。不同的仅是碱基，尽管 DNA 的碱基只有四种，但 DNA 分子量巨大，所含的碱基对数目很多，其排列顺序是随机的，这就决定了其复杂性和多样性，在不同的 DNA 中碱基的排列顺序各不相同。假设某一段 DNA 分子中含有 1000 个碱基对，则该段碱基就有 4^{1000} 种不同的排列组合方式，就可以形成 4^{1000} 种不同类型的 DNA，所以决定生物体千差万别的各种特征的遗传信息就储存在于碱基对的排列顺序中。如果 DNA 分子中碱基对的排列顺序发生变化，就意味着它所储存的遗传信息将发生改变。

（二）自我复制

1 个 DNA 分子可以复制出与自己完全一样的 DNA 分子。以 DNA 分子的两条单链为模板，在 DNA 聚合酶作用下互补合成子代 DNA 的过程，称为自我复制。DNA 复制时，首先在解旋酶作用下，DNA 双螺旋结构局部解开，然后分别以两条亲代链为模板，在 DNA 聚合酶作用下利用细胞核内的四种脱氧核糖核苷酸，按碱基互补配对原则（A═T、C≡G）合成两条子链。这样原有的一个 DNA 分子就复制成两个与之完全相同的子代 DNA，原来 DNA 分子上的遗传信息也因此完全复制到子代 DNA 分子中。在新合成的子代 DNA 分子中，一条链是新合成的，另一条链是来自亲代 DNA，这种复制方式又称为半保留复制（图 3-9）。

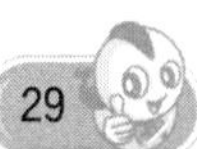

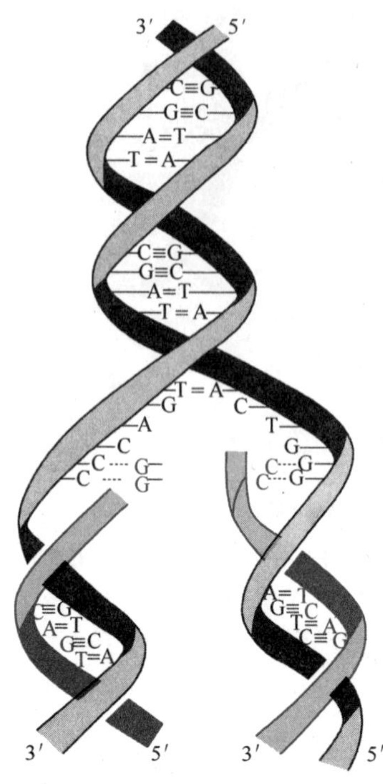

图 3-9　DNA 半保留复制示意图

> **链接**
>
> **DNA 亲子鉴定**
>
> DNA 亲子鉴定是通过人体任何组织取样(如口腔上皮细胞),也可以在孩子未出世前进行。该方法是目前亲子测试中最准确的一种,具有精巧、简便、快速、经济、实用的特点。利用 DNA 进行亲子鉴定,只要作十几至几十个 DNA 位点检测,如果全部一样,就可以确定亲子关系;如果有 3 个以上的位点不同,则可排除亲子关系;有一两个位点不同,则应考虑基因突变的可能,加做一些位点的检测进行辨别。DNA 亲子鉴定,否定亲子关系的准确率接近 100%,肯定亲子关系的准确率可达到 99.99%。

(三)转录

转录是指以 DNA 为模板,在 RNA 聚合酶作用下合成 mRNA 的过程。因此,我们把以 DNA 为模板合成 RNA 的过程称之为转录(图 3-10)。

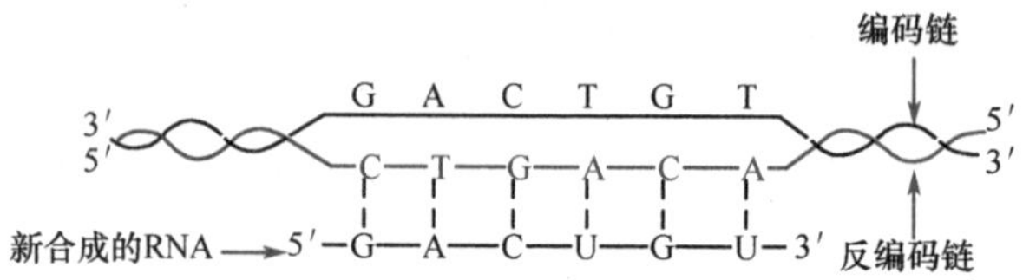

图 3-10　DNA 转录示意图

考点:DNA 的功能

在解旋酶作用下 DNA 局部解旋,以其中 1 条链为模板,在 RNA 聚合酶作用下利用核内的四种单核苷酸,按碱基配对原则合成一条单链 RNA,由此 DNA 将遗传信息传递给 RNA。值得注意的是,在碱基互补配对时,由于 RNA 分子中没有胸腺嘧啶(T),由尿嘧啶(U)代替 T,与 DNA 中的 A 配对。

四、RNA 的结构与功能

RNA 主要存在于细胞质中,是 DNA 经转录生成的,分子量较 DNA 小,多为单链线形结构,其许多区域自身发生回折,使可配对的碱基相遇(A=U、C≡G)构成双螺旋或称发夹式结构,不能配对的碱基形成环状突起,组成 RNA 的二级结构和三级结构。RNA 主要参与完成细胞内蛋白质的合成。按结构和功能不同将 RNA 分为三种:信使 RNA(mRNA)、转运 RNA(tRNA)和核糖体 RNA(rRNA)。

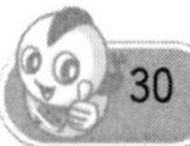

（一）mRNA的结构与功能

mRNA又称为信使RNA，占3种RNA总量的1%～5%，呈线形结构。由于生物的遗传信息存在于DNA分子上，DNA存在于细胞核内，而蛋白质的合成是在细胞质中完成的，同时DNA无法通过细胞核表面的核孔到达细胞质中，所以DNA分子中的遗传信息只能经转录传递给mRNA，由mRNA指导蛋白质的合成。其主要功能是作为蛋白质合成的指令，指导蛋白质的生物合成。

（二）tRNA的结构与功能

tRNA又称为转运RNA，是已知的分子量最小的RNA，占3种RNA总量的5%～15%，由70至90个单核苷酸构成。局部形成假双链，呈“三叶草”形结构（图3-11）。

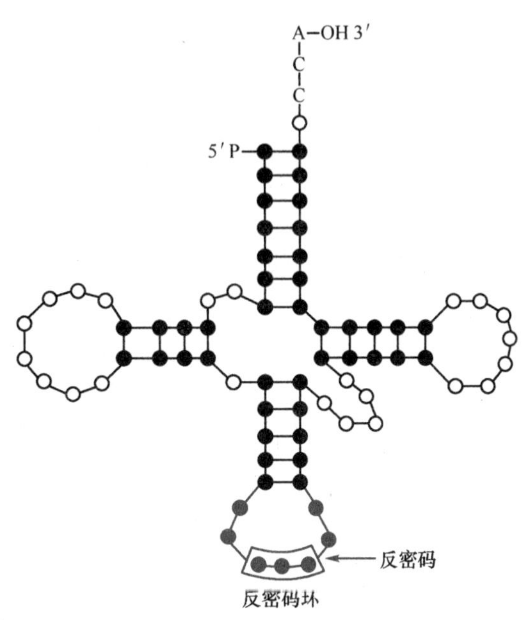

图3-11 tRNA三叶草结构示意图

柄部有3个碱基CCA，用以连接活化的氨基酸，与之对应的反密码环上有反密码子，反密码子由3个碱基组成，恰好与mRNA分子上的密码子的3个碱基互补配对。在蛋白质合成中运输活化氨基酸到核糖体的特定位点。tRNA转运氨基酸具有严格的选择性，即1种tRNA只识别和转运1种氨基酸。其主要功能是在蛋白质合成过程中转运活化的氨基酸。

（三）rRNA的结构与功能

rRNA又称为核糖体RNA，呈线性结构，细胞中含量最多的RNA，约占RNA总量的82%，组成核糖体的重要成分，而核糖体又是合成蛋白质的重要场所。rRNA单独存在时不执行其功能，它与多种蛋白质结合成核糖体，作为蛋白质生物合成的“装配机”。DNA和RNA的比较见表3-2。

考点：RNA的功能

表3-2 DNA与RNA的比较

种类	主要场所	特有碱基	戊糖	分子结构	功能
DNA	细胞核	T	脱氧核糖	双螺旋	遗传物质基础
RNA	细胞质	U	核糖	单链线形	参与蛋白质合成

第2节 基因的概念与结构

一、基因的概念

1865年，奥地利遗传学家孟德尔通过8年的豌豆杂交试验，提出了生物的各种性状是由细胞内的“遗传因子”决定的。1909年，丹麦学者W. Johannsen提出了“基因(gene)”一词，代替了孟德尔的“遗传因子”，并沿用至今。1910年，美国遗传学家摩尔根(T. H. Morgan)用果

蝇开展遗传学研究，证实了孟德尔的遗传因子在染色体上呈直线排列，提出了基因的连锁互换规律，发表了著名的《基因论》。

特别是在20世纪90年代以来，随着分子生物学和分子遗传学的迅猛发展，人类对基因的结构和功能的认识日新月异。目前认为，基因是特定的DNA片段，带有遗传信息，可以通过RNA控制蛋白质的合成，从而决定生物的性状。由此看出，基因的化学本质是DNA，它是具有遗传效应的DNA分子片段。基因是遗传信息传递、表达和生物性状形成的基础。每一条染色体上都有一个DNA分子，每个DNA分子上又有许多基因，每个基因包含着成百上千数目不等的脱氧核苷酸，由这些脱氧核苷酸特定的排列顺序决定了该基因特定的遗传信息。基因与基因之间有基因间隔区，基因间隔区在DNA分子中是没有遗传效应的片段。遗传效应是指通过DNA转录和翻译指导与控制蛋白质的合成，从而决定生物的性状。

考点: 基因的概念

基因是指具有遗传效应DNA片段，是控制生物性状的遗传物质的结构和功能单位。基因具备三个基本功能：①进行自我复制。DNA分子通过自我复制使其所含的基因得以复制。②决定生物性状。基因通过转录和翻译决定蛋白质的合成，再通过一系列生理生化过程表现出生物的各种性状。③可以发生突变和重组。基因有时会发生分子结构的改变或基因的重新组合，从而导致生物性状的改变。

依据基因的功能不同，基因可以分为结构基因和调控基因。结构基因是指能决定蛋白质或者酶分子结构的基因，而调控基因是指调节控制结构基因表达的基因。

二、基因的结构

原核生物结构基因的编码序列通常是连续的，即基因中所有核苷酸的遗传信息最终可全部表达出相应的氨基酸，而在真核生物和人类中，绝大多数结构基因的编码序列是不连续的，被非编码序列所分隔，形成嵌合排列的断裂形式，称为断裂基因。

构成基因的DNA两条多核苷酸链，其中一条链是编码链，其碱基排列顺序储存着遗传信息；另一条链，为反编码链，是转录合成RNA的模板，与编码链互补。在显示基因结构时，通常只写编码链的核苷酸序列，并把编码链5′端放在左边，3′端放在右边，即编码链的走向为5′到3′。基因中某结构位点(如转录起点)的5′端区域称为该位点的上游；其3′端区域为该位点的下游。以该位点为坐标原点(0)，上游碱基对以－bp表示，下游碱基对用＋bp表示。人类结构基因分为若干部分：编码区和侧翼序列(图3-12)。

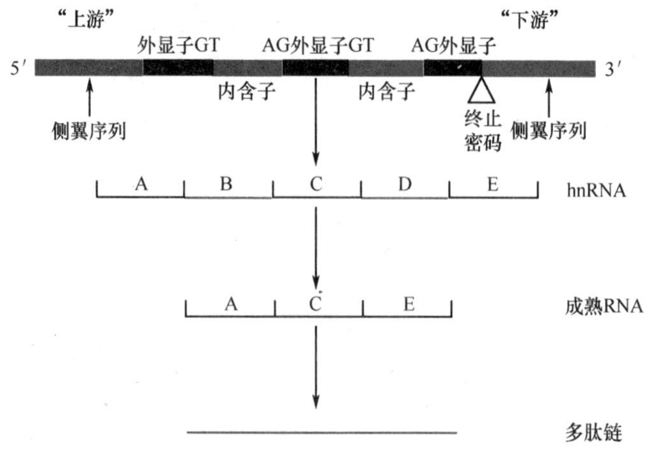

图3-12　真核细胞基因的结构及表达示意图

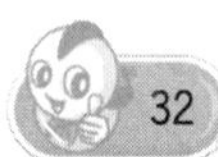

（一）编码区

编码区是指能够转录相应的 mRNA，进而指导多肽链合成的区段，包括外显子、内含子和外显子-内含子接头序列三部分。

1. 外显子　能够编码氨基酸的序列，叫做外显子。它与内含子同时被转录生成初级 mRNA(hnRNA)，再经过一系列复杂变化，最终连接起来形成成熟的 mRNA。

2. 内含子　位于两个外显子之间的不能够编码氨基酸的序列叫做内含子。它与外显子同时被转录生成初级 mRNA(hnRNA)，但在 hnRNA 形成成熟 mRNA 过程中其转录产物被剪切掉。

一般来说，每一个能够编码蛋白质的结构基因都含有若干个外显子和内含子，不同结构基因的结构复杂程度不同，所含外显子和内含子的数目也就不同。

3. 外显子与内含子接头序列　在外显子与内含子相连接的部位是高度保守的特定序列，是 RNA 剪接的信号，即剪去内含子产物，使外显子产物连接在一起的部位，称为接头序列。每个内含子的 5′端以 GT 开始，在 3′端以 AG 结束，所以又称为 GT-AG 法则。

（二）侧翼序列

侧翼序列是指第一个外显子和最后一个外显子外侧存在的非编码区，主要包括启动子、增强子和终止子等结构。他们参与基因表达的调控。

1. 启动子　是指与转录启动有关的特异序列，位于基因转录起始点的上游，是 RNA 聚合酶的结合部位，能启动和促进转录过程而自身并不转录。

2. 增强子　是一段能增强启动子转录效率的特定序列。可以位于启动子的上游或下游，可以距离启动子很远，也可以距离启动子较近。增强子通常与特异性细胞因子相互作用而加强转录，决定基因表达的组织特异性。

3. 终止子　是位于基因末端的一段特异序列，具有终止转录的功能。位于转录终止点上游，为反向重复序列，是 RNA 聚合酶终止工作的信号。反向重复序列经转录后，可以形成发夹式结构，从而阻碍了 RNA 聚合酶的移动，使转录终止。

第 3 节　基因的功能

基因是 DNA 分子上具有遗传效应的 DNA 片段，基因的功能实际上就是 DNA 的功能。基因的基本功能包括三个方面：一是遗传信息的储存；二是遗传信息的扩增和传代，通过基因的复制传递遗传信息；三是遗传信息的表达，通过基因表达控制细胞内蛋白质和酶的合成，从而决定生物的性状。

一、遗传信息的储存

基因是 DNA 分子上的特定片断，其遗传信息储存于 DNA 链上四种核苷酸的排列顺序中，遗传信息通过转录传递给 mRNA，mRNA 上密码子的排列顺序决定了多肽链合成过程中氨基酸的起始、终止、种类及排列顺序。

二、基因的复制

基因的复制就是伴随 DNA 复制而实现的，DNA 的复制又称为自我复制或半保留复制。通过复制将遗传信息予以扩增和传递。基因复制过程中需要 DNA 聚合酶等多种酶的参与才能完成（详见本章第 2 节）。

考点：半保留复制的概念

三、基因的表达

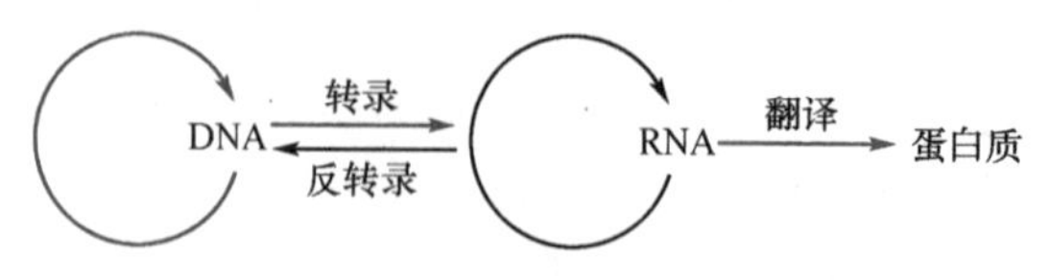

图 3-13　中心法则示意图

基因表达是指生命过程中，储存在基因中的遗传信息，通过转录和翻译，合成蛋白质或酶，形成生物体特定性状的过程。DNA 上的基因先转录成 mRNA，再通过翻译形成蛋白质或酶，从而决定生物的性状，基因功能的实现，依赖于 DNA 复制、转录和翻译，这就是遗传信息传递的“中心法则”（图 3-13）。随着生命科学的深入研究，又发现了部分生物存在反转录酶，即遗传信息的传递可以由 DNA→RNA，也可以由 RNA→DNA。反转录现象对中心法则的概念进行了重要的补充和发展。

考点：中心法则

（一）转录

转录是指以 DNA 为模板，在 RNA 聚合酶作用下合成 mRNA 的过程。人类遗传信息的转录过程是在细胞核中完成的。细胞核中 DNA 分子的局部双链在酶的作用下逐步解旋，以其中一条链作为 RNA 合成的模板链，按照碱基互补配对原则，以四种核苷酸为原料，在 RNA 聚合酶的催化下沿 DNA3′向 5′滑动，合成出一条单链的 RNA，RNA 合成的方向为 5′端到 3′端（图 3-14）。转录产物 RNA 包括 mRNA、tRNA、rRNA。RNA 要经过加工和修饰才具备正常功能。

考点：转录的概念

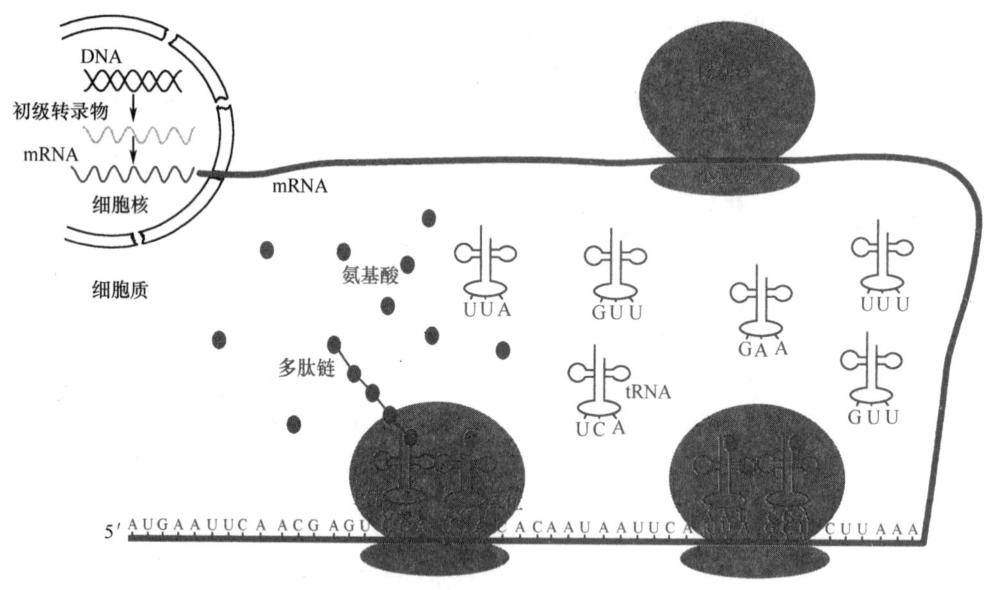

图 3-14　蛋白质的合成示意图

（二）翻译

考点：翻译的概念

翻译是指在 mRNA 指导下的蛋白质生物合成过程。实际上就是将 DNA 转录到 mRNA 上的遗传信息“解读”为多肽链上的氨基酸种类和顺序的过程。在这个过程中，需要 mRNA、tRNA、rRNA、核糖体、酶及蛋白质辅助因子的共同参与，同时还需要活化氨基酸作原料，并由 ATP、GTP 提供能量。转运 RNA 的功能是转运活化的氨基酸。我们知道转运 RNA 上有一

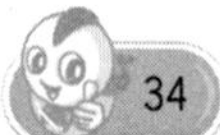

个环状结构，即反密码环，反密码环上有三个碱基（不同的转运 RNA 有不同的三个碱基），这三个碱基可以与 mRNA 上相邻的三个碱基按照碱基互补配对原则进行配对，这样 mRNA 上的每三个相邻的碱基就构成一个三联体，我们把它称之为遗传密码。每一个遗传密码就对应一个转运 RNA 上的一个氨基酸。mRNA 中有 4 种碱基，就有 4^3 种组合方式，构成 64 种遗传密码。

1966 年，正式确立 64 种遗传密码和氨基酸的对应关系，即遗传密码表（表 3-3）。在 64 种遗传密码中，有 61 种是编码氨基酸的，AUG 既可编码蛋氨酸，同时也是多肽链合成的起始信号，而 UAA、UAG、UGA 三种遗传密码为终止密码，为多肽链合成的终止信号，不编码任何氨基酸。遗传密码的特点：①兼并性。多个遗传密码决定同一种氨基酸。②通用性。所有生物统一为同一套遗传密码。③连续性。mRNA 上的遗传密码是连续排列的。④方向性。遗传密码的阅读方向是 5′端到 3′端。

考点： 遗传密码的概念

表 3-3　遗传密码表

第一个核苷酸（5′端）	第二个核苷酸				第三个核苷酸（3′端）
	U	C	A	G	
U	UUU 苯丙氨酸	UCU 丝氨酸	UAU 酪氨酸	UGU 半胱氨酸	U
U	UUC 苯丙氨酸	UCC 丝氨酸	UAC 酪氨酸	UGC 半胱氨酸	C
U	UUA 苯丙氨酸	UCA 丝氨酸	UAA 终止密码	UGA 终止密码	A
U	UUG 苯丙氨酸	UCG 丝氨酸	UAG 终止密码	UGG 色氨酸	G
C	CUU 亮氨酸	CCU 酪氨酸	CAU 组氨酸	CGU 精氨酸	U
C	CUC 亮氨酸	CCC 酪氨酸	CAC 组氨酸	CGC 精氨酸	C
C	CUA 亮氨酸	CCA 酪氨酸	CAA 谷氨酸	CGA 精氨酸	A
C	CUG 亮氨酸	CCG 酪氨酸	CAG 谷氨酸	CGG 精氨酸	G
A	AUU 异亮氨酸	ACU 苏氨酸	AAU 天冬酰胺	AGU 丝氨酸	U
A	AUC 异亮氨酸	ACC 苏氨酸	AAC 天冬酰胺	AGC 丝氨酸	C
A	AUA 异亮氨酸	ACA 苏氨酸	AAA 赖氨酸	AGA 精氨酸	A
A	AUG 异亮氨酸或终止密码	ACG 苏氨酸	AAG 赖氨酸	AGG 精氨酸	G
G	GUU 缬氨酸	GCU 丙氨酸	GAU 天冬氨酸	GGU 甘氨酸	U
G	GUC 缬氨酸	GCC 丙氨酸	GAC 天冬氨酸	GGC 甘氨酸	C
G	GUA 缬氨酸	GCA 丙氨酸	GAA 谷氨酸	GGA 甘氨酸	A
G	GUG 缬氨酸	GCG 丙氨酸	GAG 谷氨酸	GGG 甘氨酸	G

1. 氨基酰-tRNA 的形成　氨基酸与 tRNA 结合，在氨基酰-tRNA 合成酶和 ATP 的作用下，形成活化氨基酸的过程，即氨基酰-tRNA。

2. 肽链合成起始　在起始因子的作用下，核糖体的小亚基结合到 mRNA 的起始密码 AUG 上，mRNA 和蛋氨酰-tRNA 结合，形成起始复合体。在起始复合体中，在 mRNA 上的起始密码的引导下，蛋氨酰-tRNA 处于核糖体大亚基的给位；mRNA 上的第二个密码处于受位，以便接受下一个氨基酰-tRNA。

3. 肽链合成的延长　起始复合体形成后，随即对 mRNA 上的遗传密码进行连续翻译，使肽链逐渐延长，该阶段需要经过 3 个步骤重复进行。

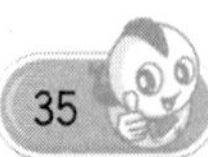

第一，进位：通过遗传密码与反密码子之间的碱基互补，氨基酰-tRNA进入核糖体的受位，使tRNA携带的相应氨基酸能正确“对号入座”。

第二，转肽：给位上tRNA携带的蛋氨酰基转移到受位的氨基酰-tRNA上，形成第一个肽键。脱去蛋氨酰的tRNA离开核糖体。

第三，移位：核糖体沿mRNA的5′→3′方向移动一个遗传密码的距离，使受位上的二肽酰-tRNA从受位移到给位，于是受位空出，可接受下一个与遗传密码相应的氨基酰-tRNA。

进位，转肽，移位反复进行，使肽链按mRNA上的遗传密码的排列顺序不断延长。

4. 肽链合成的终止　当核糖体受位上出现终止密码（UAA、UAG或UGA）时，各种氨基酰-tRNA不能进位，由终止因子识别终止密码并与之结合，肽链合成终止。多肽链从核糖体上释放下来，tRNA、mRNA也与核糖体分离，结合在一起的核糖体大、小亚基也相互分离，翻译过程结束。合成的多肽链经过进一步修饰加工后才能具有生物学功能。翻译后修饰包括某些氨基酸的磷酸化、乙酯化、羟基化、糖基化、脂化等。加工主要是肽链的剪辑和聚合。

考点：遗传信息的表达

转录和翻译是基因中的遗传信息表现为特定性状的两个过程。它们紧密相连，分别在胞核和胞质中进行（图3-14）。

链接

抗生素是如何起作用的

临床上使用的抗生素是一类能够杀灭或抑制原核细胞——细菌的药物，能在不同环节抑制细菌体内的基因传递过程，从而达到治疗的作用。例如，临床常用的抗结核药利福平，可与结核杆菌细胞内RNA聚合酶的β亚基结合，使核心酶无法与σ因子结合，从而抑制RNA聚合酶的活性，阻断结核杆菌内基因转录过程。很多抗生素是细菌蛋白质合成的抑制剂或阻断剂。如链霉素、卡那霉素等氨基苷类抗生素，能在蛋白质合成的开始阶段与核糖体大小亚基结合，抑制起始复合体的形成，或使氨基酰-tRNA从起始复合物中脱离；在肽链延长阶段，可使氨基酰-tRNA与mRNA错配；在终止阶段，能阻止终止因子与核糖体结合，导致合成的多肽链不能释放。

第4节　基因突变

人类的遗传物质具有相当高的稳定性，但是也并非永恒不变。遗传物质发生的可遗传的变异称为突变，包括染色体畸变和基因突变。基因在世代间的传递过程中是相对稳定的；但是，这种稳定性不是绝对的，如果受到机体内外某些因素的影响，基因也可能发生突变。

一、基因突变的概念

基因突变是指基因的分子结构发生碱基对组成或排列顺序的改变。由于是发生在基因的某一位点上，又称点突变。基因突变可以发生在个体发育的任何阶段，既可发生在体细胞中，也可发生在生殖细胞中。如果发生在体细胞中则称为体细胞突变，体细胞突变只能引起当代个体自身发生形态或生理等特征上的变化，而不能将突变基因传给下一代，但突变的体细胞经有丝分裂，形成具有相同遗传改变的细胞群，这些细胞可构成癌变的基础。基因突变如果发生在生殖细胞中，对突变者本身可能无直接影响，但可以通过受精卵将突变基因传给后代，引起后代遗传性状的改变。

考点：基因突变的概念

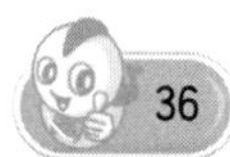

二、基因突变的因素

根据基因突变发生的原因，可将基因突变分为自发突变和诱发突变两类。

（一）自发突变

在自然条件下，未经人工处理就发生的突变称为自发突变。自发突变并不是无原因的突变，而是由于自然环境中的各种物理、化学及生物等因素引起的。如人类单基因遗传病，大部分都是自发突变的结果。

（二）诱发突变

是人们有目的地利用某种理化因素去诱发基因突变。经实验研究证明，有许多因素可诱发突变，概括起来，分为物理因素、化学因素和生物因素三个方面。

1. 物理因素　如 α 射线、β 射线、γ 射线、χ 射线等电离射线及紫外线等非电离射线。

2. 化学因素　在人类的生存环境中，有许多化学物质，可诱发基因突变。如烟熏或腌制食品中的亚硝酸盐、霉变花生及其他粮食中的黄曲霉毒素、临床上使用的某些药物（如氮芥、氯丙嗪、甲丙氨酯、咖啡因）、农业生产中大量使用的杀虫剂、除草剂、植物生长调节剂等都可引起基因突变。

考点：基因突变的类型

链接

流行性感冒病毒的变异

流行性感冒病毒，简称流感病毒。属正黏液病毒科，分甲型流感病毒、乙型流感病毒、丙型流感病毒三型，是一种造成人类及动物患流行性感冒的 RNA 病毒。病毒最早是在 1933 年由英国人威尔逊·史密斯(Wilson Smith)发现的，他称为 H1N1。H 代表血凝素，N 代表神经氨酸酶，数字代表不同类型。在感染人类的三种流感病毒中，甲型流感病毒是变异最为频繁的一个类型，每隔 10 年左右就会发生一个抗原性大变异，产生一个新的毒株，而引起大范围流行。例如，2009 年引起的全世界范围大流行的甲型 H1N1 型。根据世界卫生组织发布数据，当年甲型 H1N1 流感在全球造成至少 10582 人死亡。

3. 生物因素　生物因素中，病毒诱发基因突变的影响最大，如麻疹病毒、风疹病毒、流感病毒、腺病毒等的感染均可引起基因突变。

三、基因突变的特性

（一）多向性

一个基因发生突变，可以向不同的方向发生突变。这种一个基因可以向不同方向发生多次独立突变的现象称为基因突变的多向性。例如，一个基因 B 可以突变为等位基因 b_1、b_2、b_3 等，从而构成复等位基因，即具有三个或三个以上等位基因。但对于每一个人来说，只能具有其中的两个基因。人类 ABO 血型就是由 I^A、I^B、i 三个基因构成的一组复等位基因所决定的，其原始基因是 i，在进化过程中，由 i 基因突变形成了 I^A、I^B 基因。

（二）可逆性

基因突变的方向是可逆的，即基因 B 可以突变为等位基因 b，等位基因 b 也可以突变成等位基因 B。前者称正突变，后者称回复突变。人类中出现的返祖现象，就是因基因发生了回复突变引起的。由于基因突变具有多向性，所以，一般情况下回复突变的频率低于正突变频率。

（三）有害性

基因突变一般是不利于个体的生长发育的，大部分基因突变是有害的。因为基因突变破坏了经长期的自然选择和进化过程中所形成的遗传的均衡系统，因而产生不利的影响。人类的单基因遗传病都是基因突变造成的。

（四）稀有性

在自然条件下，基因突变的频率很低。人类基因的突变率约为 10^{-6}～10^{-4}生殖细胞/代，即每代 1 万～100 万个生殖细胞中有一个基因突变。所以，自然状态下基因突变是一种稀有事件。

（五）重复性

考点：基因突变的特性

指在同种生物中，相同的基因突变可以在不同个体间反复出现。如人类白化病基因，可以在人群中的不同个体重复表现。

四、基因突变的类型

DNA 分子中核苷酸序列的变化是基因突变的基础，突变的主要方式有碱基置换、移码突变和整码突变。

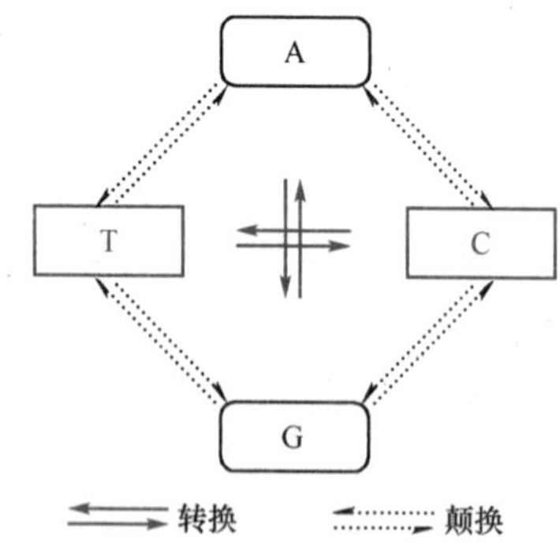

图 3-15　碱基转换与颠换

（一）碱基置换

碱基置换是指 DNA 分子中某个碱基被另一个碱基所取代。其中，同类碱基（嘧啶与嘧啶、嘌呤与嘌呤）的互换称为转换（图 3-15）；不同类碱基（嘧啶与嘌呤）的替换称为颠换。碱基置换可引起遗传密码的改变，从而影响多肽链氨基酸的种类或顺序。在自然界中的基因突变中，转换多于颠换（图 3-15）。根据碱基置换对密码子影响的不同，可将碱基置换引起的基因突变分为四种主要类型：同义突变、错义突变、无义突变和终止密码突变。

1. 同义突变　如果一个遗传密码因碱基置换变为另一个遗传密码，改变后和改变前的遗传密码所决定的氨基酸相同，这种突变称为同义突变。这种突变对生物的性状特征不会造成任何的改变（图 3-16）。

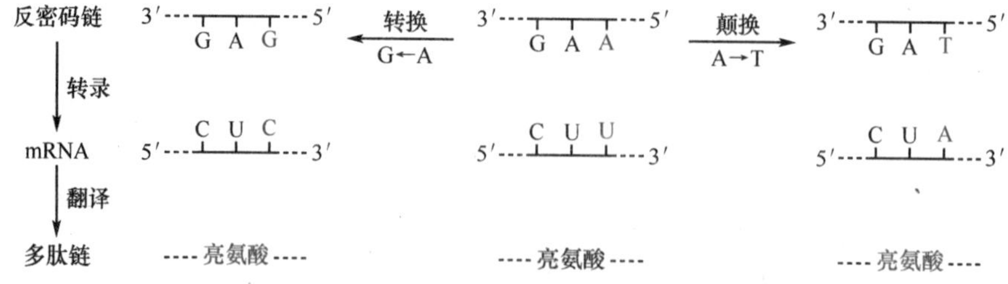

图 3-16　同义突变示意图

2. 错义突变　DNA 分子中单个碱基被置换后，其所在的三联体遗传密码变化为编码另一种氨基酸的遗传密码，导致多肽链中氨基酸发生改变（图 3-17）。错义突变会产生异常蛋白质或酶，人类的异常血红蛋白多由错义突变引起。

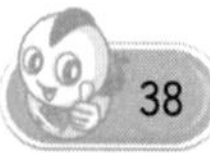

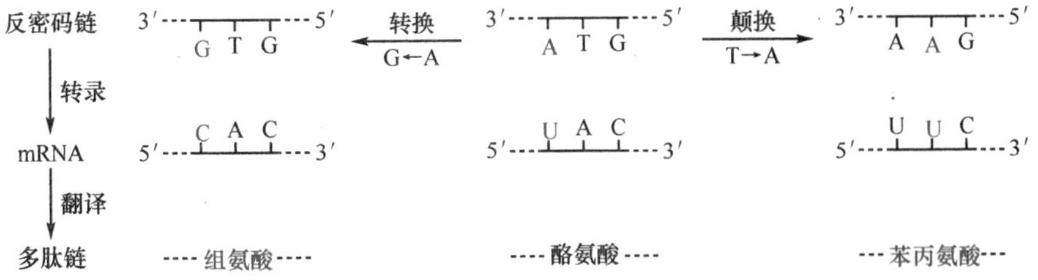

反密码链
转录
mRNA
翻译
多肽链
3′ G T G 5′
转换
G←A
3′ A T G 5′
颠换
T→A
3′ A A G 5′
5′ C A C 3′
5′ U A C 3′
5′ U U C 3′
组氨酸
酪氨酸
苯丙氨酸

图 3-17　错义突变示意图

3. 无义突变　DNA 分子中单个碱基被置换后，导致原遗传密码改变为终止密码(UAA、UAG、UGA)时，多肽链合成提前终止，这种突变称为无义突变。从而产生不完全的、没有活性的多肽链，多数没有正常功能(图 3-18)。

反密码链
转录
mRNA
翻译
多肽链
3′ A C T 5′
转换
C←G
3′ A G T 5′
颠换
G→T
3′ A T T 5′
5′ U G A 3′
5′ U C A 3′
5′ U A A 3′
终止
丝氨酸
终止

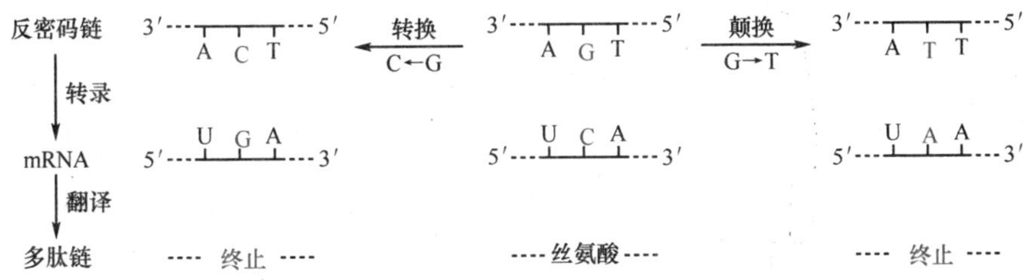

图 3-18　无义突变示意图

4. 终止密码突变　遗传密码中的终止密码发生单个碱基置换，变成编码某一氨基酸的遗传密码时，多肽链的合成将继续进行下去，直至遇到下一个终止密码子方可停止，结果产生过长的异常肽链，又叫做延长突变(图 3-19)。

反密码链
转录
mRNA
翻译
多肽链
3′ G T T 5′
转换
G←A
3′ A T T 5′
G
颠换
T→A
3′ A T A 5′
5′ C A A 3′
5′ U A A 3′
5′ U A U 3′
谷氨酰胺
终止
酪氨酸

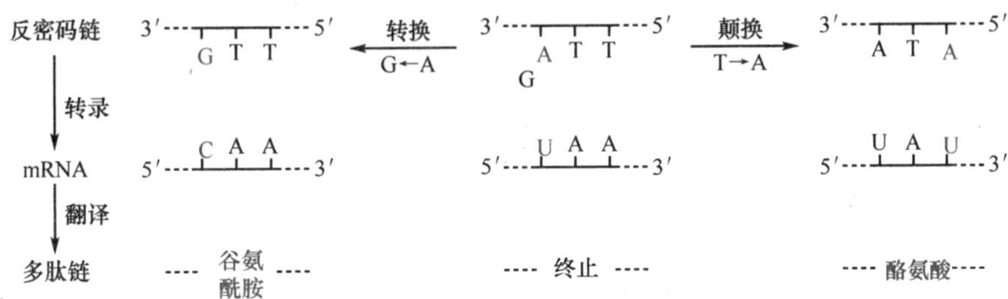

图 3-19　延长突变示意图

（二）移码突变

移码突变是指 DNA 分子上插入 1～2 个或多个碱基时，导致插入点的下游的碱基发生位移，遗传密码重新组合，引起插入点及其以后的多肽链的氨基酸种类和排列顺序的改变(图 3-20)。如吖啶类染料可引起移码突变，这类物质插入到 DNA 分子中，从而引起碱基的增加或减少，导致移码突变。按照移码突变基因合成的多肽链，在插入点或缺失点以后的氨基酸种类和排列顺序均可发生改变，最终形成异常蛋白质，扰乱细胞的正常生理功能。移码突变可造成终止密码的提前或延后，使多肽链缩短或延长。

（三）整码突变

考点：基因突变的类型

整码突变是指在 DNA 分子上插入或丢失一个或几个遗传密码，导致遗传密码增加或减少一个或几个，引起多肽链氨基酸增加或减少一个或几个，变化点的前后氨基酸不发生变化。

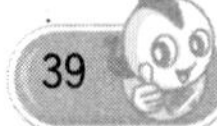

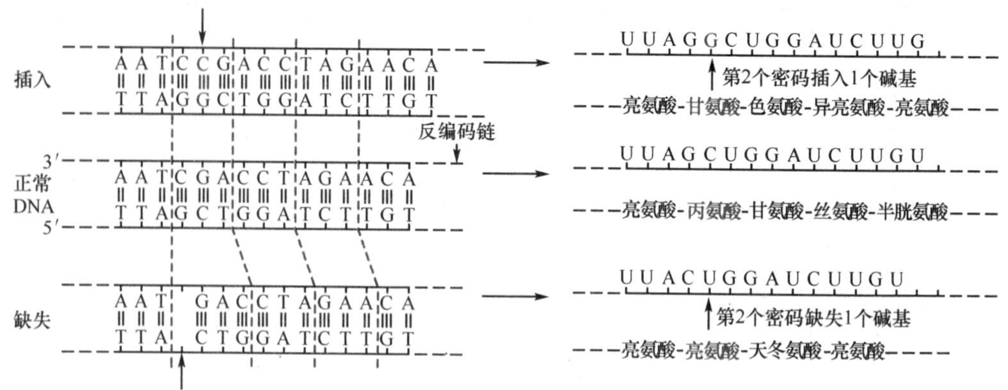

图 3-20　移码突变示意图

此种突变又叫做密码子插入或丢失(图 3-21)。

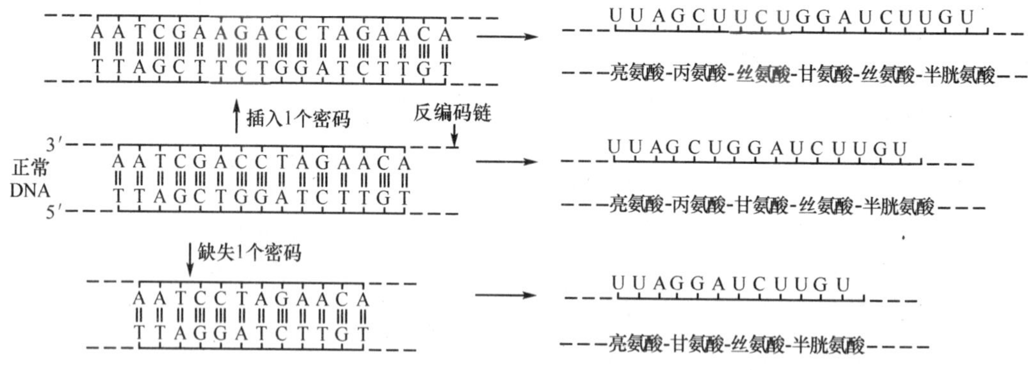

图 3-21　整码突变示意图

五、基因突变的表型效应

基因突变可造成对机体不同程度的影响，依据影响程度的不同分为以下几种情况。

（一）对机体不产生可察觉的效应

同义突变，基因虽有突变，但突变前后的蛋白质完全相同。

（二）造成正常人体的遗传学差异

ABO 血型。在人类进化过程中，由 i 基因突变形成了 I^A、I^B 基因，构成了人类 ABO 血型系统，不同的人可以表现为 A、B、AB 或 O 型血。但一般对机体无影响。

（三）产生有利于机体生存的积极效应

非洲人血红蛋白的 HbS 突变基因杂合子比正常的 HbA 纯合子的个体更具有抗恶性疟疾的能力，有利于个体生存。

考点：基因的功能

（四）引起遗传性疾病

基因突变多数对生物体是有害的，严重的致死突变可导致死胎、自然流产或出生后夭折，实际上也是自然选择的结果。据估计，一个健康人至少带有 5～6 个处于杂合状态的有害突变，这些突变如处于纯合子状态时就会产生有害后果。

小结

核酸的基本组成单位是核苷酸，核酸分为 DNA 和 RNA。DNA 的一级结构是单链的线形结构，指多脱氧核苷酸链中脱氧核苷酸的种类及排列顺序。DNA 的二级结构是由两条相反且平行的多脱氧核苷酸链围绕同一中心轴向右盘旋的双螺旋结构。DNA 的三级结构是 DNA 双螺旋进一步盘旋卷曲形成复杂的结构。DNA 分子上具有遗传效应的 DNA 片段就构成基因，基因与 DNA 一样具有储存、复制和遗传信息的功能。大多数真核细胞的基因是断裂基因，它的主要结构有外显子与内含子、外显子与内含子接头序列、侧翼序列。基因在分子结构上发生碱基组成或排列顺序的改变而引起基因突变。基因突变具有多向性、可逆性、有害性、稀有性和重复性的特点。基因突变类型主要有碱基置换、移码突变和整码突变。基因的表达是通过转录和翻译来实现的，在表达过程中离不开 RNA 的参与。RNA 多为单链线形结构，依据结构和功能不同分为信使 RNA(mRNA)、转运 RNA(tRNA)和核糖体 RNA(rRNA)。

自测题

一、名词解释

1. 基因
2. 半保留复制
3. 遗传密码
4. 翻译

二、填空题

1. 组成 DNA 分子的四种脱氧核苷酸是________、________、________、________。
2. RNA 分子的四种碱基是________、________、________、________，其中________是 DNA 分子中没有的碱基。
3. 诱发基因突变的因素有________因素，如________；________因素，如________；________因素，如________。
4. 基因突变是指基因的分子结构发生碱基的________或________的改变，可以发生在________和________。
5. 核酸是由________、________、________、________和________五种元素组成。
6. 基因的基本功能包括三个方面：一是________；二是________；三是________。
7. 在碱基互补配对时，由于 RNA 分子中没有________碱基，由________碱基代替，与 DNA 中的________配对。
8. 如果一个遗传密码因碱基置换变为另一个遗传密码，改变后和改变前的遗传密码所决定的________相同，这种突变称为同义突变。
9. 整码突变是指在 DNA 分子上插入或丢失一个或几个________，导致增加或减少一个或几个，引起多肽链________增加或减少一个或几个，变化点的前后氨基酸不变。
10. 基因表达是指生命过程中，储存在基因中的________，通过______和______，合成______或______，形成生物体特定性状的过程。

三、单选题

1. 关于转录描述正确的是(　　)
   A. 以 DNA 为模板合成 RNA 的过程
   B. 以 DNA 为模板合成 DNA 的过程
   C. 以 RNA 为模板合成 RNA 的过程
   D. 以 RNA 为模板合成 DNA 的过程
   E. 以 mRNA 为模板合成蛋白质的过程
2. 核酸分子中多个单核苷酸的连接方式是(　　)
   A. 糖苷键　B. 肽键　C. 磷酸二酯键
   D. 氢键　E. 离子键
3. 生物体内各组织细胞所含有的遗传物质均相同，其根本原因是(　　)
   A. 全部细胞均来源于同一细胞
   B. 体细胞分裂时同源染色体分离
   C. DNA 的复制
   D. 全部细胞均来源于同一个性细胞
   E. DNA 的转录
4. 以 DNA 为模板合成 RNA 的过程称为(　　)
   A. 转录　B. 复制　C. 翻译
   D. 反转录　E. 以上均不对

5. 维持DNA双螺旋结构稳定的化学键是(　　)
A. 磷酸二酯键　B. 盐键　C. 氢键
D. 糖苷键　E. 肽键

6. DNA的多样性和特异性是由于(　　)
A. DNA具有特殊的双螺旋结构
B. DNA是一种高分子化合物
C. DNA能自我复制
D. DNA碱基排列顺序不同
E. DNA能互补合成RNA

7. 基因的化学本质是(　　)
A. 蛋白质　B. DNA　C. 糖类
D. 脂类　E. RNA

8. 真核细胞的基因结构中,以下说法正确的是(　　)
A. 基因的编码区一般是连续的
B. 每一个基因中的外显子和内含子数目相同
C. 不同基因的内含子数目相同
D. 不同基因的外显子数目相同
E. 不同基因的外显子和内含子数目不相同

9. 下列关于基因的叙述错误的是(　　)
A. 所有DNA分子片段都是基因
B. DNA分子片段不一定是基因
C. 是具有遗传效应的DNA分子片段
D. 可发生突变
E. 能自我复制

10. 组成DNA的碱基不包括(　　)
A. A　B. T　C. G　D. C　E. U

11. 基因表达时,遗传信息的主要流动方向是(　　)
A. RNA→DNA→蛋白质
B. tRNA→mRNA→蛋白质
C. DNA→tRNA→蛋白质
D. mRNA→tRNA→蛋白质
E. DNA→RNA→蛋白质

12. 基因突变时,正突变频率与回复突变频率相比(　　)
A. 一般正突变频率远远超过回复突变频率
B. 一般正突变频率远远小于回复突变频率
C. 一般正突变频率等于回复突变频率
D. 一般正突变频率大于回复突变频率
E. 一般正突变频率小于回复突变频率

13. DNA中的一个碱基对发生置换后,导致蛋白质中的氨基酸也发生改变,这种突变称为(　　)
A. 中性突变　B. 同义突变　C. 终止密码突变
D. 错义突变　E. 移码突变

14. 在DNA编码序列中一个嘌呤碱基被另一个嘧啶碱基替代,这种突变称(　　)
A. 转换　B. 颠换　C. 移码突变
D. 动态突变　E. 片段突变

15. 人的ABO血型是由i、I^A和I^B三个基因决定的,推测基因I^A和I^B是由基因i突变而来,这说明基因突变具有(　　)
A. 多向性　B. 可逆性　C. 有害性
D. 稀有性　E. 重复性

16. 亚硝胺是一种化学诱变剂,它作用于DNA分子可引起(　　)
A. 碱基替代　B. 碱基丢失　C. 碱基插入
D. 碱基类似物掺入　E. 动态突变

17. DNA编码序列中插入或丢失1～2个碱基可能导致(　　)
A. 一个基因的全部密码子改变
B. 改变点以前的密码子改变
C. 改变点及以后的密码子改变
D. 改变点的密码子改变
E. 改变点前后相邻的几个密码子改变

18. 下列碱基替代中哪组属于颠换?(　　)
A. G←→T　B. A←→G　C. T←→C
D. C←→U　E. T←→U

19. 下列碱基替代中哪组属于转换?(　　)
A. A←→C　B. T←→A　C. G←→T
D. C←→G　E. T←→C

20. DNA编码序列中插入1个三联体碱基(AAA)可能导致(　　)
A. 一个基因的全部密码子改变
B. 改变点以前的密码子改变
C. 改变点及以后的密码子改变
D. 改变点的密码子改变
E. 在插入点多出一个遗传密码,其他遗传密码不会改变

四、简答题

1. 简述核酸的基本组成。
2. 比较DNA与RNA的主要区别。
3. 简述DNA双螺旋结构模型的主要内容。
4. 简述人类遗传信息的传递。

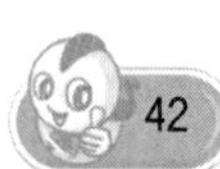

第4章

遗传的基本定律

引言　遗传与变异是生物界普遍存在的生命现象，但其中的奥秘却隐藏至深，人类对它的探索之路也充满着曲折与艰辛。140 多年前，孟德尔(Mendel)通过豌豆杂交实验，提出了遗传学上的两大定律——分离定律和自由组合定律。之后，美国遗传学家摩尔根(Morgan)和他的学生在进行果蝇杂交实验时发现了遗传学第三定律——连锁与互换定律。这三个定律对遗传学的形成、发展、研究和实际应用起到了非常重要的作用。

第1节　分离定律

一、遗传学常用符号

在学习分离定律之前，让我们先来熟悉一下遗传学中常用的符号以便于学习和掌握遗传的基本定律。遗传学中常用符号见图 4-1。

考点：遗传学常用符号

P — 亲体	X — 杂交
F_1 — 子一代	F_2 — 子二代
⊗ — 自交	G — 生殖细胞(配子)
♂ — 雄性个体	♀ — 雌性个体

图 4-1　遗传学常用符号

二、性状分离现象

(一) 一对相对性状的豌豆杂交试验

孟德尔之所以能够成功，关键在于他选对了实验材料。首先是因为豌豆具有稳定的、可以区分的性状。性状是指生物体所具有的形态结构特征和生理生化特性的总称(character)，如豌豆种子的形状、豌豆花的颜色、人的耳垂等。而同一种性状在同种生物不同个体间的相对差异称为相对性状。如豌豆茎的高度有高茎和矮茎之分，高茎和矮茎就是一对相对性状；人眼的虹膜有褐色和蓝色之别，褐色和蓝色也是一对相对性状。其次是因为豌豆是自花、闭花授粉的植物，在自然条件下，豌豆每一种性状都是纯种，用这种植物作杂交材料，可以保证实验结果准确、可靠(图 4-2)。

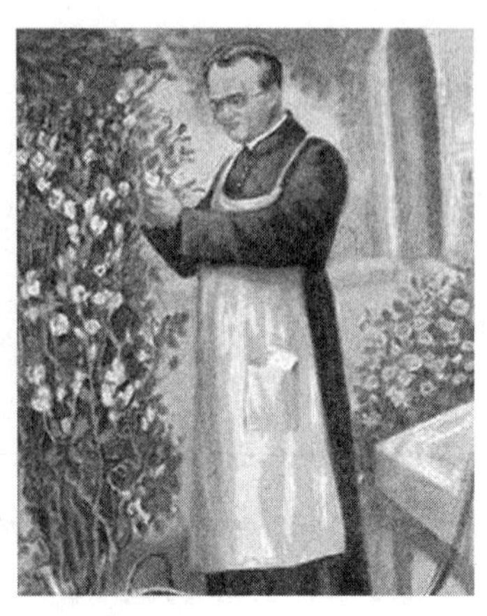

图 4-2　孟德尔(Mendel)

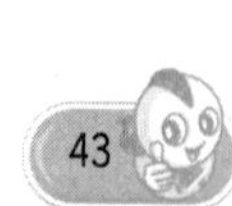

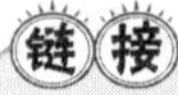

孟德尔简介

孟德尔出生于奥地利摩亚维亚的海因申多夫村，受父亲的影响，自幼对养花弄草感兴趣。由于出身贫寒，21岁进修道院成为修道士。期间他到维也纳大学系统学习了植物学、动物学、物理学和化学等课程。从1856年开始研究植物杂交实验，其中以豌豆杂交实验最为出色。经过8年的不懈努力，于1865年发表了《植物杂交实验》的论文，揭示出了遗传学的两个基本定律：分离定律和自由组合定律。但遗憾的是，孟德尔的研究成果并没有得到重视和公认。直到1900年，有3位科学家在各自的研究中几乎同时重新作出了孟德尔那样的发现，并且同时他们也都发现了孟德尔的论文，遗传学的研究从此很快地发展起来。

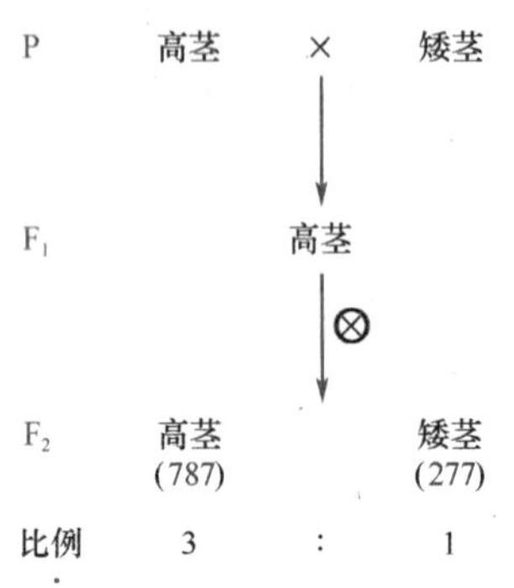

图 4-3 高茎豌豆与矮茎豌豆杂交图解

孟德尔选用纯种高茎豌豆与纯种矮茎豌豆作亲本(parent generation，P)进行杂交。这里，他将用于杂交的雌雄个体总称为亲本；用于杂交的雌性个体称为母本；用于杂交的雄性个体称为父本。杂交后所结的种子以及由该种子长成的植株便是子一代(first filial generation，F_1)。孟德尔发现，无论是用高茎豌豆还是矮茎豌豆作父本(或母本)，子一代全部为高茎，没有矮茎。孟德尔把 F_1 中表现出来的亲本性状称为显性性状(dominant character)，如高茎；把 F_1 中没有表现出来的亲本性状称为隐性性状(recessive character)，如矮茎。孟德尔将 F_1 植株进行自交，即自花授粉，所结的种子以及由该种子长出的植株则称为 F_2。结果发现 F_2 植株中，既有高茎的，也有矮茎的，这种在 F_2 中出现不同性状的现象称为性状分离。孟德尔将 F_2 中高茎和矮茎植株分别进行了统计，结果发现，高茎787株，矮茎277株，高茎与矮茎的数量比为2.84∶1，接近3∶1(图4-3)。孟德尔先后共作了7对相对性状的杂交试验，得到了相同的结果(表4-1)。

表 4-1 孟德尔的豌豆7对相对性状杂交结果

性状类别	亲代相对性状		子一代性状表现	子二代性状表现及数目		比率
	显性	隐性				
子叶颜色	黄色	绿色	黄色	黄 6022	绿 2001	3.01∶1
种皮颜色	灰色	白色	灰色	灰 705	白 224	3.15∶1
豆荚形状	膨大	皱缩	膨大	膨大 882	皱缩 299	2.95∶1
未熟豆荚颜色	绿色	黄色	绿色	绿 428	黄 152	2.82∶1
花的位置	腋生	顶生	腋生	腋生 651	顶生 207	3.14∶1
茎的高度	高茎	矮茎	高茎	高 787	矮 277	2.84∶1
种子的形状	圆滑	皱缩	圆滑	圆 5474	皱 1850	2.96∶1

(二)孟德尔对分离现象的解释

为了解释上述实验结果，孟德尔提出了以下假设：①性状是由遗传因子决定的(后由丹麦遗传学家约翰逊将其改称为基因，后文均称基因)，基因在体细胞中成对存在，一个来自父本，

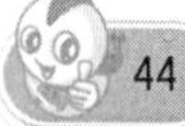

另一个来自母本。②控制显性性状的基因称为显性基因，用大写英文字母表示；控制隐性性状的基因称为隐性基因，用小写英文字母表示。在显性基因和隐性基因同时存在的情况下，个体只表现显性基因控制的性状，隐性基因的作用不表现。③在配子形成时，成对的基因彼此分离，并各自分配到不同的配子中去，每一配子中只含有成对基因中的一个。④受精时，雌、雄配子随机结合形成合子，基因又恢复了成对状态。不同的基因在个体中独立存在，互不混淆。

按孟德尔假说进行解释，如果 D 表示控制高茎的基因，d 表示控制矮茎的基因，那么，亲本高茎豌豆的体细胞中就含有一对基因 DD，亲本矮茎豌豆的体细胞中则含有一对基因 dd。在形成配子时，DD 要彼此分裂，将来每个配子中只能含有这两个基因中的一个，所以，亲本高茎豌豆只产生一种含 D 的配子。同样，亲本矮茎豌豆只能产生一种含 d 的配子。雌雄配子随机结合，F_1 的体细胞中又具有成对的基因 Dd，由此发育形成的豌豆植株表现为高茎。当 F_1 形成配子时，D 和 d 这对基因又要彼此分离，产生 D 和 d 两种数量相同的配子，F_1 自交，雌雄配子随机受精后产生三种类型的基因组合：DD、Dd、dd，三者的比例为 1∶2∶1。由于 DD 和 Dd 均表现出高茎，所以 F_2 中高茎与矮茎的数量比为 3∶1（图 4-4）。

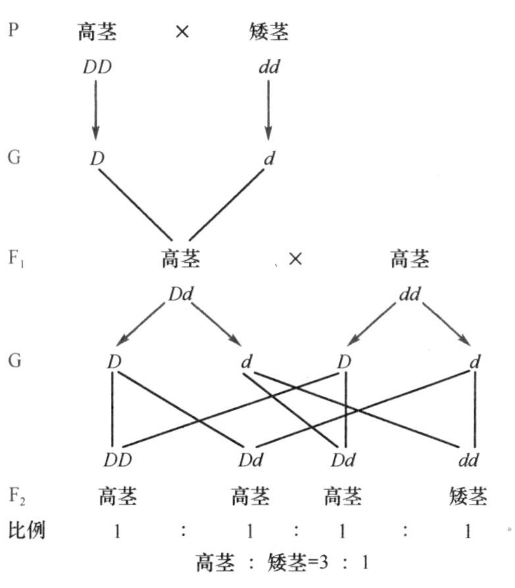

图 4-4　高茎豌豆与矮茎豌豆杂交分析图解

在遗传学中，将生物个体表现出来的性状称为表现型。用文字说明，如高茎、矮茎。与表现型有关的基因组成称为基因型，用英文字母表示，如亲本高茎豌豆的基因型为 DD，F_1 的基因型为 Dd。如果一对基因相同，这样的个体称为纯合体（纯合子），如 DD 和 dd。反之，则称为杂合体（杂合子），如 Dd。D 和 d 位于同源染色体相同基因座位上，像这种位于同源染色体相同基因座位上，控制相对性状的一对基因称为等位基因。

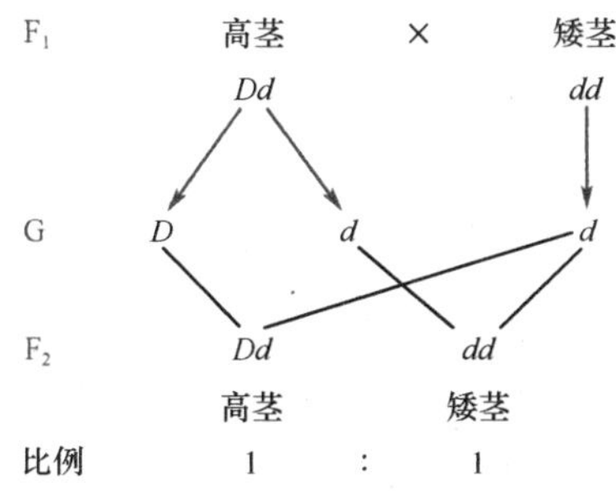

图 4-5　豌豆的测交实验图解

（三）孟德尔的测交试验

为了验证假说的正确性，孟德尔设计了一个测交试验。用 F_1 杂合体和隐性纯合体进行杂交，以检测 F_1 体细胞中是否存在一对等位基因 Dd，这对等位基因在配子形成时是否发生了彼此分离。按照孟德尔的假设，F_1 的基因型应为 Dd，在形成配子时，如果 Dd 彼此分离，那么，就会形成 D 和 d 两种类型且数量相等的配子。隐性个体的基因型是 dd，只产生一种含 r 的配子。雌雄配子随机受精后，应形成 Dd 和 dd 两种基因型的合子，最终发育成高茎和矮茎两种表现型的豌豆植株，并且两者比例应为 1∶1（图 4-5）。测交结果与预期的完全相符，证明孟德尔的假设是正确的。

三、分离规律的实质

考点：分离定律的实质和分离定律的细胞学基础

孟德尔的分离定律即遗传第一定律，它是遗传学中最基本的定律，其实质是等位基因在杂合状态下独立存在，互不影响。在配子形成时，等位基因彼此分离，分别进入不同的配子中去。

染色体是基因的载体，等位基因位于同源染色体上，在配子形成的减数分裂过程中，同源染色体彼此分离，分别进入不同的配子中是分离定律的细胞学基础。

链接

分离定律在婚姻法中的应用

我国婚姻法中近亲5代内不准婚配的规定就是根据分离定律和隐性遗传病的特点作出的。凡血缘关系近的男女，由于他们多数基因来自同一祖先，这就有可能把原来处于杂合状态的两个致病的隐性基因在后代中出现纯合而致病。

案例4-1

人类惯用右手是受显性基因控制，惯用左手受隐性基因控制。在一个家庭中父母均惯用右手，而生了一个惯用左手的孩子。

问题：1. 请分析三人的基因型。

2. 如果再生育，后代仍为惯用左手的可能性有多大？

第2节　自由组合定律

孟德尔在完成了一对相对性状的遗传现象研究后，又进一步研究了两对或两对以上相对性状的遗传现象，提出了遗传的第二定律——自由组合定律(law of independent assortment)。

一、性状的自由组合现象

(一) 两对相对性状的杂交试验

孟德尔选用黄色、圆形(简称黄圆)纯合体豌豆种子和绿色、皱形(简称绿皱)纯合体豌豆种子做亲本进行杂交实验，无论哪种作母本或父本，F_1种子全为黄圆，这说明黄色对绿色，黄为显性性状，绿为隐性性状。圆形对皱形，圆为显性性状，皱为隐性性状。F_1自交所结的种子便是F_2。F_2中出现了4种不同的表现型，除原来亲本类型黄圆和绿皱外，还出现了黄皱与绿圆两种新的组合类型。四种类型的豌豆种子数量分别为：黄圆(315)、黄皱(101)、绿圆(108)、绿皱(32)，它们之间的数量比接近9∶3∶3∶1(图4-6)。如果将每一对相对性状单独进行分析，发现仍符合分离定律。

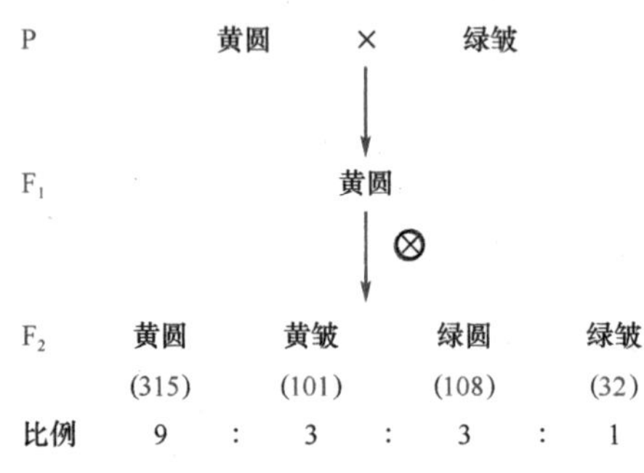

图4-6　黄图豌豆与绿皱豌豆杂交图解

黄∶绿＝(315＋101)∶(108＋32)＝416∶140＝2.97∶1≈3∶1

圆∶皱＝(315＋108)∶(101＋32)＝423∶133＝3.18∶1≈3∶1。

如何解释这一现象呢？

(二) 对自由组合现象的解释

孟德尔认为，上述两对相对性状由两对等位基因控制，这两对等位基因位于不同的同源染色体上。用 Y 和 y 分别表示控制黄色和绿色基因，用 R 和 r 分别表示控制圆形和皱形基因，这样纯种黄圆亲本的基因型为 $YYRR$，纯种绿皱亲本的基因型为 $yyrr$。在形成配子时，$YYRR$ 只能形成 YR 一种类型的配子，$yyrr$ 只能形成一种含有 yr 的配子，受精后，F_1 的基因型全部为 $YyRr$。由于 F_1 只表现 Y、R 基因控制的性状，所以 F_1 的表现型全部为黄圆。F_1 自交，在形成配子时，根据分离规律，Y 与 y 要彼此分离，R 与 r 也要彼此分离。与此同时，非等位基因自由组合后分别进入到不同的配子中去，即 Y 可以与 R 组合在一起，也可以同样大小的机会与 r 组合在一起。同样，y 可与 R 组合在一起，也可与 r 组合在一起。这样 F_1 就可产生四种数目相等的配子，即 YR、Yr、yR、yr。雌雄配子随机结合，F_2 中就会出现十六种组合方式，九种基因型，四种表现型，表现型比例为 9∶3∶3∶1(图 4-7)。

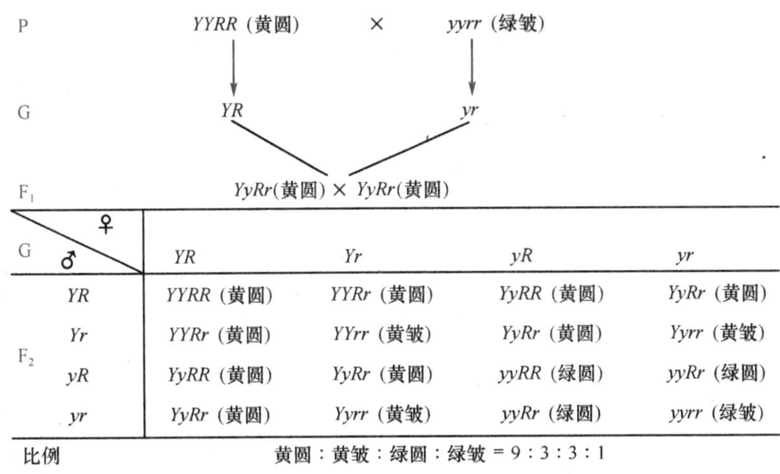

F_2 ♂\♀	YR	Yr	yR	yr
YR	$YYRR$ (黄圆)	$YYRr$ (黄圆)	$YyRR$ (黄圆)	$YyRr$ (黄圆)
Yr	$YYRr$ (黄圆)	$YYrr$ (黄皱)	$YyRr$ (黄圆)	$Yyrr$ (黄皱)
yR	$YyRR$ (黄圆)	$YyRr$ (黄圆)	$yyRR$ (绿圆)	$yyRr$ (绿圆)
yr	$YyRr$ (黄圆)	$Yyrr$ (黄皱)	$yyRr$ (绿圆)	$yyrr$ (绿皱)

比例　黄圆∶黄皱∶绿圆∶绿皱 = 9∶3∶3∶1

图 4-7　黄圆豌豆与绿皱豌豆杂交分析图解

（三）测交验证

孟德尔为了验证自由组合假设是否真实，仍采用了测交实验，即用 F_1 黄圆豌豆($YyRr$)与双隐性绿皱豌豆($yyrr$)进行杂交。按照孟德尔的非等位基因之间可以自由组合的假设预测，F_1 将产生四种数量相等的配子：YR、Yr、yR、yr，而绿皱豌豆只产生一种含 yr 的配子，所以测交后代应产生四种表现型：黄圆($YyRr$)、黄皱($Yyrr$)、绿圆($yyRr$)、绿皱($yyrr$)，而且比例为 1∶1∶1∶1。测交实验的结果与预期完全相符，从而证实了自由组合假设的正确性。

> **链接**
>
> **自由组合定律在生物育种中的作用**
>
> 自由组合定律在育种实践中具有重要的指导意义。我们知道在有性杂交育种中，常常利用两个亲本的优良性状综合于一个新的类型中，或者是利用某一亲本，改造某一优良品种的某一缺点，来获得人们理想的动植物新品种，这都是利用基因的分离和重组的原理。

二、自由组合定律的实质

孟德尔根据上述实验结果总结出自由组合定律：如果两对或两对以上的等位基因分别位于不同的同源染色体上，形成配子时，在等位基因彼此分离的同时，非等位基因自由组合，进入到不同的配子中去。其实质就是在形成配子时非等位基因的自由组合。

考点：自由组合定律的实质

三、自由组合定律的细胞学基础及应用条件

考点： 自由组合定律的细胞学基础及应用条件

案例4-2

某家庭父亲是并指症（并指受显性基因控制）患者，母亲表型正常，生出了一个白化病（受隐性基因控制）的儿子。

问题： 1. 父母的基因型如何？

2. 这对夫妇以后生出这两种遗传病患儿的机会有多大？

在配子形成的减数分裂过程中，非同源染色体自由组合进入到不同的配子中是自由组合定律的细胞学基础。

应用自由组合定律需满足以下条件：①所涉及的基因是两对或两对以上。②这两对或两对以上的基因是分别位于不同的同源染色体上。

第3节 连锁与互换定律

1910年，美国遗传学家摩尔根（T. H. Morgan）及其学生们在孟德尔遗传定律基础上，利用果蝇为材料，进行了大量的杂交实验。实验不仅证实了孟德尔定律是正确的，而且还发现了遗传的第三个定律，即连锁与互换定律，科学地揭示了孟德尔定律所不能解释的遗传现象，进一步推动了遗传学的发展。

一、完全连锁

野生果蝇为灰身长翅，摩尔根等在饲养果蝇过程中发现了一只黑身残翅的突变型果蝇。摩尔根用灰身长翅果蝇与黑身残翅果蝇进行杂交实验，发现F_1全部为灰身长翅，这表明灰身（B）对黑身（b）是显性，长翅（V）对残翅（v）是显性。所以，灰身长翅纯合体果蝇的基因型为$BBVV$，黑身残翅纯合体果蝇的基因型为$bbvv$。摩尔根选用F_1雄性果蝇（$BbVv$）与黑身残翅（$bbvv$）雌性果蝇进行测交。按照自由组合定律，F_1雄性果蝇应产生四种数目相等的精子——BV、Bv、bV、bv。黑身残翅雌果蝇只能产生一种含有bv的卵子。测交后代应出现灰身长翅、灰身残翅、黑身长翅和黑身残翅四种表型的果蝇，且它们的比例应为1∶1∶1∶1。但是，实验结果却出乎意料，测交后代只有两种类型——灰身长翅和黑身残翅，两者的比例为1∶1（图4-8）。这显然不符合自由组合定律。

如何解释这一现象呢？摩尔根认为，Bb和Vv这两对等位基因并非位于不同的同源染色体上，而是位于同一对同源染色体上，即B和V位于一条染色体上，b和v则位于同源的另一条染色体上。所以，F_1雄性果蝇在形成精子时，BV和bv只能各自一起随所在的染色体传递而不能发生非等位基因间的自由组合。因此，F_1雄性果蝇只能产生BV和bv两种等量的精子，与卵子（bv）结合后，测交后代便只产生灰身长翅（$BbVv$）和黑身残翅（$bbvv$）两种类型的果蝇，且两者比例为1∶1（图4-9）。

摩尔根把位于同一条染色体上的不同基因伴随染色体共同传递的现象称为连锁。如果连锁的基因不发生交换，而是作为一个整体传递，这种情况则称为完全连锁遗传（连锁定律）。符合完全连锁遗传的杂合体，测交后代只有两种亲本组合类型，且比例为1∶1。在生物界，完全连锁遗传的现象并不多见，目前只发现在雄性果蝇和雌性家蚕中存在这种现象，其他绝大多数生物普遍存在的是不完全连锁遗传。

二、不完全连锁

摩尔根还作了另外一组实验，将F_1灰身长翅雌性果蝇和黑身残翅雄性果蝇进行测交，其

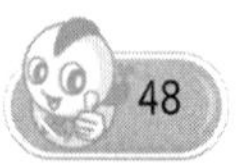

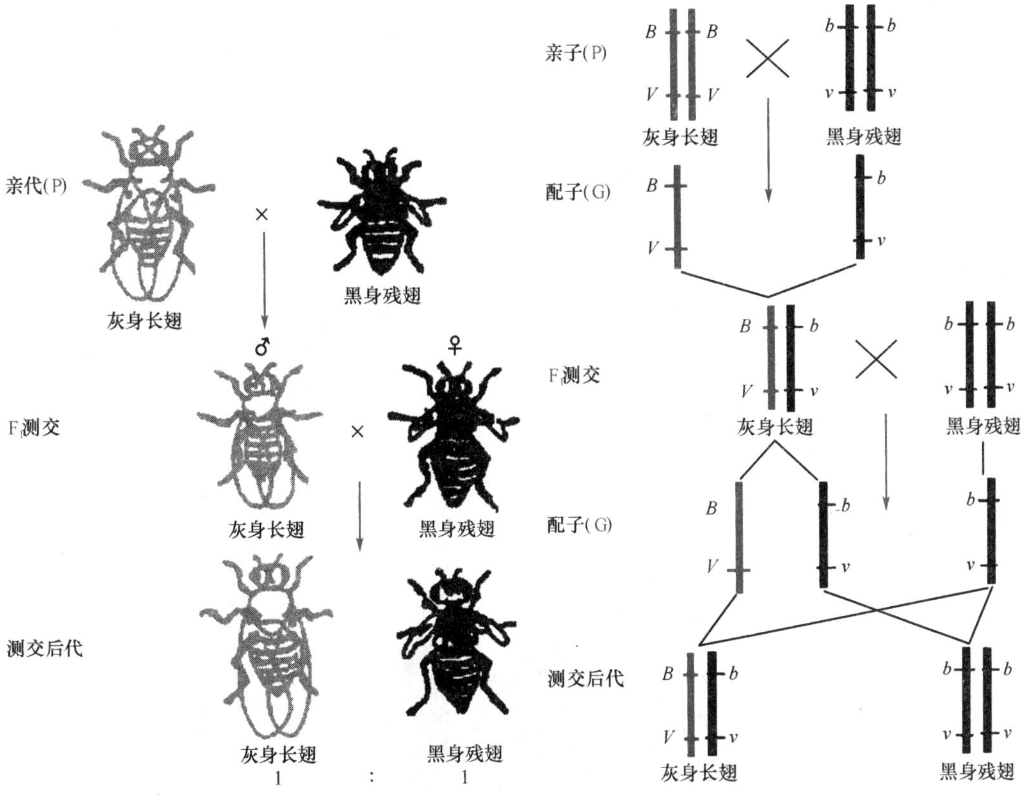

图 4-8　果蝇的完全连锁遗传　　　　图 4-9　果蝇完全连锁基因图解

后代出现了灰身长翅、黑身残翅、灰身残翅、黑身长翅四种表现型的果蝇，与自由组合定律的测交结果一样。但它们之间的比例却是灰身长翅和黑身残翅两种亲本组合类型各占 41.5%，而灰身残翅和黑身长翅两种重组类型则各占 8.5%，不符合自由组合定律中的1∶1∶1∶1 比例(图 4-10)。

怎样解释上述实验结果呢？摩尔根认为，基因的连锁关系不是绝对的，有时也可以发生改变。

> **链接**
>
> **连锁及互换定律与人类遗传**
>
> 在人类遗传病中，如果控制两种疾病的基因位于同一对同源染色体上，将表现为连锁遗传，可用连锁互换定律去分析。例如，红绿色盲和血友病 A，其致病基因都位于 X 染色体上，它们是相互连锁的，同时又有互换。

F_1灰身长翅雌性果蝇在形成卵子的减数分裂过程中，大多数情况下 B 和 V 以及 b 和 v 之间仍然保持着原有的连锁关系，只有少数情况由于减数分裂过程中发生同源非姐妹染色单体之间的片段交换，导致 BV 和 bv 之间发生了互换而导致基因重组，从而产生了 Bv 和 bV 两种基因重组类型，最终形成了 BV、bv，Bv，bV 四种类型的卵子(图 4-10)。当这四种卵子分别与精子(bv)结合后，测交后代就会产生四种表现型，其中两种是亲本组合类型，两种是重组类型，而且亲本组合类型多，重组类型少。

考点：连锁及互换定律的实质

由于连锁基因在减数分裂过程中绝大部分会一起传递，只有极少部分发生交换，这种现象称为不完全连锁遗传。因交换而发生的同源染色体上基因的重排称为互换。所以，不完全

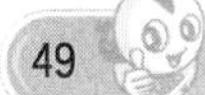

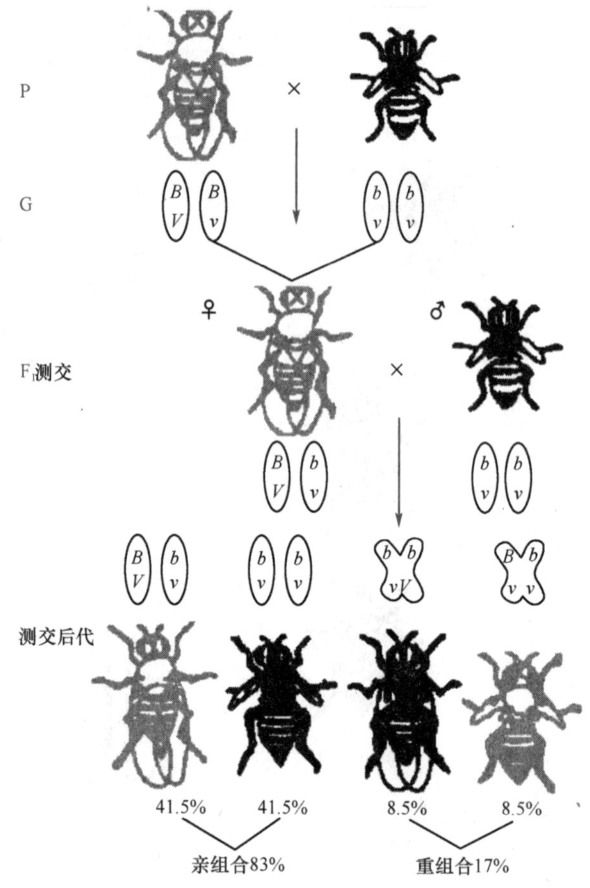

图 4-10　果蝇的不完全连锁遗传

连锁遗传也称互换定律。

三、连锁及互换定律的应用条件

连锁与互换定律是生物界普遍存在的遗传规律，凡是位于同一条染色体上的基因，彼此间必然是连锁的，从而构成一个连锁群。一种生物所具有的连锁群的数量通常与其配子中的染色体数相当。同一连锁群上的等位基因间在配子形成的减数分裂过程中可以通过发生交换而实现非等位基因间的重组。该定律在育种领域及医学实践中具有重要的应用价值。应用这一定律的条件是：①所涉及的基因是两对或两对以上。②这两对或两对以上的基因位于同一对同源染色体上。

考点：连锁及互换定律的细胞学基础

四、连锁及互换定律的细胞学基础

在配子形成的减数分裂过程中，同源染色体联会，同源非姐妹染色单体之间发生交换是连锁与互换定律的细胞学基础。

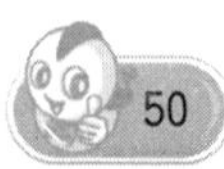

小结

分离定律是揭示一对等位基因的传递规律。控制一对相对性状的等位基因，在配子形成的减数分裂过程中伴随着同源染色体的分裂而分离，分别进入不同的配子中去。自由组合定律是揭示位于两对(或两对以上)同源染色体上的两对(或两对以上)等位基因的传递规律。控制两对或两对以上相对性状的等位基因，在配子形成的减数分裂过程中，非等位基因伴随着非同源染色体的自由组合而组合，并一同进入同一配子中。连锁与互换定律是揭示位于同一对同源染色体上的两对(或两对以上)等位基因的传递规律。在配子形成的减数分裂过程中，位于同一条染色体上的非等位基因，往往会作为一个整体伴随着染色体一同进入同一个配子中；如果同源非姐妹染色单体之间发生片段交换，其上的基因就会伴随着非姐妹染色单体间的片段交换而交换，染色体上的基因将会发生重新组合，从而产生数量较少的重组类型的配子。

自测题

一、名词解释

1. 性状　　2. 纯合体　　3. 等位基因
4. 基因型　　5. 表现型　　6. 测交
7. 自由组合定律　　8. 连锁　　9. 互换

二、填空题

1. 遗传学三大基本定律即________、________和________。
2. 杂合状态下表现出来的亲本性状为________，不表现出来的亲本性状为________。
3. 一对基因彼此相同的个体称为________，其基因型为________或________；一对基因彼此不同的个体称为________，其基因型为________。
4. 纯种黄色圆滑亲本(*YYRR*)与纯种绿色皱缩亲本(*yyrr*)杂交，F_1的基因型是________，表现型是________；F_1自交后，F_2的基因型有________种，表现型有________种，且比例为________。
5. 在向日葵中，决定籽粒大小的基因和决定油量的基因分别位于不同的同源染色体上。已知大粒(*A*)对小粒(*a*)是显性，少油(*B*)对多油(*b*)是显性。现将基因型为*Aabb*(大粒多油)的向日葵与基因型为*aaBb*(小粒少油)的向日葵杂交，那么*aaBb*(小粒少油)可产生________和________两种配子，子一代的基因型有________、________、________、________四种。
6. 某哺乳动物的直毛(*B*)对卷毛(*b*)为显性，黑色(*C*)对白色(*c*)为显性，这两对基因分别位于不同对的同源染色体上，基因型为*BbCc*的个体与*Bbcc*个体交配，子代表现型有________、________、________、________四种。
7. 连锁与互换定律是研究位于________上的两对或以上________的遗传定律。

三、单选题

1. 人类的毛发有直发和卷发之分，已知直发受显性基因(*H*)控制，卷发受隐性基因(*h*)控制。一个直发男性同一个卷发女性结婚，第一个孩子是卷发。该男性的基因型为(　　)
   A. *HH*　　B. *Hh*　　C. *hh*
   D. *HHhh*　　E. *HhHh*
2. 一个褐眼男性(其母为蓝眼)同一个蓝眼女性结婚，他们的孩子中蓝眼占的比例是(　　)
   A. 100%　　B. 50%　　C. 30%
   D. 25%　　E. 20%
3. 人的双眼皮(E)对单眼皮(e)是显性。父亲是单眼皮，母亲是双眼皮，他们有个孩子是单眼皮，则母亲的基因型是(　　)
   A. *EE*　　B. *ee*　　C. *Ee*
   D. *EEee*　　E. *EeEe*
4. 下列属于相对性状的是(　　)
   A. 豌豆的高茎和豌豆种皮为灰色
   B. 人的身高和体重
   C. 人的头发的颜色和头发生长的快慢
   D. 果蝇的长翅和残翅
   E. 果蝇的长翅和灰身
5. 基因型分别为*AaBbcc*、*AABbCC*的小麦进行杂交，若按自由组合规律遗传，子一代中基因型为*AabbCc*的个体占总数的比例为(　　)

A. 1/4　B. 1/8　C. 1/16
D. 1/32　E. 1/64

6. 在豚鼠中，粗毛基因(R)对光毛基因(r)是显性，黑色基因(C)对白色基因(c)是显性，并且这两对基因分别位于不同的同源染色体上。表现型为粗毛黑色的豚鼠与表现型为粗毛白色的豚鼠交配，子一代除出现了亲代类型粗毛黑色和粗毛白色的豚鼠外，还出现了光毛黑色和光毛白色的豚鼠。亲代豚鼠的基因型是(　　)
A. $RRCC$ 和 $RRcc$　B. $RRCC$ 和 $Rrcc$
C. $RRCc$ 和 $Rrcc$　D. $RrCc$ 和 $Rrcc$
E. $RrCc$ 和 $RRcc$

7. 在 F_1 杂合子雄性果蝇的测交实验中，测交后代个体性状完全是亲本组合的现象称为(　　)
A. 显性遗传　B. 隐性遗传
C. 不完全连锁遗传　D. 完全连锁遗传
E. 自由组合

8. 3 对等位基因分别位于 3 对不同的同源染色体上，可产生几种类型的配子(　　)
A. 4 种　B. 8 种　C. 12 种
D. 16 种　E. 10 种

9. 假设 3 对等位基因 Aa，Bb，Cc 中，Aa，Bb 位于一对同源染色体上，Cc 位于另一对同源染色体上，基因型为 $AaBbCc$ 的个体，在完全连锁的情况下能产生几种配子？(　　)
A. 2　B. 4　C. 6
D. 8　E. 16

四、简答题

比较分离定律和自由组合定律的不同点。

第5章

遗传病及人类性状的遗传方式

引言　遗传病是指生殖细胞或受精卵的遗传物质发生改变所引起的疾病，可以按一定的方式传于后代。人类性状的遗传方式因决定该性状的基因位于染色体的位置及显隐性质的不同而不同。

第1节　单基因遗传

案例5-1

女王之痛

维多利亚女王生有9个孩子，她的小儿子奥尔巴尼公爵是血友病患者，该公爵的女儿艾利斯正常，但艾利斯的两个儿子都患血友病；女王的小女儿比特丽斯生了3男1女，其中2个儿子患血友病，一子正常，一女尤金尼娅正常。后来尤金尼娅成为西班牙王后，生了4男2女，长子和第四子均患血友病。王室中为何多人患病？

单基因遗传(monogenic inheritance)是指某一性状或疾病的遗传受一对等位基因控制，符合孟德尔遗传定律，所以称为孟德尔式遗传。单基因遗传病简称单基因病(single gene disorder)，是指受一对等位基因控制的疾病，符合孟德尔遗传方式，所以称为孟德尔式遗传病。

由于人类疾病和性状不能如动物或植物那样通过杂交试验研究其遗传规律，因而必须采取适合于人类特点的研究方法。在医学遗传学中常用系谱分析来判断单基因遗传病的遗传方式。系谱分析是掌握单基因遗传病发病规律的重要手段。所谓系谱指将调查某患者家族成员所得到的该病或性状发生情况的资料，按一定格式绘制成图解(系谱)。通过系谱分析，可以对某病或性状的遗传方式作出判断，可以知晓该病的遗传类型和传递规律，并可预测家系各成员可能的基因型及再发风险，一般需对多个系谱进行综合分析后方能作出准确结论。

绘制系谱图时采用国际通用的符号以表示家系中各个成员情况和相互之间的关系(图5-1)。系谱分析步骤如下。

1. 以先证者为线索，进行家系调查　所谓先证者是指家系中第一个被明确诊断为遗传病的患者。家系调查越详细越好，尽可能多的近亲，正常者和患者同样重要。女性应包括历次怀孕史(流产、新生儿死亡和婴儿期死亡)，尤其要了解家系中是否有近亲婚配现象等。

2. 根据调查的情况，用系谱符号绘制出家系谱　先证者要标出，死亡、流产不能省略。

3. 进行系谱分析，确定遗传方式　系谱分析时要根据遗传规律，确定该疾病可能的遗传方式。在分析时，如果家系比较小，往往需要同一疾病的多个系谱综合分析，才能得出准确可靠的结论。

单基因遗传方式根据该基因所在染色体位置不同(常染色体或性染色体)，以及该基因的

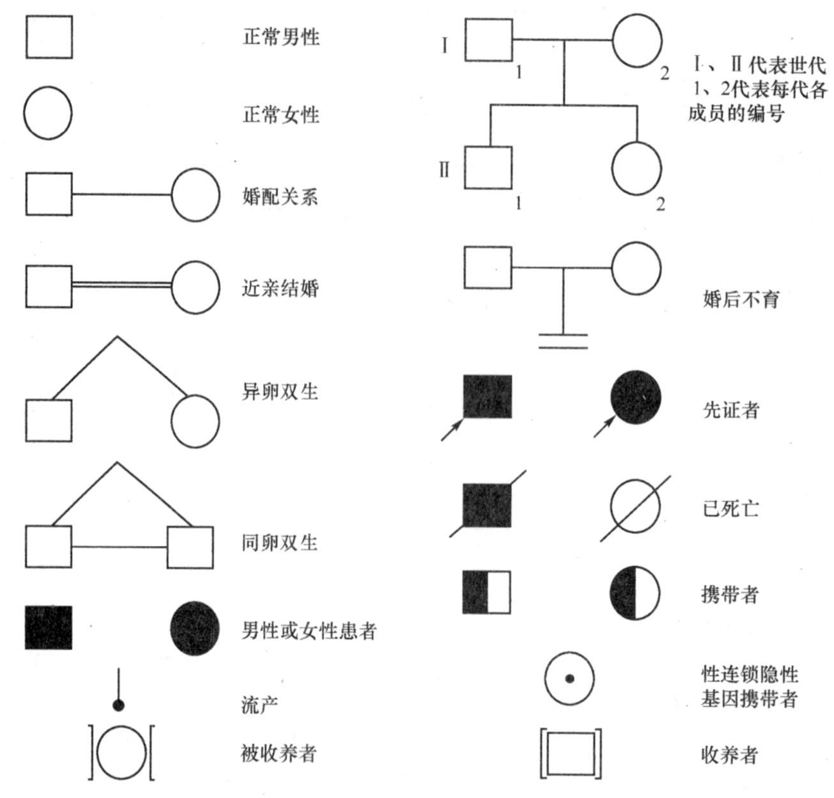

图 5-1　系谱中的常用符号

考点：单基因病常用系谱符号

性质不同（显性或隐性）可以分为以下几种遗传方式。

一、常染色体显性遗传

控制某一遗传性状或遗传病的基因位于常染色体上，该基因的性质是显性的，这种遗传方式称为常染色体显性遗传（autosomal dominant inheritance），用 AD 表示。由常染色体上显性致病基因导致的疾病称为常染色体显性遗传病。据统计，此类遗传病或异常性状已达 4458 种（1994 年）。较为常见的有家族性多发性结肠息肉、并指、慢性进行性舞蹈病、视网膜母细胞瘤等。

致病基因有显性和隐性之分，如用 A 表示某种显性性状的基因，a 表示某种隐性性状的基因，其区别在于杂合状态（Aa）时，是否表现出与基因 A 相应的性状或遗传病。若杂合子（Aa）能表现出与显性基因 A 相应的显性性状时，其遗传方式为显性遗传。但由于内外环境各种复杂因素的影响，杂合体可能出现不同的表现形式，常染色体显性遗传可分为以下几种不同的方式。

（一）完全显性遗传

凡是致病基因杂合状态（Aa）时，表现出和纯合子（AA）完全一样的显性性状或遗传病者，称为完全显性（complete dominance）。并指症可作为完全显性遗传的实例。本症为较常见的手部畸形，两指肌肉皮肤甚至指骨连在一起，致使某些手指不能分开（图 5-2）。

从系谱分析（图 5-3）看，男女都可发病，与性别无关，所以本病是由某对常染色体上的基

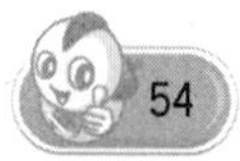

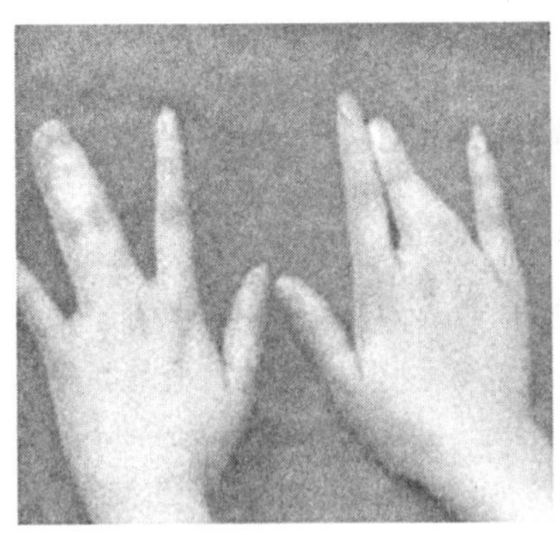
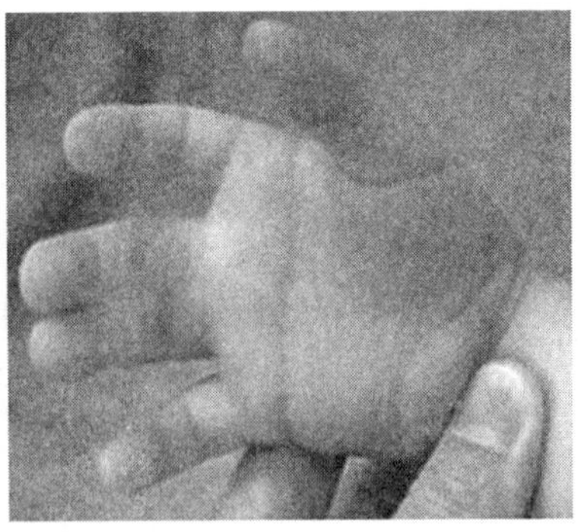

图 5-2　并指照片

因决定的。假定 A 为显性基因(dominant gene)，杂合状态时(Aa)，只有基因 A 控制的性状显示出来，呈现出某种临床症状，而基因 a 的作用没有表达出来，称为隐性基因(recessive gene)。临床症状是表现出来的性状，称为表现型或表型(phenotype)。例如，患者有并指，正常人没有并指，这是不同的表现型。控制各种表现型的遗传组成称为基因型或遗传型(genotype)。设并指症病人的基因型是 Aa，正常人的基因型是 aa。等位基因 Aa 的人，两个基因不同，称为杂合子(heterozygote)；而一对基因相同(aa 或 AA)者，称为纯合子(homozygote)。因为 A 对 a 是显性的，基因 A 的作用在杂合子时表现出来，所以并指症的遗传方式是常染色体显性遗传。并指症的基因型有两种，纯合子(AA)和杂合子(Aa)，它们在临床表现上无区别，故为完全显性。但临床上常见的情况都是杂合子患者(Aa)和正常人(aa)之间的婚配，后代中并指症患者与正常人的比例应为 1∶1，也就是说，后代将有约 1/2 子女发病；当两个并指症杂合子患者婚配时，其后代约 3/4 的子女将发病，只有约 1/4 子女正常。

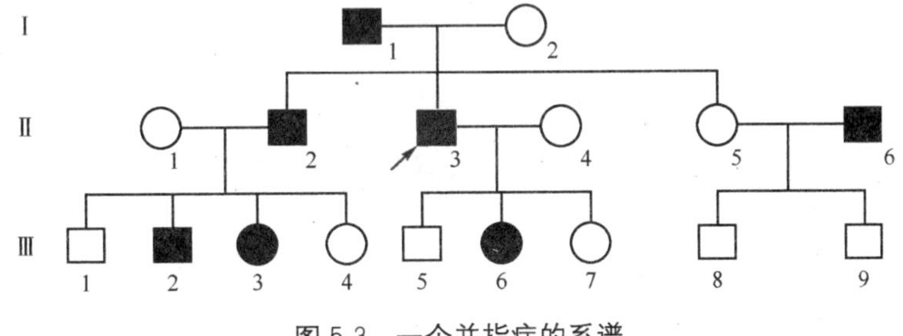

图 5-3　一个并指症的系谱

图 5-3 中，每个患者基因型都是杂合子(Aa)，他(她)们的致病基因 A 一定来自双亲中的一方，所以双亲中的一方也是 Aa，当然也是患者，这样就出现三代连续传递的现象。正常人的基因型都是 aa，因此，患者的正常亲属也应都是 aa，其子女都可能完全正常。该家系共 17 人，并指症患者 6 人(男 4 女 2)，男女都可发病。应该指出，这种比例是在大样本的观察中方能反映出来，在子女数较少的小家庭往往不能反映出这种特点而出现较大的偏差。上述系谱基本反映了完全显性遗传特点，表现在：连续三代发病；患者子女中约 1/2 发病；男女发病机会大致均等。

完全显性遗传主要特征：①患者双亲中往往有一个是患者，且大多数为杂合子。由于致病基因是少见的，患者和患者的亲代不大可能是纯合体。②患者同胞中约有 1/2 是患者，而且男女发病机会均等。这一点在小家系中不一定能反映出来，如果将几个婚配方式相同的小家系总计起来，就可得出近似 1/2 的比例。③出现患者后，在系谱中可以看到连续几代都有患者出现。④双亲无病时子女一般不发病，除非发生基因突变的情况下，才能看到双亲无病子女发病的病例，这种概率很低，为 10^{-5}～10^{-6}/代。

（二）不完全显性遗传

有的显性遗传病虽受显性基因控制，但杂合子（*Aa*）的表现型介于纯合子显性（*AA*）与纯合子隐性（*aa*）的表现型之间，这里，杂合子（*Aa*）中的显性基因 *A* 和隐性基因 *a* 的作用都得到-定程度的表达。这种遗传方式称为不完全显性（incomplete dominance）遗传或半显性（semi-dominance）遗传。β 地中海贫血可作不完全显性遗传实例（图 5-4），本病是由于血红蛋白肽链合成异常而发生的血红蛋白病，原发于地中海而得名，我国也有发现。临床上把此病分为轻型和重型。患者多为轻型，基因型为 $\beta^{Th}\beta^{th}$，重型患者基因型为 $\beta^{Th}\beta^{Th}$ 纯合子，而正常基因 β^{th} 纯合子基因型为 $\beta^{th}\beta^{th}$ 者无症状。从临床症状轻重程度来看，杂合子 $\beta^{Th}\beta^{th}$ 病情是介于 $\beta^{Th}\beta^{Th}$ 与 $\beta^{th}\beta^{th}$ 之间。又如软骨发育不全症（图 5-5）也是不完全显性遗传病，纯合子患儿（*AA*）病情严重，多死于胎儿期或新生儿期；杂合子患者（*Aa*）出生时即体态异常：四肢粗短，躯干较长，垂手不过髋，下肢常向内弯曲，这主要是由于长骨骨骺端软骨细胞骨化障碍，影响骨的生长所致。当两个杂合子婚配时，子代中重型患者的概率是 1/4，轻型患者的概率是 1/2，正常人的概率 1/4，即重型患者∶轻型患者∶正常人的比例为 1∶2∶1。

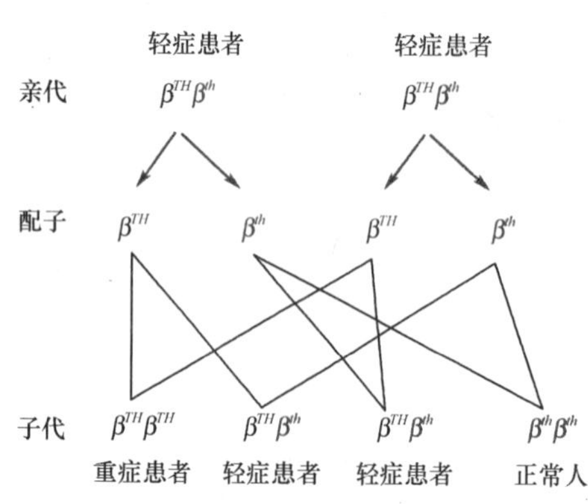

图 5-4　地中海贫血轻症患者婚配图解

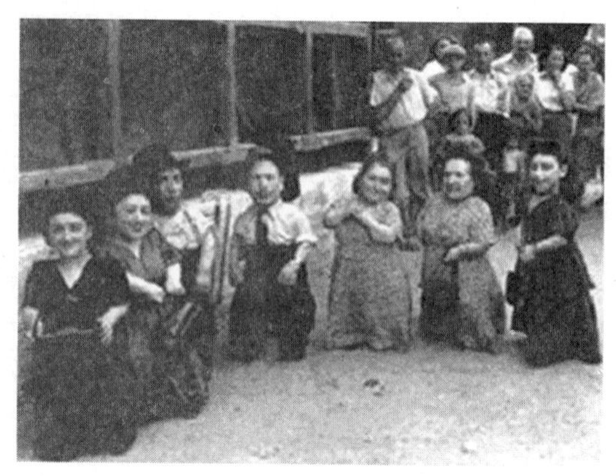

图 5-5　软骨发育不全症

在不完全显性遗传中，若把显性纯合子（*AA*）表现者和杂合子（*Aa*）表现者同视为患者，则其系谱和主要遗传特征与完全显性遗传基本相同。

（三）共显性遗传

一对常染色体上的等位基因，彼此间没有显性和隐性的区别，在杂合状态时，两种基因的作用都能完全表达，分别独立地产生基因产物，这种遗传方式称为共显性遗传（co-dominance）。ABO 血型的遗传可作为共显性遗传的实例。ABO 血型决定于一组复等位基因（multiple alleles），I^A、I^B 和 *i*，位于 9 号染色体上。复等位基因是指在一个群体中，一对特定的基因座位上的基因不是两种（如 *A* 和 *a*），而是三种或三种以上，有时可达数十种。但是对每一个人来说只能具有其中的任何两个等位基因。复等位基因是由于一个基因发生多种突变，从而产生多种基因型的结果。ABO 血型的基因已定位于 9q34，在这一座位上，由 I^A、I^B 和 *i* 三种基因组成复等位基因。基因 I^A 对基因 *i* 为显性，基因 I^B 对基因 *i* 也是显性。基因型 I^AI^A

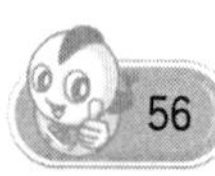

和 I^Ai 都决定红细胞膜上抗原 A 的产生，这种个体为 A 型血；基因型 I^BI^B 和 I^Bi 都决定红细胞膜上抗原 B 的产生，这种个体为 B 型血；基因型 ii 决定 H 物质的产生而不产生抗原 A 和抗原 B，这种个体为 O 型血；基因 I^A 和基因 I^B 之间没有显隐性之分是共显性的，基因 I^AI^B 的个体为 AB 型血。对于 ABO 血型系统来说，人类红细胞表面有 A 和 B 两种抗原，血清中有 α 和 β 两种天然抗体（表 5-1）。

表 5-1　ABO 血型的特点

血型	红细胞抗原	血清中的天然抗体	基因型	血型	红细胞抗原	血清中的天然抗体	基因型
A	A	β	I^AI^A，I^Ai	AB	AB	—	I^AI^B
B	B	α	I^BI^B，I^Bi	O	—	α，β	ii

根据孟德尔分离定律的原理，就 I^A、I^B、i 这一组复等位基因来说，复等位基因的数目是 3 个，所以共有：n(n＋1)/2＝3(3＋1)/2＝6 种基因型。在共显性时，有 4 种表现型。如果纯合子（I^AI^A）A 型血的人与纯合子（I^BI^B）B 型血的人结婚只能出生杂合子（I^AI^B）AB 型血的子女；如果两个杂合子（I^AI^B）AB 型血的人结婚则会导致 1（I^AI^A）∶2（I^AI^B）∶1（I^BI^B）的比率。这样，3∶1 的比值就被 1∶2∶1 的比值所代替，这是两个等位基因。共显性的结果。已知双亲血型，就可以估计出子女中可能出现的血型和不可能出现的血型（表 5-2），这在法医学的亲子鉴定中有一定意义。

考点：ABO 血型的遗传规律

表 5-2　双亲和子女之间血型遗传的关系

双亲的血型	子女中可能出现的血型	子女中不可能出现的血型	双亲的血型	子女中可能出现的血型	子女中不可能出现的血型
A×A	A，O	B，AB	B×O	B，O	A，AB
A×O	A，O	B，AB	B×AB	A，B，AB	O
A×B	A，B，AB，O	—	AB×O	A，B	AB，O
A×AB	A，B，AB	O	AB×AB	A，B，AB	O
B×B	B，O	A，AB	O×O	O	A，B，AB

此外，人类 MN 血型、人类组织相容性抗原（human leukocyte antigen，HLA）系统等都是共显性例子。

（四）不规则显性遗传

带有显性基因的个体理应发病，但事实上并非完全如此。有些杂合子（Aa）并不发病，这可能是因受修饰基因等因素的影响而不表现出临床症状，失去显性特点而不外显，有时表现程度有差异，这种带有致病基因（Aa）而不表现出相应的性状或疾病的遗传现象称为不规则显性。不规则显性在家系中可以出现隔代遗传的现象，本人不表现出显性性状，但可以生出具有该性状的孩子。修饰基因是指本身没有表型效应，可是能对主基因发生影响，使主基因的表型成完全或部分主基因的作用，从而出现各种表现度不同的外显率。多指是不规则显性，患者可在小指或拇指外侧有一赘指（图 5-6）。图 5-7 是一个多指家系，先证者 $Ⅲ_2$ 患多指，而他父母都正常，在调查该家系时得知其爷爷和姑妈均患多指，由此可推断其致病基因来自父亲 $Ⅱ_2$，$Ⅱ_2$ 带有致病基因但未表达，当他和正常人婚配后，子代有 1/2 的发病可能性。

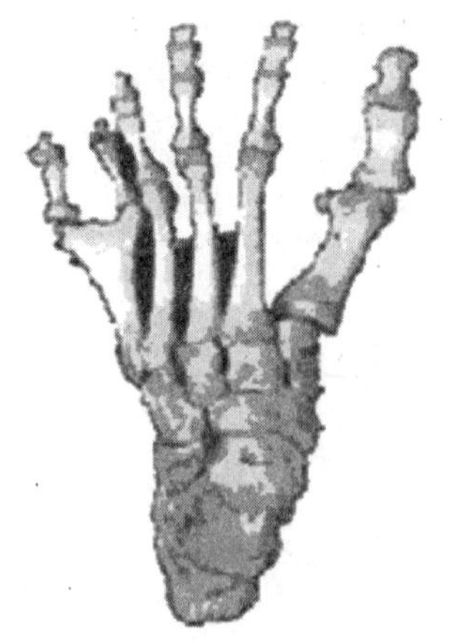

图 5-6 多指骨骼照片

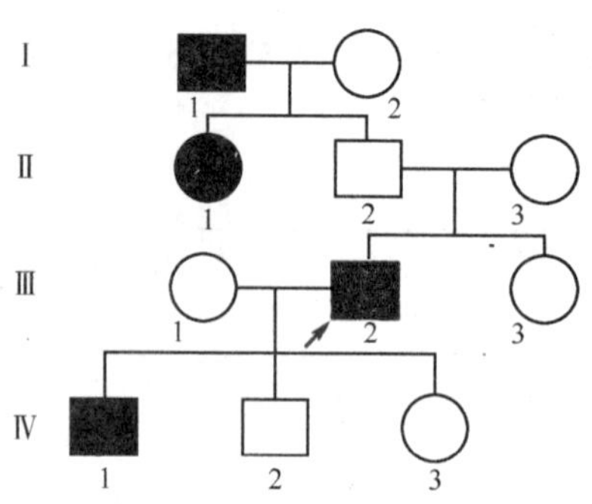

图 5-7 多指症系谱

（五）延迟显性遗传

有些常染色体显性遗传病并非出生后即表现出来，而是到一定年龄才出现症状，这种遗传现象称为延迟显性(delayed dominance)遗传。例如，慢性进行性舞蹈病(Huntington's chorea)可作为此种遗传的实例。此病为染色体显性遗传病，致病基因位于 4p16。杂合子(*Aa*)在 20 岁时只有 1%发病，40 岁有 38%发病。60 岁有 94%发病。病人表现为不由自主地手舞足蹈，并随年龄的增长而症状逐渐加重。这里，年龄对发病是一个重要的修饰因素。可见本病杂合子在个体发育早期，致病基因并不表达，但到一定年龄后，致病基因的作用表达出来，故称为延迟显性。图 5-8 是一例慢性进行性舞蹈病系谱。Ⅲ$_1$未见发病，但他的母亲（Ⅱ$_1$）和 2 个儿子（Ⅳ$_{1,2}$）均已患病，因此，可以认为Ⅲ$_1$携带有致病基因，由于某种原因未能表现症状，因而出现了隔代传递现象。显性基因完全不能表达的个体称顿挫型(form fruste)。Ⅲ$_1$是顿挫型，虽未发病的，便仍将致病基因传给后代，因此，本例是不规则显性。顿挫型的存在形成致病基因(A)不完全外显，这样显性基因在杂合状态时是否得到表现，可用外显率来衡量。外显率(penetrance)是指显性基因能形成相应表现型的比例，一般用百分率(%)来表示。显性基因能 100%表现出相应性状称为完全外显，外显率低于 100%时为不完全外显或外显不全。一般外显率高者可达 70%～80%，低者只有 20%～30%。当计算外显率时应搜集较多的家系汇总分析方能符合实际情况。延迟显性的这一特点是：最年轻一代的患者比例常不足 1/2，图 5-8 中的第Ⅳ代患者仅 3/14 即为佐证。

考点：五种遗传方式的系谱特点及分析判断

常染色体显性遗传的几种遗传现象

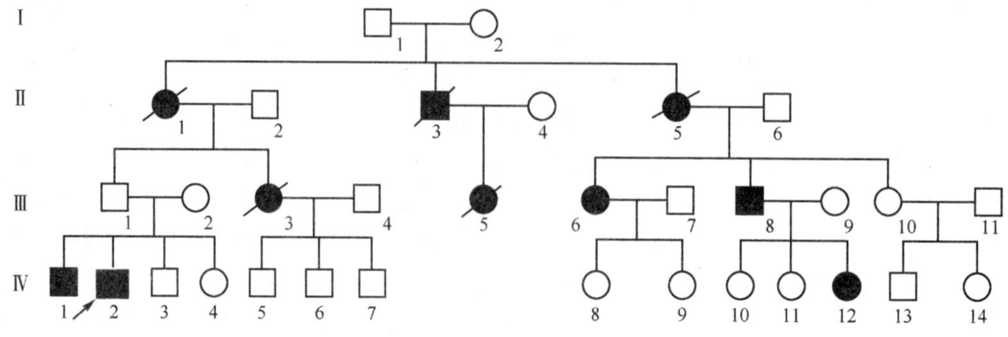

图 5-8 一例慢性进行性舞蹈病的系谱

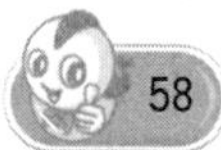

二、常染色体隐性遗传(AR)

(一) 常染色体隐性遗传病的遗传特点

遗传性状或遗传病的基因位于常染色体上，其性质是隐性的，在杂合状态时不表现相应性状，只有当隐性基因纯合子(*aa*)时才得以表现，这种遗传现象称为常染色体隐性遗传(autosomal recessive inheritance, AR)。这种致病基因所引起的疾病称为常染色体隐性遗传病。目前已知的常染色体隐性遗传病或异常性状达 1631 种(1992 年)。例如，半乳糖血症、苯丙酮尿症、白化病、先天性聋哑(AR)型、高度近视、视网膜色素变性、肝豆状核变性等。以白化病(albinism)作为常染色体隐性遗传病的分析实例：白化病是由于全身黑色素细胞均缺乏酪氨酸酶，而不能形成黑色素，患者皮肤呈白色或淡红色，毛发银白或淡黄色，虹膜及瞳孔呈淡红色，严重畏光，部分患者伴屈光不正、斜视及眼球震颤等。本病患者只有当一对等位基因是隐性致病基因纯合子(*aa*)时才发病，所以患者的基因型都是纯合子(*aa*)。当一个个体为杂合状态(*Aa*)时，虽然本人不发病，却是致病的基因携带者，他(她)能将致病基因 *a* 传给后代，因此患者父母双方都应是致病基因(*Aa*)的携带者(obligatory carrier)。如果两个杂合子(*Aa*)婚配，后代子女患者(*aa*)占 1/4，表型正常者占 3/4。表型正常的人中 1/3 基因型为纯合子(*AA*)，2/3 为杂合子(*Aa*)，是致病基因的可能携带者(图 5-9)。

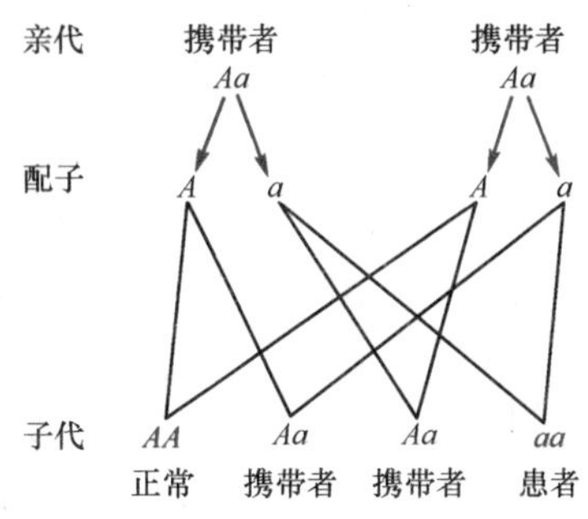

图 5-9　两个携带者婚配图解

图 5-10 是白化病的一个家系，这个系谱基本反映了常染色体隐性遗传的特点。表现在：①患者(Ⅱ$_2$，Ⅳ$_1$)的双亲(Ⅰ$_1$，Ⅰ$_2$和Ⅲ$_5$，Ⅲ$_6$)表现型正常，但肯定都是杂合子(*Aa*)，即均为致病基因的携带者。②系谱中看不到连续遗传现象，常为散发，有的系谱中只见先证者。③同胞中约 1/4 个体发病，男女发病机会均等，这一点在小家系中未必能看出，往往需要综合多个家系统计，可以得出近似 1/4 的比例。④近亲婚配的后代发病概率显著增高。常染色体隐性遗传病最容易在近亲婚配家系中出现，这是因为近亲之间有共同的祖先，可从祖先那里获得一些相同的基因，当相同的隐性致病基因相遇而纯合时，子女就会发病。系谱中的Ⅲ$_5$和Ⅲ$_6$就是近亲婚配。

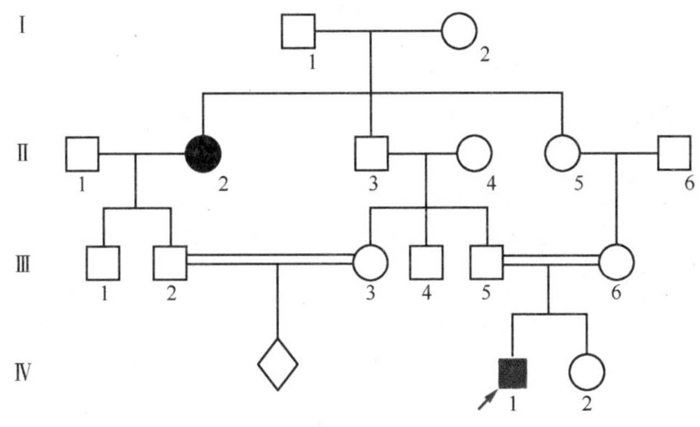

图 5-10　一例白化病的系谱

（二）近亲婚配及其危害

近亲婚配是指血缘关系很近的个体之间的婚配。个体之间的血缘关系远近可以用亲缘系数(r)表示。血缘关系越近，携带相同等位基因的概率越高。父母和亲生子女之间，同胞兄弟姐妹之间有1/2基因是相同的，亲缘系数为1/2称为一级亲属；祖孙之间、伯、叔、舅、姑、姨与内外侄女、侄舅之间有1/4基因是相同的，亲缘系数为1/4称为二级亲属；堂兄弟姐妹、姑表、姨表兄弟姐妹之间有1/8基因是相同的，亲缘系数为1/8称为三级亲属；随着亲缘等级的降低，相同基因的概率越小。近亲婚配的危害性是很大的，以三级亲表兄妹结婚为例，表兄妹之间的亲缘系数为1/8，两人有1/8的基因相同。人群中致病基因一般是少见的，频率多在0.01～0.001，群体中携带者的频率是1/50～1/500。若以致病基因的频率0.01计算，人群中随机婚配，两个携带者相遇的可能性是1/50×1/50＝1/2500，生出患儿的概率是1/2500×1/4＝1/10000，如果表兄妹婚配，生出患儿的可能性是1/50×1/8×1/4＝1/1600，两者相比近亲婚配发病风险提高6.25倍。如果再以致病基因频率为0.001计算，群体中携带者的频率是1/500。人群中随机婚配，两个携带者相遇的可能性是1/500×1/500＝1/250000，生出患儿的概率是1/250000×1/4＝1/1000000；如果表兄妹婚配，生出患儿的可能性是1/500×1/8×1/4＝1/16000。两者相比发病风险提高62.5倍，综上所述可以看出，表兄妹近亲婚配不仅增加了孩子患隐性遗传病的风险，而且致病基因频率越低、越少见的隐性遗传病，患病的风险越高，危害越大。

三、X连锁显性遗传(XD)

正常女性细胞中有两条X染色体，而正常男性细胞中有一条X染色体，一条Y染色体。Y染色体短小，其上没有X染色体的同源片段，也就没有相应的等位基因，称为半合子。控制一些遗传性状或遗传病的基因位于X染色体上，那么这些基因就会随X染色体而伴随遗传，这样的遗传方式称为X连锁遗传(X-linked inheritance)。在X连锁遗传中，如果基因性质是显性的，这种遗传方式称为X连锁显性遗传(X-linked dominant inheritance)，这种疾病称为X连锁显性遗传病。目前所知X连锁显性遗传病不足20种，如遗传性肾炎、抗维生素D佝偻病、无脉络膜症等。

由于致病基因是显性的，并位于X染色体上，因此，不论男性(X^AY)和女性(X^AX^a)只要有一个这种致病基因X^A就会发病。与常染色体显性遗传不同之处是，女性患者既可将致病基因传给儿子，又可以传给女儿，且机会均等；而男性患者只能将致病基因传给女儿，不能传给儿子，并且男性患者的致病基因只能来自母亲。在X连锁遗传中致病基因由女性传给儿子，再由男性传给其女儿，不存在男性到男性的传递，称为交叉遗传。

X连锁显性遗传女性患者多于男性，大约为男性的1倍。另外，从临床上看，女性患者大多数是杂合子，病情一般较男性轻，而男患者病情较重。抗维生素D佝偻病(vitamin D resistant rickets，VDRR)可以作为X连锁显性遗传病的实例。VDRR是一种以低磷酸血症导致骨发育障碍为特征的遗传性骨病，患者主要是肾远曲小管对磷的转运机制有某种障碍，因而尿排磷酸盐增多，血磷酸盐降低而影响骨质钙化；患者身体矮小，有时伴有佝偻病等各种表现。患者用常规剂量的维生素D治疗不能奏效，故有抗维生素D佝偻病之称(图5-11)。从临床观察，女性患者的病情较男性患者轻，多数只有低血磷，佝偻症状不太明显，表现为不完全显性，这可能是女性患者多为杂合子，其中正常X染色体上的等位基因发挥了一定的作用。

男性患者(X^HY)与正常女性(X^hX^h)结婚，所生子女中，儿子全部正常，女儿全部发病；女

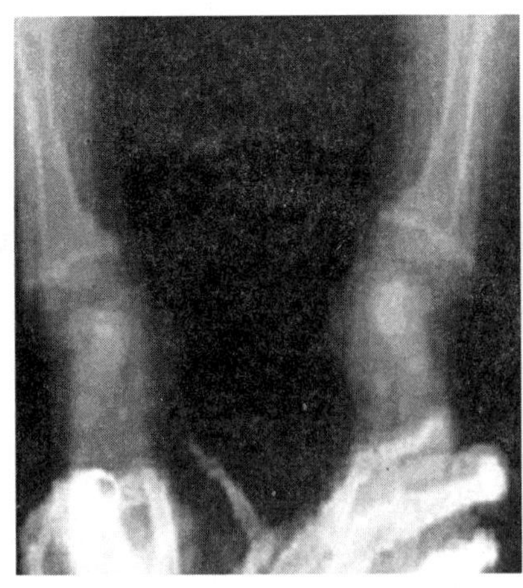
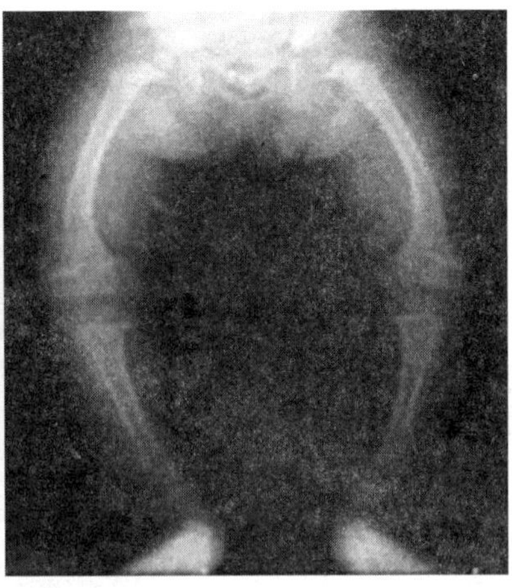

图 5-11　抗维生素 D 佝偻病

性患者(X^HX^h)与正常男性(X^hY)结婚,子女中正常与患者各占 1/2。

图 5-12 是抗维生素 D 佝偻病系谱,女性患者 I_1(X^HX^h)产生两种配子,她与正常男性结婚,理论上子女正常与患者各占 1/2,故 II_2、II_4、II_5、II_6、II_8 都可能发病,II_4 的子女 $\mathrm{III}_{4,5,6,7}$ 也可能发病;但男性患者 II_2 与正常女性结婚,由于男性患者把致病基因只传给他的女儿,不传给儿子,所以 III_1、III_2 和 III_3 都发病,儿子都正常。同时可见到上代传给下代的连续性。

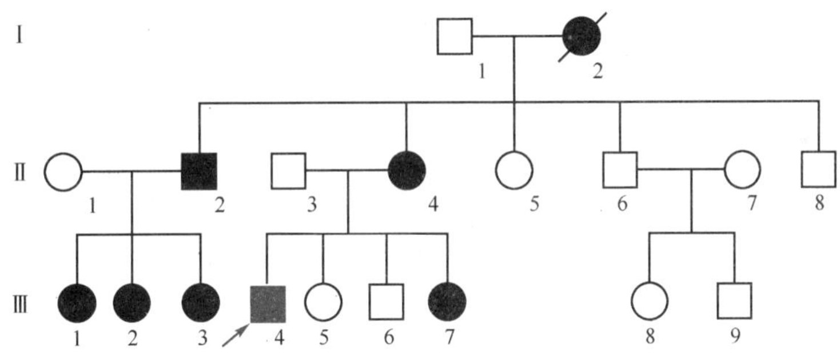

图 5-12　一个抗维生素 D 佝偻病的系谱

本系谱可以反映出 X 连锁显性遗传特点,表现在:①女性患者多于男性,但女性患者的病情常较轻,只有低血磷。②患者双亲之一必定是患者。③男患者的致病基因只传给女儿,不传给儿子,因此系谱中男患者的女儿全部发病,儿子全部正常。④女患者一般是杂合子,她们的致病基因可传给儿子和女儿,儿子和女儿各有 1/2 的发病可能。⑤系谱中可看到连续两代以上都有患者。

四、X 连锁隐性遗传(XR)

一种遗传性状或遗传病的控制基因位于 X 染色体上,这些基因的性质是隐性的,并随着 X 染色体而传递,其遗传方式称为 X 连锁隐性遗传(X-linked recessive inheritance,

案例5-2

一位母亲抱着她 3 岁的小儿子前来就诊,她泪流满地面对医生说:她的小儿子开始走路不稳,步态摇晃,为什么会和大儿子一样?会不会也是进行性肌营养不良(DMD)?

XR)。位于X染色体上的隐性致病基因所引起的疾病称X连锁隐性遗传病，如红绿色盲、血友病(图5-13)、假肥大性肌营养不良症(DMD)等(图5-14)。

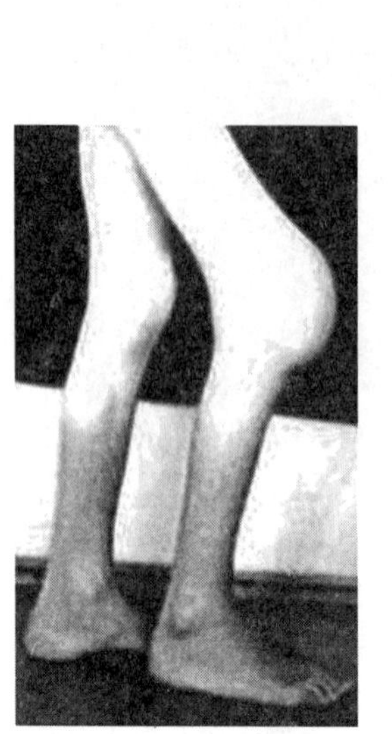

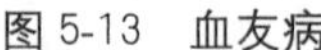

图5-13　血友病

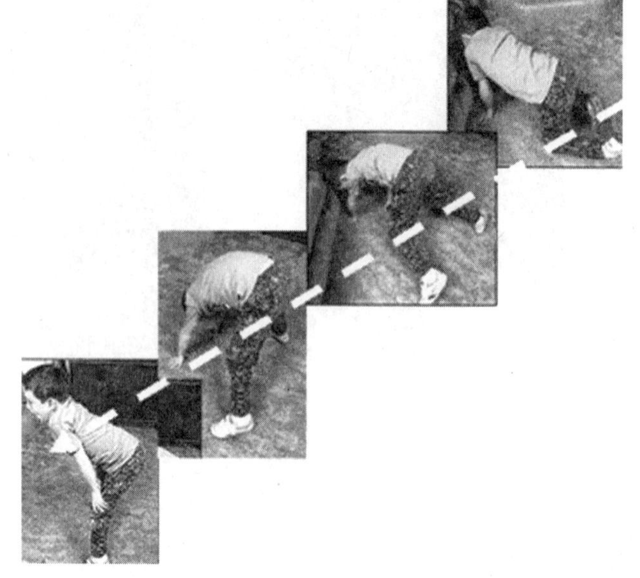

图5-14　DMD病例艰难站立

链接

血友病(hemophilia)除甲、乙、丙三型外，还有一种vWF因子缺乏的血管性假血友病，构成血友病的四种类型。我国发病率男性5.21/10万，女性0.06/10万，比欧美国家发病率低，其中甲型占79.8%。甲型血友病(hemophilia A)又叫第Ⅷ因子缺乏症，主要表现为出血倾向，其出血特点为：①软组织或深部肌肉缓慢持续渗血。②多发生于轻微创伤之后。③出血部位广泛，常反复发生，可形成血肿，关节变形，血肿压迫周围神经引起局部疼痛，死因多为颅内出血。

护考链接

血友病病因主要是

A. 营养不良　　B. 不良生活习惯

C. 贫血　　D. 遗传致凝血因子缺乏

E. 后天发育不良

分析：血友病是一种遗传性疾病，目前无法治愈，最有效治疗方法是预防性输入所需的凝血因子，达到止血水平。

以隐性方式遗传时，由于女性有两条X染色体，当隐性致病基因在杂合状态(X^AX^a)时，隐性基因控制的性状或遗传病不显示出来，这样的女性表现型正常，是致病基因的携带者。只有当两条X染色体上等位基因都是隐性致病基因纯合子(X^aX^a)时才表现出来。在男性细胞中，只有一条X染色体，Y染色体上缺少同源节段，所以只要X染色体上有一个隐性致病基因(X^aY)就发病。这样，男性的细胞中只有成对的等位基因中的一个基因，故称为半合子(hemizygote)。

红绿色盲可作X连锁隐性遗传病实例。色盲有全色盲和红绿色盲之分。前者不能辨别任何颜色，一般认为是常染色体隐性遗传；后者最为常见，表现为对红绿色的辨别力降低。呈X连锁隐性遗传，致病基因定位于Xq28。据报道，男性发生率7.0%，女性为0.5%。一个红

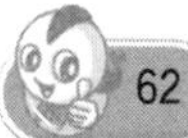

绿色盲男患者(X^bY)和正常辨色能力女性(X^BX^B)结婚,他们的女儿都应从父亲那里接受一个X染色体,从母亲那里得到一条正常的X染色体而成为致病基因携带者杂合子(X^BX^b),他们的儿子必定由母亲那里接受一条X^B,故辨色能力全部正常(X^BY)。凡携带致病基因的女性(X^BX^b)与正常辨色的男性结婚,后代中,儿子有一半是正常(X^BY)的,一半是绿色盲(X^bY);女儿中一半是致病基因携带者(X^BX^b),一半则完全正常(X^BX^B)。因此,男性患者的父亲不一定是患者,其母亲一定是致病基因携带者。这里可见"父传女,母传子"的交叉遗传现象,如果女性携带者(X^BX^b)与男性患者(X^bY)结婚,后代中,女儿1/2可能发病,1/2可能为携带者,儿子中发病者和正常者也各占1/2。

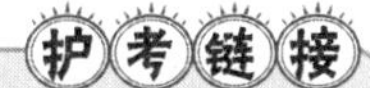

下列哪项不是血友病的临床表现?

A. 软组织或深部肌肉内出血

B. 血肿压迫周围神经导致局部疼痛

C. 重型可颅内出血

D. 一定年龄发病

E. 关节反复出血

分析:血友病是一种遗传性疾病,生来具有,终身伴随,注意预防内、外伤出血。

从图5-15红绿色盲系谱分析,男性红绿色盲患者I_1(X^bY)和正常辨色能力女性I_2结婚,他们的女儿全部是杂合子($Ⅱ_{1,3,5}$),因为儿子($Ⅱ_7$)只能从母亲处得到X^B,故表型正常。在下一代中,携带致病基因的女性(X^BX^b)与正常男性(X^BY)结婚时,他们的儿子有1/2可能是正常的(X^BY),1/2可能是红绿色盲(X^bY)($Ⅲ_{3,6,7,8}$);女儿中1/2可能是携带者(X^BX^b),1/2可能完全正常(X^BX^B),这样出现代与代间明显的隔代遗传现象。该系谱先证者$Ⅲ_8$的妹妹$Ⅲ_{9,10}$姨表姐妹$Ⅲ_{4,5}$虽表型正常,但有1/2可能是携带者,她们结婚后也有可能把致病基因传给儿子。

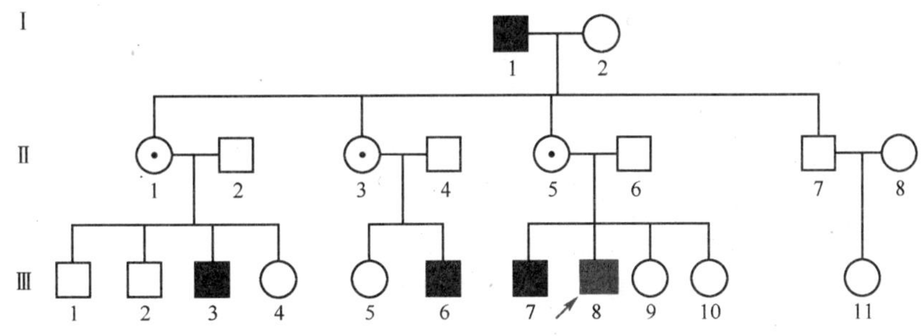

图5-15 一例红绿色盲的系谱

从红绿色盲系谱中,可反映出X连锁隐性遗传病的系谱特点,表现在:①男性患者远多于女性患者,系谱中往往只有男性患者。②双亲无病时,儿子可能发病,女儿一般不会发病,男性患者的致病基因来自携带者母亲。③由于交叉遗传,男患者的外祖父、同胞兄弟、舅父、姨表兄弟、外甥等中可见到患者,其他亲属则不会发病。④由于男患者的子女都是正常的,所以代与代间可见明显的不连续遗传(隔代遗传)。

考点:AD、AR、XD、XR遗传系谱特点

五、Y连锁遗传

如果致病基因位于Y染色体上,并随着Y染色体而传递,故只有男性才出现症状。这类致病基因只由父亲传给儿子,再由儿子传给孙子,女性是不会出现相应的遗传性状或遗传病,这种遗传方式称为Y连锁遗传(Y-linked inheritance)。由于这些基因控制的性状,只能在男

性个体中表现，这种现象又称为全男性遗传(holandric inheritance)。例如：外耳道多毛症(图5-16)，相对较多见。迄今报道Y连锁遗传病及异常性状仅10余种。

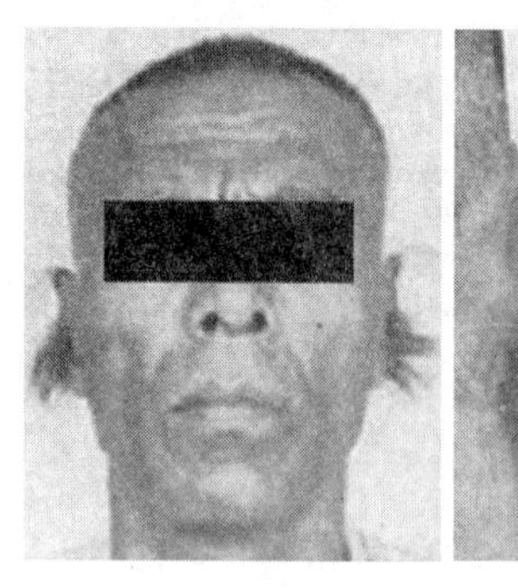
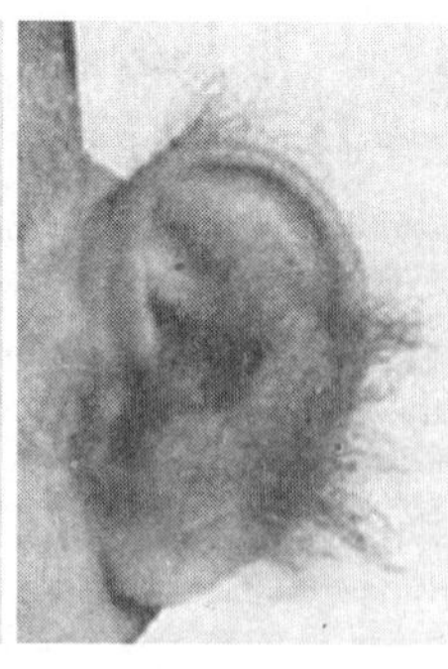

图5-16　外耳道多毛症

除上述几种基本遗传方式外，尚有2种特殊情况。

1. 从性遗传　从性遗传和性连锁遗传的表现都与性别有密切关系，但它们是两种截然不同的遗传方式。性连锁遗传的基因位于性染色体上，而从性遗传的基因位于常染色体上，致病基因性质有显性和隐性之别。这种常染色体上的基因所控制的性状，在表现型上受性别影响而使男女性分布比例或表现程度上有很大差别，这种遗传方式称为从性遗传(sex-influenced inheritance)。

原发性血色病(primaryhematochromatosis)可作为从性遗传方式的实例。本病为一种遗传性铁代谢障碍，其特征为含铁血黄素在组织中大量沉积，造成多种器官损害，典型症状是皮肤色素沉着、肝硬化、糖尿病三联症，症状发生较迟，由于铁质蓄积达到15～30g方产生症状，所以80%病例在40岁以后发病。本病致病基因在常染色体上，但男性多于女性10～20倍，而且女性发病较迟，这是因为女性通过月经、妊娠和哺乳，一生可丧失铁10～35g，故难以表现铁质沉着症状。

遗传性早秃(hereditary alopecia)为常染色体显性遗传病，男性显著多于女性，女性仅表现为头发稀疏，极少全秃，杂合子(*Bb*)男性会出现早秃；相反，女性杂合子(*Bb*)不出现早秃，只有纯合子(*BB*)才出现早秃，这也是从性遗传的例子。

2. 限性遗传　一种遗传性状或遗传病的致病基因位于常染色体或性染色体上，其性质可以是显性或隐性，但由于性别限制，只在一种性别得以表现，而在另一性别完全不能表现，但这些基因都可以向后代传递，这种遗传方式称为限性遗传(sex-limited inheritance)。例如，子宫阴道积水(hydrometrocolpos)由常染色体隐性基因决定，因此，女性只有在纯合子才表现相应症状；男性虽有这种基因但不能表现该性状，然而这些基因都向后代传递。

上述从性遗传和限性遗传特点可见，并非所有表现出性别差异的遗传性状或遗传病都是性连锁遗传，在常染色体遗传病中有时也可见到性别差异，应注意加以区别。

第2节　多基因遗传

一、质量性状和数量性状

生物的遗传性状可以分为两大类：质量性状和数量性状。前面所介绍的单基因遗传中所涉及的遗传性状，如豌豆种子的形状，人的多指、并指、白化病和红绿色盲等，都是一对基因的效应，属于单基因性状。相对性状之间的差异明显，其变异个体可明显区分为2～3个群，这2～3个群之间差异显著，中间没有过渡类型。在群体中这类性状变异呈不连续分布，性状差异有质的变异称为质量性状(qualitative character)。例如，垂体性侏儒患者的身高平均约为120cm，正常人的身高平均约为165cm，这两种变异分布不连续，可以区分为明显的两个峰。

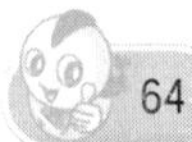

这分别决定于基因型 aa 与 Aa 或 AA。有一些质量性状是不完全显性遗传的，如软骨发育不全症，杂合子(Aa)患者的表型介于纯合子显性和隐性之间，重症患者、杂合子(Aa)、正常人分别受控于基因型 AA、Aa 和 aa，可有三种变异类型，变异分布可有三个峰，也是不连续的，质量性状受一对等位基因控制。

多基因性状与单基因性状不同，在群体中其变异呈连续分布，不同个体之间没有质的差异，只有量的不同，在群体中这种性状的变异呈正态分布，分布曲线只有一个峰即代表群体平均值，称为数量性状。这一类连续变异的性状，如人的身高、体重、血压、智商和肤色等都属于多基因性状。以正常人的身高为例，在一个随机取样的群体中可以看到，人的身高变异是连续的，呈正态分布。不同个体身高由矮到高是逐渐过渡的，极端变异的个体，即身高低于 140cm 或高于 190cm 的人是极少数，大部分人的身高接近平均值。由此可见，质量性状是由单基因控制的性状；而像正常人身高这类连续变异的数量性状，其遗传基础是由多基因控制，同时也受环境因素的影响。数量性状的遗传与质量性状的遗传相比，要复杂得多。

考点：多基因病的概念

二、多基因遗传的特点

现以人类的肤色遗传为例，来说明多基因遗传的特点。假定控制人类肤色的基因有两对(A_1A_2、B_1B_2)。A_1B_1 对黑色素有减弱的作用，A_2B_2 对黑色素有增强的作用。如果一个纯合型的白人($A_1A_1B_1B_1$)和一个纯合型的黑人($A_2A_2B_2B_2$)婚配，他们的子女表现为中间类型($A_1A_2B_1B_2$)。若两个中间类型的人婚配，按照孟德尔分离律和自由组合律，他们都可产生 4 种类型的配子，其子女的肤色就可能出现纯白($A_1A_1B_1B_1$)、稍白($A_1A_2B_1B_1$、$A_1A_1B_1B_2$)、中间肤色($A_1A_2B_1B_2$、$A_1A_1B_2B_2$、$A_2A_2B_1B_1$)、稍黑($A_1A_2B_2B_2$、$A_2A_2B_2B_1$)、纯黑($A_2A_2B_2B_2$)五种不同肤色的类型。其比例是 1∶4∶6∶4∶1(图 5-17)。极端类型少，中间类型多，变异呈正态分布曲线。

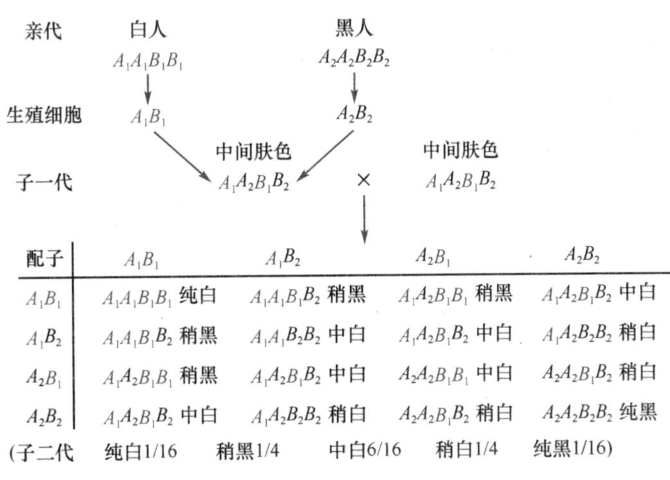

图 5-17　人类肤色遗传图解

多基因遗传的特点是：①两个极端变异(纯种)的个体杂交后，子代都是中间类型，但是也存在一定范围的变异，这是环境因素影响的结果。②两个中间类型的子一代个体杂交后，子二代大部分也是中间型，但是，由于多对基因的分离和自由组合以及环境因素的影响，子二代变异更加广泛，有时可出现极端变异的个体。③在一个随机交配的群体中，性状变异范围广

考点：多基因病的遗传特点

泛，并呈连续分布，大多数个体接近于中间类型，极端变异的个体很少，在这些变异的产生上，多基因遗传基础和环境因素都起作用。

三、多基因遗传病

多基因遗传病所具有的性状往往是以数量性状为基础的。如一些常见的先天畸形或常见病，其发病率一般都超过1/1000，这些病的发病有一定的遗传基础，常表现有家族倾向。但系谱分析又不符合一般的常染色体显性、隐性或X连锁遗传的特点，患者同胞中的发病率不是1/2或1/4，而远比这个发病率低，只有1%～10%。近亲婚配时，子女患病风险增高，但不如常染色体隐性遗传显著。具有这些特征表明这些疾病有多基因遗传基础，故称为多基因遗传病。多基因遗传病的遗传基础非常复杂，属于复杂遗传病。人类的高血压病、糖尿病、冠状动脉病、精神分裂症、哮喘以及某些先天畸形（唇裂、腭裂、脊柱裂等）均属于多基因遗传病。

链接

根据中国糖尿病协会最新调查发现，中国的糖尿病发病率高达9.7%，全国糖尿病人接近一个亿，中国已成为全球范围内糖尿病增长最快的地区，而且超越印度成为“糖尿病第一大国”。糖尿病本身并不可怕，但它的并发症危害很大。因此，控制好血糖，延缓、减少并发症的发生成了关键。糖尿病的慢性并发症包括心脑血管疾病、肾脏疾病、眼底疾病、糖尿病引起的下肢血管病变——糖尿病足等。血糖长期地达标仅仅依靠医生的力量是不够的，需要患者的自我控制、自我管理，这样才能探索适合自己的个体化的最优治疗方案。

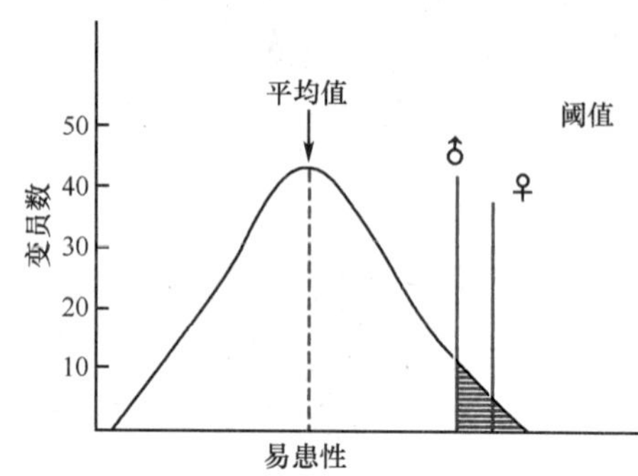

图5-18 群体中易患性变异和不同性别的阈值

（一）易患性与发病阈值

在多基因病中，由多基因基础决定的发生某种多基因病风险的高低，称为易感性。在遗传因素和环境因素共同作用下，决定个体是否易于患病，称为易患性。易患性的变异呈正态分布，即群体中大多数个体的易患性都接近平均值（图5-18），易患性很低和很高的个体数量都很少。当一个个体的易患性高达一定水平即达到一个限度时这个个体就将患病，这个易患性的限度称为阈值。这样，连续分布的易患性变异就被阈值划分为两部分：大部分为正常个体，小部分为患者，阈值代表在一定的环境条件下，发病所必需的、最低的致病基因的数量。

（二）遗传度

在多基因遗传病中，易患性的高低受遗传因素和环境因素的双重影响，其中遗传因素所起作用大小的程度称为遗传度（heritability），又叫遗传率，一般用百分率（%）表示。如果一种遗传病完全是由遗传因素决定，其遗传度就是100%，这种情况比较少见。在遗传度高的多基因遗传病中，遗传度可高达70%～80%，这表明其遗传因素在决定易患性变异和发病上起着重要作用，而环境因素的影响较小；在遗传度低的疾病中，遗传度可仅为30%～40%或更低，这表明环境因素在决定易患性变异和发病上更为重要，而遗传因素的作用不显著。

表5-3是一些多基因遗传病的遗传度、群体发病率和患者一级亲属发病率的举例。

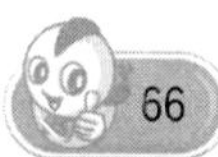

表5-3　一些常见多基因病群体发病率和遗传度

疾病与畸形	群体发病率(%)	患者一级亲属发病率(%)	遗传度(%)
精神分裂症	1.0	10	80
糖尿病(青少年型)	0.2	2～5	75
唇裂、腭裂	0.17	4	76
先天性髋关节脱位	1～0.07	4	70
先天性畸形足	0.1	3	68
原发性高血压	4～8	15～30	62
哮喘	4	20	80
脊柱裂	0.3	4	60
无脑儿	0.5	4	60
冠心病	2.5	7	65
先天性心脏病各型	0.5	2.8	35
强直性脊柱炎	0.2	男先证者7	70
		女先证者2	
消化性溃疡	4	8	37
先天性巨结肠	0.02	男先证者2	80
		女先证者8	

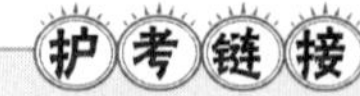

精神分裂症的病因，目前认为最重要的因素是

A. 脑发育异常　B. 遗传因素　C. 环境因素　D. 精神因素　E. 生化因素

分析：精神分裂症的病因虽有环境中的生物和社会心理因素，大脑病理及神经发育异常的假说，但大量家系调查、双生子法等结果显示若干多基因叠加的遗传因素最为重要。

案例5-3

高血压——人类的"第一杀手"

目前，我国高血压发病人数约1.6亿人，并且以每年350万人的速度递增，且出现低龄化趋势。高血压作为最常见的心血管疾病，其危害是巨大的。首先，心血管疾病如心肌梗死、冠心病等，最主要的病因是高血压病。据统计，40%～50%的心肌梗死与高血压有关。而脑梗死、脑出血的主要病因也是高血压病。据统计，50%～60%的脑卒中与高血压有关。长期的高血压还可以导致肾动脉硬化，引起肾功能不全、尿毒症等。高血压被称为"人类的第一杀手"是不为过的。

一个人父母都是高血压患者，这个人患高血压风险如何?

（三）多基因遗传病的遗传特点

多基因遗传病有如下特点：

1. 有家族聚集倾向，患者亲属的发病率高于群体发病率，但无明显的遗传方式。在系谱分析中不符合任何一种单基因遗传方式，同胞中的发病率远低于1/2或1/4，即不符合于AD、AR、XD或XR。

2. 近亲婚配时，子女患病风险增高，但不如常染色体隐性遗传显著，这可能与多因子的加性效应有关。

3. 随着亲属级别的降低，患者亲属的发病风险迅速降低，群体发病率越低的病种中，这种特征越明显(表 5-4)。这与单基因遗传病中亲属级别每降低一级，发病风险降低 1/2 的情况也是不同的。

表 5-4　多基因病不因亲属级别发病风险比较

疾病名称	群体发病率(%)	发病风险			
		同卵双生	一级亲属	二级亲属	三级亲属
唇裂+腭裂	0.1	×400	×40	×7	×3
足内翻	0.1	×300	×25	×5	×2
神经管缺失	0.2		×8		×2
先天性髋关节脱位	0.2	×200	×25	×3	×2
先天性幽门狭窄	0.5	×80	×10	×5	×1.5

4. 发病率有种族(或民族)差异(表 5-5)，这表明不同种族(或民族)的基因库是不同的。

表 5-5　几种多基因病发病率的种族差异

疾病	群体发病率(%)			
	中国人	美国人	日本人	英国人
脊柱裂	0.3	0.25	0.3	0.25
无脑儿	0.5	0.2	0.6	0.2
唇裂、腭裂	0.14	0.1	0.11	0.12
先天性足内翻	0.08	0.15	0.11	0.12
先天性髋关节脱位	0.38	0.7	0.71	0.4

(四) 多基因遗传病发病风险的估计

多基因遗传病发病风险的估计概括为以下几个方面。

1. 患者一级亲属再发风险与遗传率、群体发病率的关系　如果在某种多基因遗传病中，群体发病率为 0.1%～1%，遗传率为70%～80%。在这种情况下可用 Edward 公式来估计发病风险，即 $f=\sqrt{P}$。式中 f 代表患者一级亲属发病率，P 代表一般群体发病率。例如，中国人群中，唇裂的发病率为 0.17%，其遗传率为 76%，患者一级亲属的发病率 $f=\sqrt{0.0017}\approx4\%$，但是，如果群体发病率和遗传率过高或过低，则上述 Edward 公式即不适用。如果一种病的遗传率高于 80%或群体发病率高于 1%，则患者一级亲属发病率将高于群体发病率的开方值($\sqrt{F}$)；如果一种病的遗传率低于 70%，或群体发病率低于 0.1%，则患者一级亲属发病率低于群体发病率的开方值。

图 5-19 是一般群体的发病率、遗传率和患者一级亲属发病率关系的图解。当已知群体发病率和遗传率时，从此图很容易查出患者一级亲属的发病风险。在图 5-19 中的横坐标为群体发病率，斜线为遗传率，纵坐标为患者一级亲属发病率。如唇裂+腭裂的群体发病率为 0.17%，遗传率为 76%，从纵坐标上看，患者一级亲属发病率为 4%。消化性溃疡的群体发病

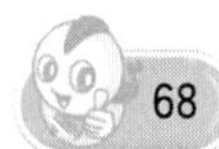

率为 4%，遗传率较低，仅为 35%，如果按照 $f=\sqrt{P}$ 计算，患者一级亲属的发病率应为 20%，与实际值有较大偏差。从图 5-19 查看，一级亲属发病率约为 8%。

2. 家庭中患病人数与再发风险的关系　多基因遗传病的再发风险与家庭中患者人数呈正相关。当一个家庭中患病人数愈多，意味着再发风险愈高。如一对夫妇已生过一个患儿，表明他们带有一定数量的致病基因；如已生过两个患儿，则说明夫妇二人带有更多的该病的致病基因，虽然他们本人并未发病，但他们的易患性必然更接近阈值，再次生育时的再发风险将增高 2～3 倍。例如，一对夫妇生过一个唇裂患儿后（图 5-20），再发风险约为 4%；如生过两个患儿后，再发风险就增高到 10%左右。这就是基因的加性效应所致。

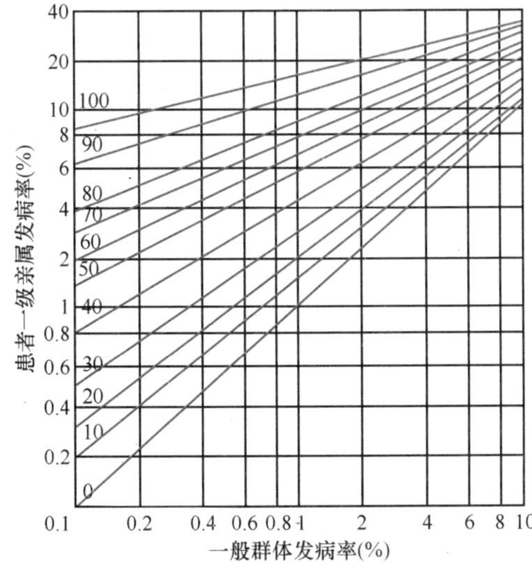

图 5-19　群体发病率、患者一级亲属发病率与遗传度的关系

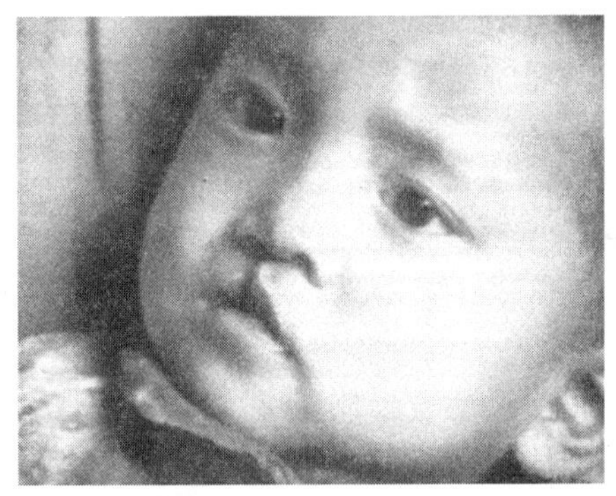

图 5-20　唇裂患者

3. 病情严重程度与再发风险的关系在病情的严重程度上　病情严重的患者必然带有更多的易感性基因（致病基因），其父母也会带有较多的易感性基因，因而他们的易患性更加接近阈值，所以再次生育时再发风险也相应地增高。例如，仅有一侧唇裂的患者，其同胞的再发风险为 2.46%；一侧唇裂合并腭裂的患者，其同胞的再发风险为 4.21%；两侧唇裂并发腭裂的患者，其同胞的再发风险为 5.74%。

4. 发病率有性别差异时与再发风险的关系　当一种多基因遗传病的群体发病率有性别差异时，表明不同性别的易患性阈值不同。群体发病率高的性别阈值低，其后代发病风险低；相反，群体发病率低的性别阈值高，其后代发病风险高。这是因为群体发病率低的性别患者，必然带有较多的易感性基因才能超过阈值而发病，因此，其子女中将会有更多的易感性基因而有较高的发病风险。

例如，先天性幽门狭窄是一种多基因遗传病，群体中男性发病率为 0.5%，女性发病率为 0.1%。男性发病率高于女性 5 倍，女性的易患性阈值高于男性。因此，女性患者的儿子中发病风险为 19%，女儿的发病风险为 7%；男性患者的儿子中发病风险为 5.5%，女儿的发病风险为 2.4%。

在估计多基因遗传病的发病风险时，必须全面考虑上述各种情况，进行综合判断，才能作出切合实际的结论。

第3节　染色体畸变与染色体病

染色体发生数目或结构上的异常改变称染色体畸变，可以分为数目畸变和结构畸变。染色体畸变导致的疾病称染色体遗传病，简称染色体病，也称染色体综合征，分为常染色体病和性染色体病。常染色体病由常染色体畸变引起，临床表现多出现先天性智力低下、多发畸形、皮肤纹理改变等；性染色体病由性染色体畸变引起，临床表现多出现生殖器官异常、发育滞后、第二性征紊乱等。

一、染色体数目异常及所致疾病

（一）染色体数目异常

人类正常的生殖细胞，即精子或卵细胞中含有23条大小和形态各异的染色体，称为一个染色体组。细胞核中含有一个染色体组的称单倍体，如人类正常的精子或卵细胞，n＝23；细胞核中含有两个染色体组的称二倍体，如人类正常的体细胞，2n＝46。

1. 整倍体改变　细胞核中染色体的数目在二倍体的基础上成染色体组的倍数增加或减少称整倍体改变。比二倍体染色体数目少一个染色体组的称单倍体n；比二倍体染色体数目多一个染色体组的称三倍体3n；比二倍体染色体数目多两个染色体组的称四倍体4n。以此类推，三倍体以及三倍体以上的个体称为多倍体。人类三倍体细胞具有三个染色体组（图5-21），比正常人体细胞多一个染色体组即23条，每一号包括性染色体都有3条，共有69条染色体。人类纯合三倍体是致死的，在流产胎儿中较常见，也是流产的重要原因之一。四倍体细胞具有四个染色体组，人类纯合四倍体更罕见。

人类三倍体形成的主要原因：①双雄受精。两个精子同时进入一个卵细胞中受精发育而成。②双雌受精。卵细胞发生过程中由于某种原因没有形成极体，形成了二倍体的卵细胞，受精后发育而成（图5-22）。

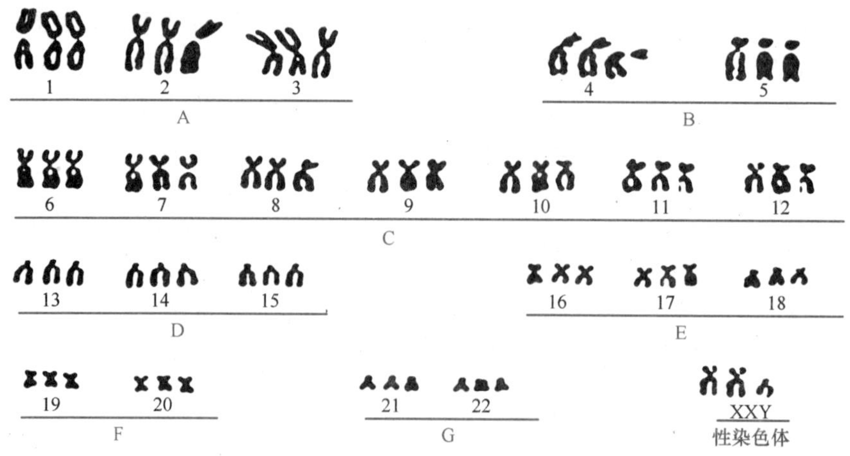

图5-21　三倍体核型

2. 非整倍体改变　细胞核中染色体的数目在二倍体的基础上增加或减少一条或数条（不能是染色体组的倍数）称非整倍体改变。当体细胞染色体数目少了一条或数条时，称为亚二倍体；当体细胞染色体数目多了一条或数条时，称为超二倍体。在亚二倍体中丢失一条染色体的

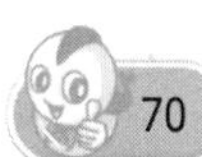

称某号染色体的单体(2n−1);在超二倍体中多了一条染色体的称某号染色体的三体(2n+1)。例如:人类14单体只在14号少了1条染色体,共有45条染色体(图5-23);21三体只在21号多了1条染色体,共有47条染色体(图5-24)。细胞内某号染色体减少而另外一号染色体增加,且数目相等时称假二倍体。在临床上多见21、13、18三体型、X染色体单体型、性染色体三体型。

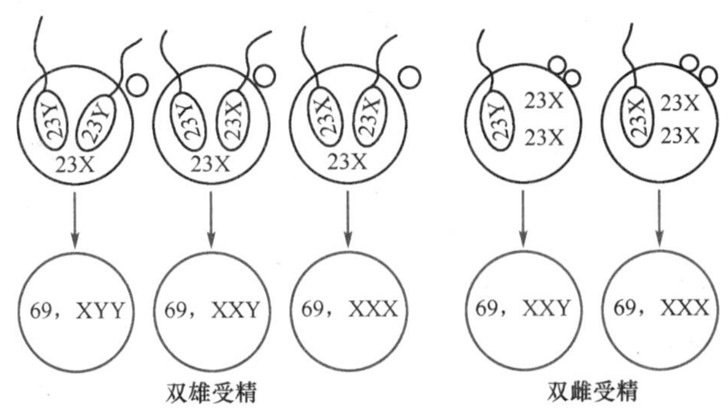

图5-22　三倍体形成机制

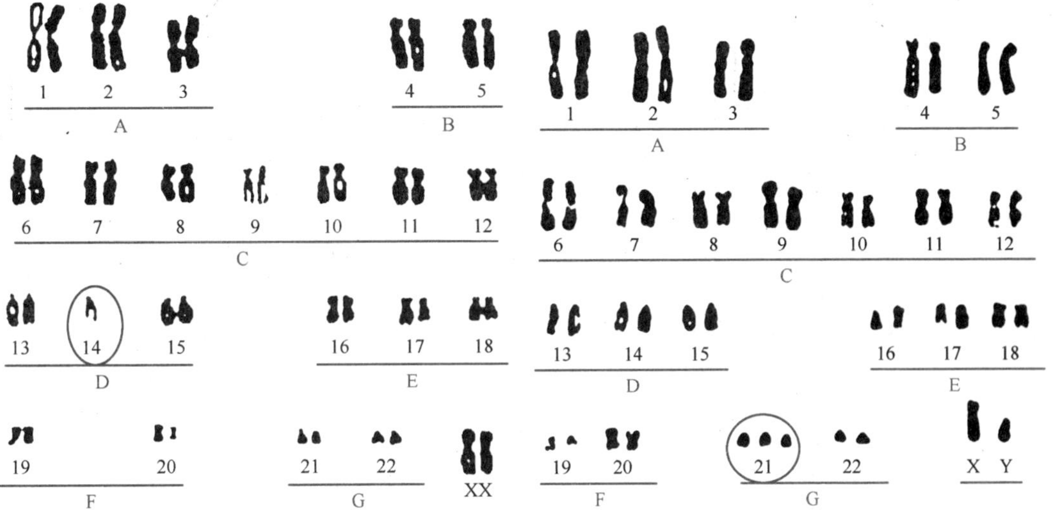

图5-23　14单体女性核型　　　　图5-24　21三体男性核型

非整倍体产生的主要原因:①染色体不分离。在减数分裂过程中,某一对同源染色体或姐妹染色单体在分裂后期没有分开,产生了n+1和n−1两种类型的生殖细胞,再与正常的生殖细胞受精后出现三体型2n+1或单体型2n−1。②染色体丢失。在细胞分裂过程中,由于纺锤体功能障碍或染色体行动迟缓,使某一染色体没进入子细胞核中,遗留在细胞质中而逐渐消失(图5-25)。

3. 嵌合体　具有两种或两种以上染色体组成的细胞系的个体称为嵌合体。在受精

链接

染色体畸变的核型描述方法

染色体数目畸变描述内容有:染色体总数,性染色体组成,增减符号,受累染色体号。如47,XY,+21表示47条染色体,性染色体是XY,多了一条21号染色体。染色体结构畸变简式描述内容有:染色体总数,性染色体组成,畸变类型符号,括号写明受累染色体号,括号注明断裂点位置。如46,XX,t(9;22)(q34;q11)表示46条染色体,性染色体是XX,9号的q34和22号的q11断裂后相互易位。

考点:染色体数目畸变的类型及其原因

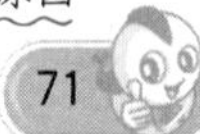

卵的早期卵裂阶段，出现了染色体的不分离或丢失，发育成嵌合体(图 5-26)。

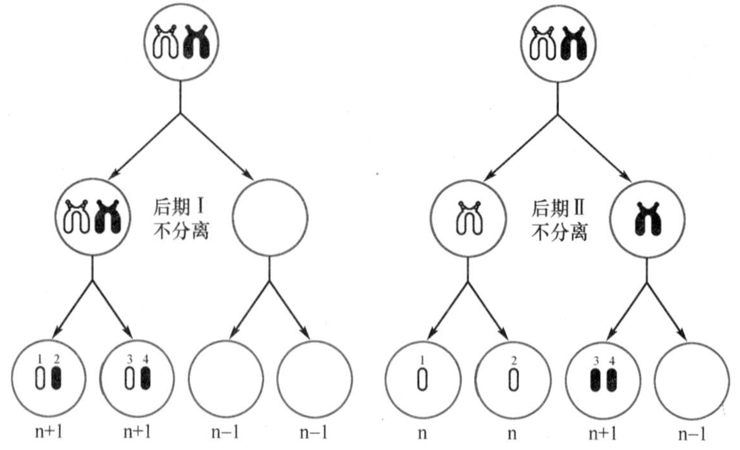

图 5-25　减数分裂染色体不分离图解

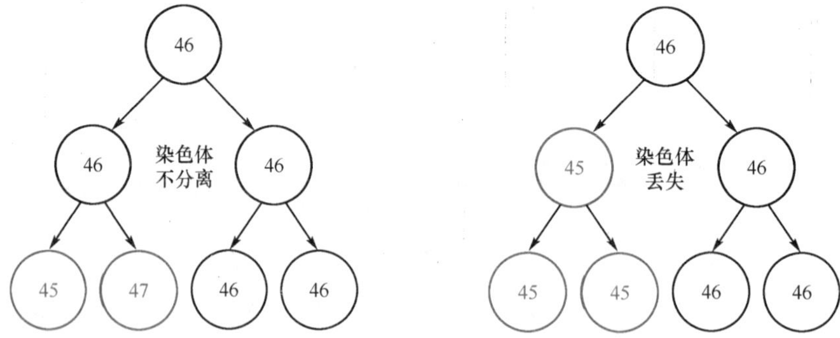

图 5-26　卵裂时染色体不分离与丢失

(二) 常染色体数目异常所致疾病

常染色体数目异常是指人类的第 1 到 22 号染色体数目异常。

1. 21 三体综合征　又称先天愚型，是人类中最常见的也是最早被确认的一种染色体病。1866 年，英国医生 Down 首先对此病进行了临床描述，故称为 Down 综合征。1959 年，法国的细胞遗传学家 Lejeune 证实此病的患者多了一条 21 号染色体，故称 21 三体综合征。

(1) 发病率：先天愚型是发病率最高的染色体病，胎儿约 3/4 死于宫内，新生儿中的发病率为 1/800～1/600，男性患儿多于女性患儿。母亲年龄是影响发病率的重要因素，高龄妇女特别是 40 岁以上者生育患儿的几率明显增高。

(2) 临床表现：患儿智力低下，智商通常在 25～50 之间，发育迟缓。出生时体重较轻，身高偏低，呈现伸舌样痴呆面容(图 5-27)：脸圆扁平，眼裂小，眼距宽，常有斜视，塌鼻梁，鼻扁平，耳位低，耳郭畸形，舌大外伸，有的流涎等。新生儿常有第三囟门，约 50％有先天性心脏病，容易患呼吸道感染。患者常出现通贯掌(图 5-28)，指短，第 5 指常内弯，皮纹较特殊。男性患者常有隐睾，无生育能力，女性患者常无月经，少数能生育。

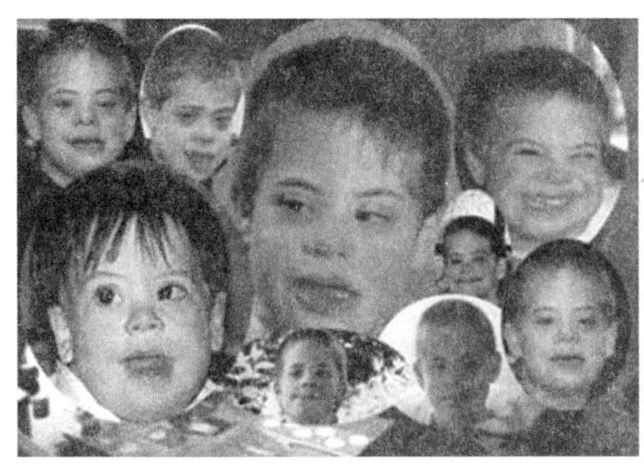
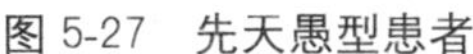

图5-27　先天愚型患者

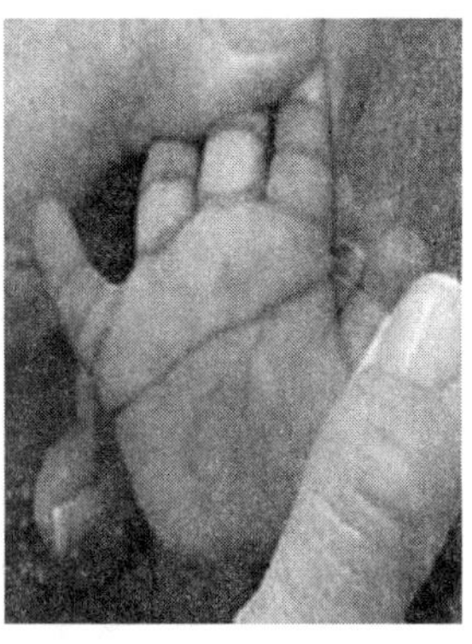

图5-28　通贯掌

（3）遗传分型：染色体分析表明，先天愚型的核型有三种类型。①单纯型：核型为47，XX（XY），+21，最常见，约占92.5%。主要原因是父亲或母亲形成生殖细胞时发生了21号染色体不分离，其中多数是卵细胞形成过程中发生了染色体不分离。②嵌合型：核型为46，XX（XY）/47，XX（XY），+21，约占2.5%。主要原因是受精卵在早期卵裂时发生了21号染色体不分离。③易位型：核型最常见的是46，XX（XY），-14，+t（14q21q），即细胞少了一条正常的14号染色体，多了一条14号和21号染色体易位形成的异常染色体，故又称14/21易位型先天愚型，约占5%。主要原因是父母之一在形成生殖细胞时，14号与21号染色体发生了易位，这种生殖细胞受精后导致易位型先天愚型患儿的出生。其次，由于双亲之一是平衡易位携带者，核型是45，XX（XY），-14，-21，+t（14q21q），因为易位后遗传物质的主要部分并未丢失，所以基因成分保持平衡状态，一般无异常表现。但是，当平衡易位携带者与正常人婚配后，将会形成数量相等的四种不同核型的子代：①正常个体。②21单体型，基本发生流产。③易位型先天愚型，易于流产。④平衡易位携带者。由此可见，这类平衡易位携带者虽外表正常，但婚后往往有自然流产史或死胎（图5-29）。

2. 18三体综合征　又称Edwards综合征，是次于先天愚型的第二种常见染色体三体型。1960年，Edwards（爱德华兹）等首先发现1例多发畸形患儿，经染色体检查发现多一条E组染色体，未能确定是哪一号。1961年，Patau证实多一条18号染色体，定名18三体综合征。

（1）发病率：大多数在胎儿期流产，新生儿中的发病率为1/8 000～1/3 500，患儿中女性明显多于男性，多在出生后2～3个月内死亡，只有极个别活过儿童期。

（2）临床表现：患儿出生时体重轻，发育如早产儿，吮吸差，头面部有严重畸形，眼距宽，有内眦赘皮，鼻宽而扁平，嘴小，耳低位，枕部突出。手的畸形非常典型，出现特殊握拳姿势，即第2、5手指压在第3、4指上，指头上弓形纹较多，常出现通贯掌。下肢最突出的是摇椅形足，脚拇指短，向背侧屈起，踝部向外突出（图5-30）。90%患儿有先天性心脏病，肾畸形，男性有隐睾，女性大阴唇和阴蒂发育不良。生长发育迟缓，智力明显缺陷。

（3）遗传分型：有三种类型。①单纯型：核型为47，XX（XY），+18，最常见，约占80%，一般是由于母亲在形成卵细胞时发生了18号染色体不分离。②嵌合型：核型为46，XX（XY）/47，XX（XY），+18，约占10%，主要是受精卵在早期卵裂时发生了18号染色体不分离。③易位型：主要是18号染色体与D组染色体发生的各种易位，约占10%。

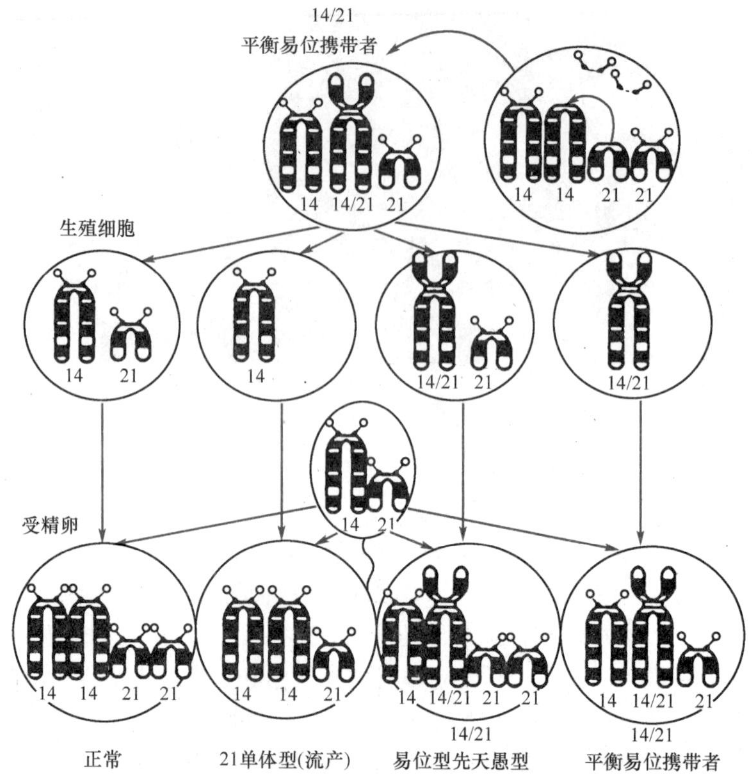

图 5-29 染色体平衡易位携带者及其子女核型

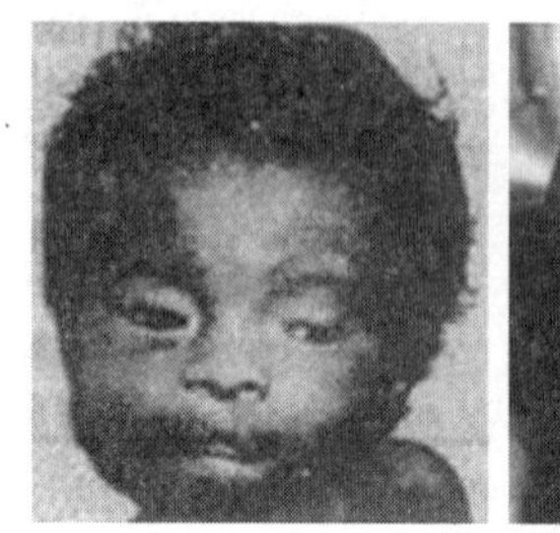
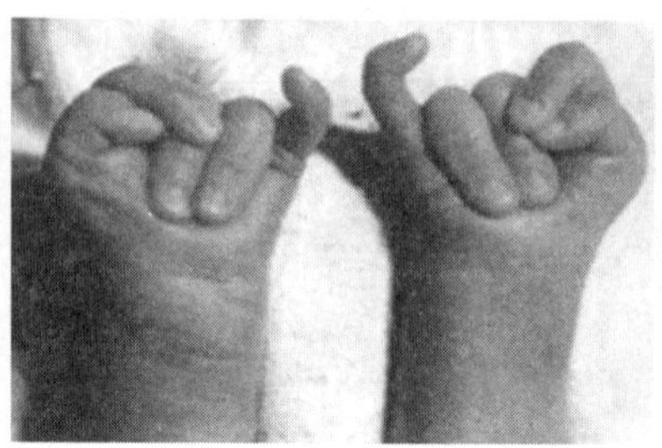
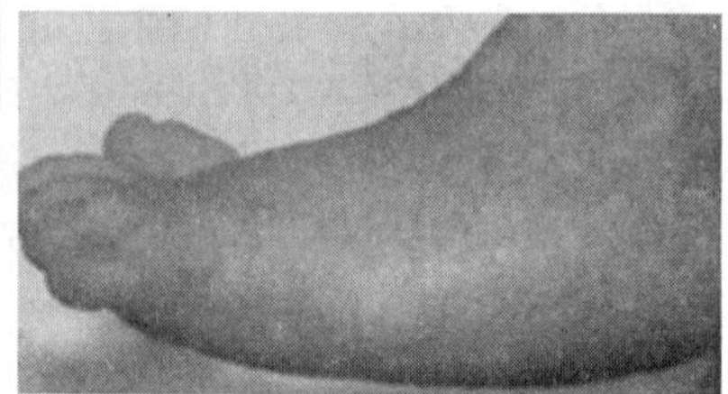

图 5-30 18 三体综合征

3. 13 三体综合征 1960 年，Patau（帕套）在未显带标本上首先发现此综合征患者多了一条 D 组染色体，故又称为 Patau 综合征。1965 年，Yunis 等采用显带技术确定是多了一条 13 号染色体，因此定名 13 三体综合征。

（1）发病率：新生儿的发病率约为 1/25 000，患儿中女性多于男性。患儿大多在胚胎期或胎儿期流产，50%的患儿在 1 个月内死亡，90%在 6 个月内死亡，个别病例可活到 10 岁。

（2）临床表现：患儿的畸形比 21 三体和 18 三体两种综合征都严重，颅面部畸形，小头，头皮缺损，前脑发育缺陷，无嗅脑，眼球小，常伴有唇裂或腭裂，耳低位，多指（趾）（图 5-31）。80%患儿伴有先天性心脏病，多囊肾，男性有隐睾，女性双阴道、双子宫及卵巢发育不良。此外，患儿还有耳聋，智力发育障碍，存活的还有癫痫发作。

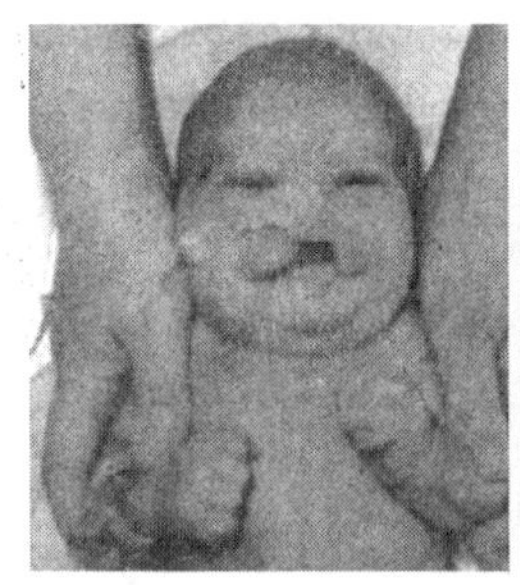
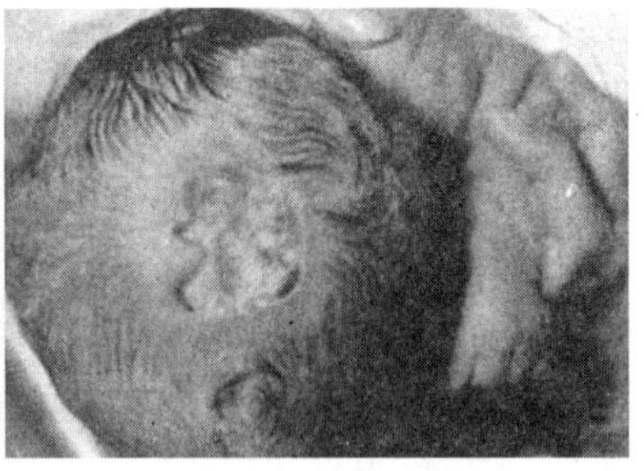

图 5-31　13 三体综合征

(3) 遗传分型：80％患者的核型是 47，XX(XY)，＋13，部分是嵌合型和易位型，嵌合型一般症状较轻，易位型以 13/14 号染色体易位为多，其核型为 46，XX(XY)，－14，＋t(13q14q)。大多是由于母亲的卵细胞形成时 13 号染色体不分离所致，该病发生与母亲年龄增大有关。

（三）性染色体数目异常所致疾病

性染色体数目异常指人类的 X 染色体或 Y 染色体数目异常。

1. 先天性睾丸发育不全综合征　1942 年，Klinefelter(克兰费尔特)等首先描述了这一综合征，故称 Klinefelter 综合征，也称克氏综合征、原发性小睾丸症、细精管发育障碍症、XXY 综合征。

(1) 发病率：发病率为男性的 1/800～1/1 000，男性不育者中约占 5％。

(2) 临床表现：患者表型男性，体形高大，四肢修长。睾丸小且发育不全或隐睾，不能产生精子而无生育能力。第二性征发育差，无胡须，体毛稀少，喉结不明显，皮下脂肪组织发达。25％的患者有乳房发育，似女性(图 5-32)。部分患者智力低下，有精神异常或易患精神分裂

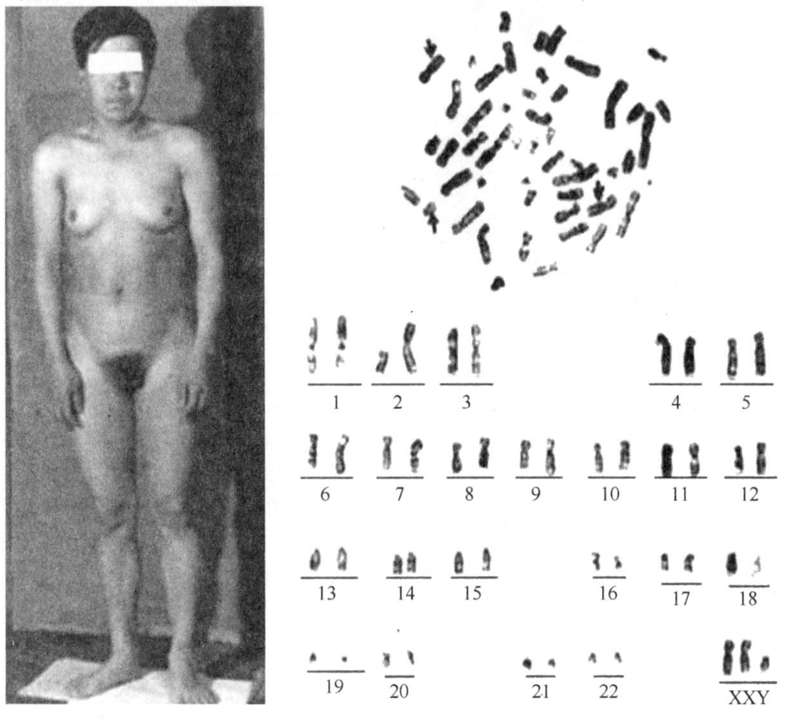

图 5-32　Klinefelter 综合征患者及核型

症。本病在青春期以前临床症状不明显，常不易在儿童期发现，因此，当在儿童期发现儿童睾丸特别小，阴茎特别小，甲状腺对碘吸收能力减弱，应考虑进行性染色质检查或核型分析，早期诊断，用睾酮治疗能促进第二性征发育，改善患者心理状态，收到一定的疗效。

(3) 遗传分型：核型多为47，XXY，占80%～90%；10%～20%为嵌合型，常见的核型是46，XY/47，XXY，或者46，XY/48，XXXY。主要是由于父母亲之一在形成生殖细胞时发生性染色体不分离，60%是由于母亲，40%是由于父亲的性染色体不分离所致。

2. 先天性卵巢发育不全综合征　1938年，美国的内分泌专家Henry Turner(特纳)首次报道本病，故称Turner综合征，也称性腺发育不全综合征，或称45，X或45，XO综合征。

(1) 发病率：在女性新生儿中仅为1/5000～1/3500，在自发流产胚胎中发生率可高达7.5%，在原发闭经中占1/3。

(2) 临床表现：患者表型女性，身材矮小。外生殖器幼稚，卵巢无滤泡，原发闭经，子宫发育不全。第二性征发育差，乳房不发育，乳间距宽，稀少阴毛。后发际低，有蹼颈，肘外翻(图5-33)。50%患者伴有主动脉狭窄、马蹄肾畸形、嵴纹数增高等。智力可正常或轻度障碍。对于该病患者在青春期给予雌激素治疗，可以改善第二性征，身高有一定程度的增高，但一般无生育能力。

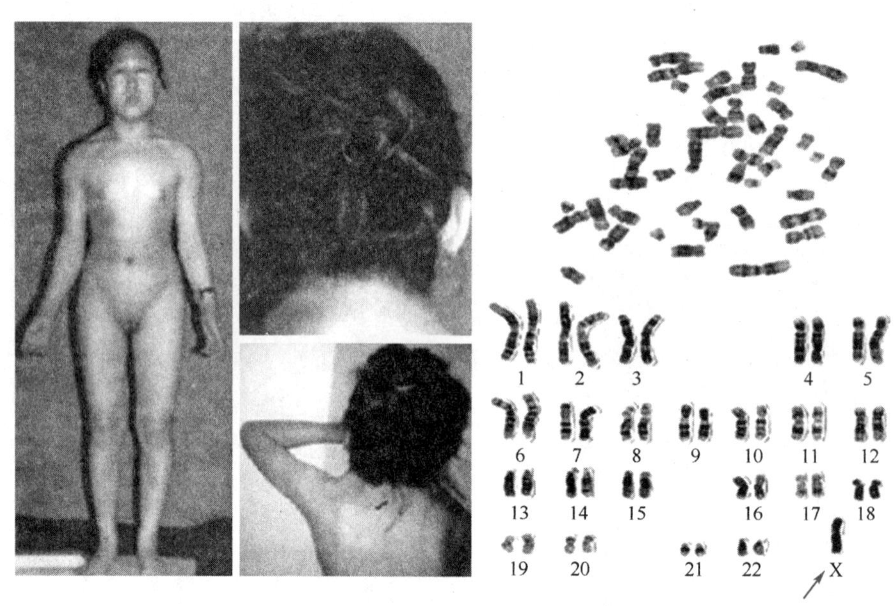

图5-33　Turner综合征患者及核型

考点：染色体数目畸变所致疾病的核型

(3) 遗传分型：患者核型多为45，X，一般认为发生原因是父母之一在形成生殖细胞时性染色体发生了不分离，约75%发生在父方。除X单体型外，还有嵌合型46，XX/45，X和结构异常的核型。

二、染色体结构异常及所致疾病

(一) 染色体结构异常

染色体或染色单体发生断裂后经非正常连接而形成染色体结构的异常，主要有四种类型。

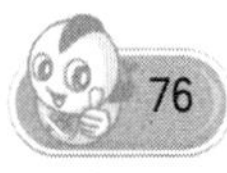

1. 缺失(deletion, del)　指染色体某处发生断裂后片段丢失形成的一种结构畸变，分为末端缺失和中间缺失。①染色体的长臂或短臂的末端发生一次断裂且片段丢失称末端缺失。②染色体的长臂或短臂发生两次断裂，两个断裂点间的片段丢失，而近侧端和远侧端重接称中间缺失(图 5-34)。

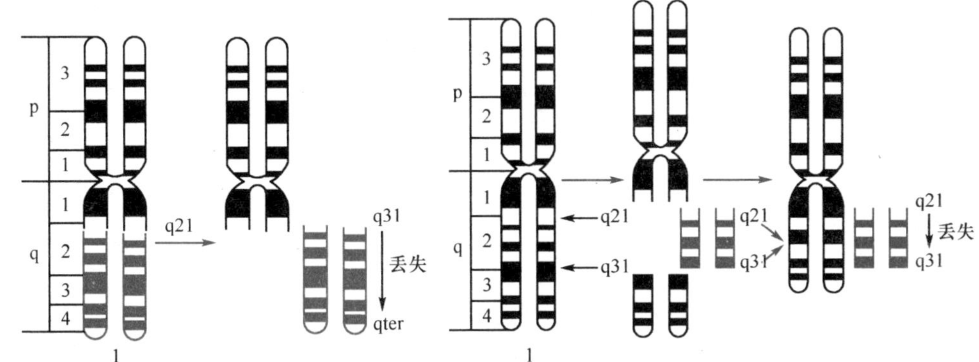

图 5-34　末端缺失与中间缺失

2. 倒位(inversion, inv)　指一条染色体发生两次断裂，两断裂点中间片段旋转 180°又重接，分为臂内倒位和臂间倒位。①一条染色体长臂或短臂内发生二次断裂后，中间片段旋转 180°后重接所形成的倒位称臂内倒位。②一条染色体的长臂和短臂各发生一次断裂后中间片段旋转 180°后重接而形成的倒位称臂间倒位(图 5-35)。

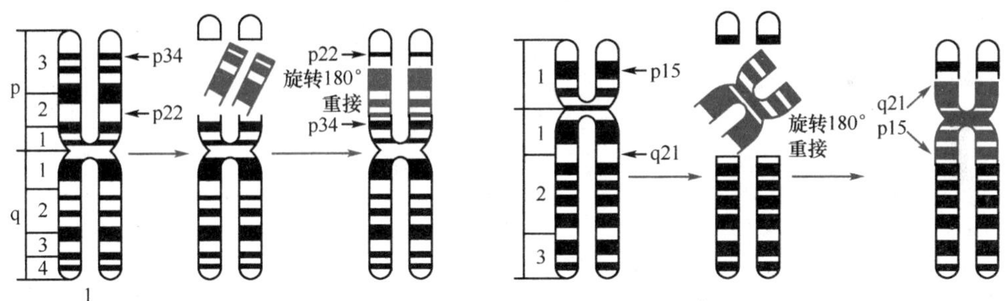

图 5-35　臂内倒位和臂间倒位

3. 重复(duplication, dup)　是染色体上额外增加了与本身相同的片段。其原因是染色体或染色单体发生断裂后形成的断片插入到同源染色体或染色单体中(图 5-36)。

4. 易位(translocation, t)　指非同源染色体之间的节段转移所引起的染色体的重排，分为单向易位和相互易位。①一条染色体的断片插入另一条非同源染色体的非末端区段当中，实际上就是一种转座，称单向易位。②两个非同源染色体中，各产生一个断裂，它们之间相互交换由断裂形成的片段，称相互易位或双向易位。如果发生在近端着丝粒染色体之间的相互易位称罗伯逊易位，两条染色体长臂在着丝粒处融合形成一条新染色体，两条染色体短臂往往在细胞分裂时丢失(图 5-37)。

(二) 常染色体结构异常所致疾病

1. $5P^-$ 综合征　1963 年由 Lejeune 等首先报道，因为患儿发出特殊的猫叫样哭声，称为猫叫综合征。1964 年证实是由于 5 号染色体丢失了一个片段所引起，也称为 5 号染色体部分

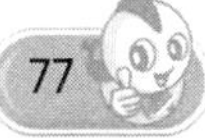

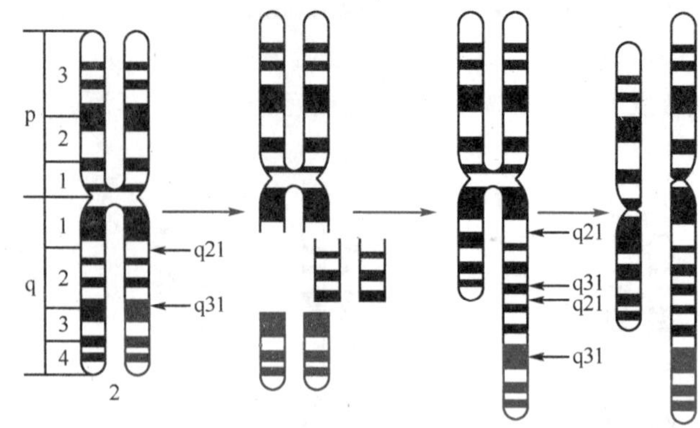

图 5-36　重复

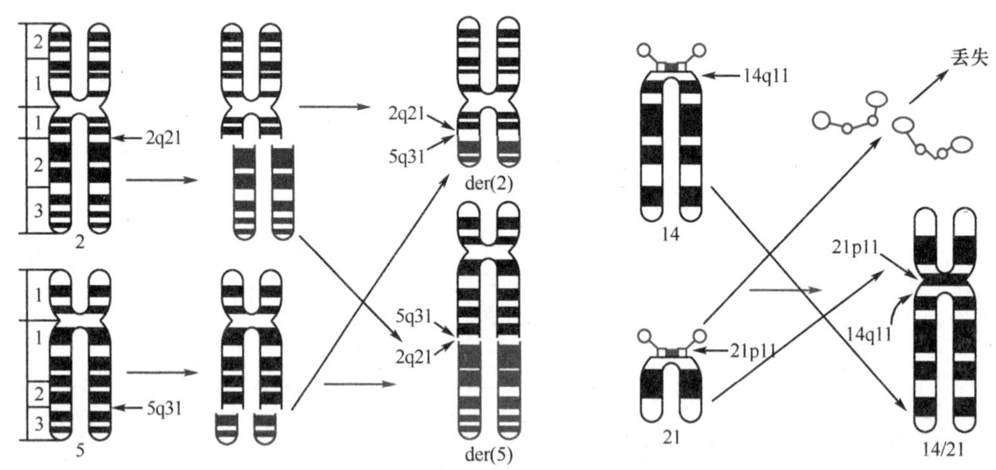

图 5-37　相互易位与罗伯逊易位

缺失综合征，即 5P⁻ 综合征。

(1) 发病率：群体发病率约为 1/50 000，在智能低下儿中占 1%～1.5%，在小儿染色体病中占 1.3%，女孩多于男孩。在常染色体结构异常病儿中居首位。

(2) 临床表现：主要临床特征是出生时小头，脸圆，低耳位，因喉肌发育不良导致哭声尖弱，似猫叫，随年龄增长，猫叫哭声逐渐消失，变成倒三角形脸。患儿还有智力低下，生长发育迟缓，伴有先天性心脏疾病，多有语言障碍(图 5-38)。

(3) 遗传分型：患者的核型是 46，XX(XY)，5P⁻，原因是患者双亲之一在形成生殖细胞时，5 号染色体发生了断裂，产生了 5 号染色体短臂缺失的生殖细胞。

2. 慢性粒细胞白血病(chronic myelogenous leukemia，CML)　这种白血病表现为人体骨髓中的主要粒细胞不受管制地增长，并在血液中积累。

(1) 发病率：世界范围的发病率并不一致，我国的年发病率为 3/100 000，约占各类白血病的 20%，占慢性白血病的 95%。发病年龄分布较广，随年龄的增长有逐步上升的趋势，男性发病率高于女性。

(2) 临床表现：临床上以乏力、消瘦、发热、脾大、骨痛及白细胞异常增高为主要表现(图 5-39)，90%以上的病例可找到 Ph′染色体和 *bcr*/*abl* 融合基因。

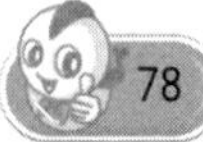

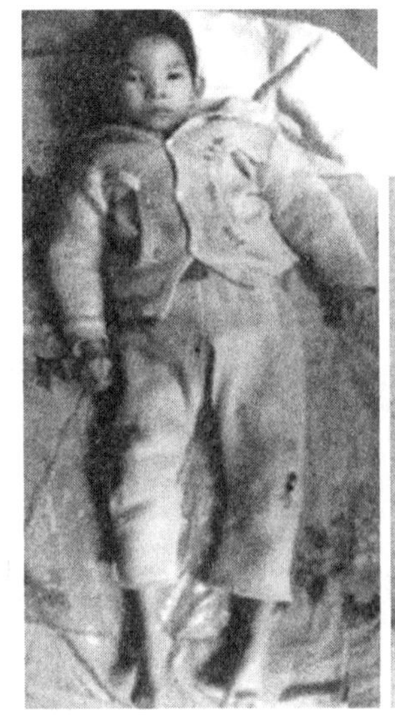
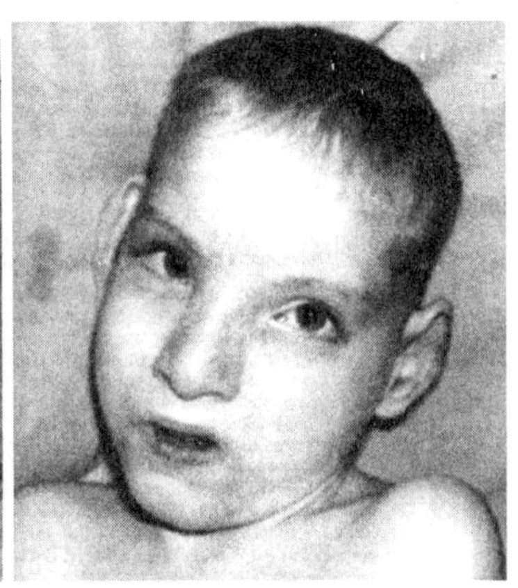

图 5-38　猫叫综合征患者

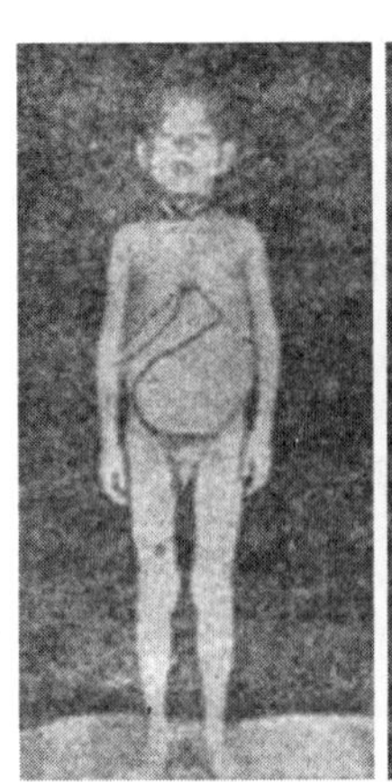
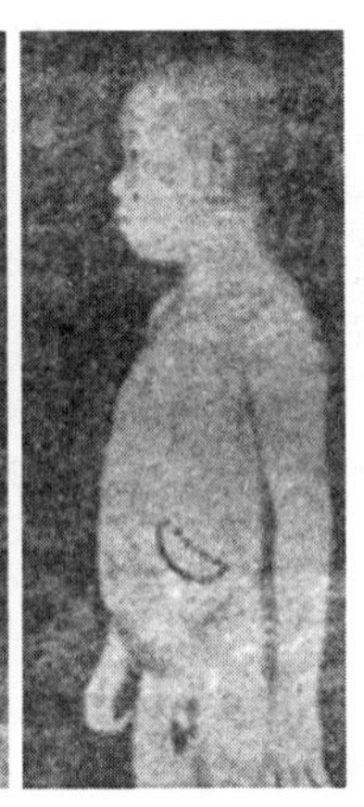
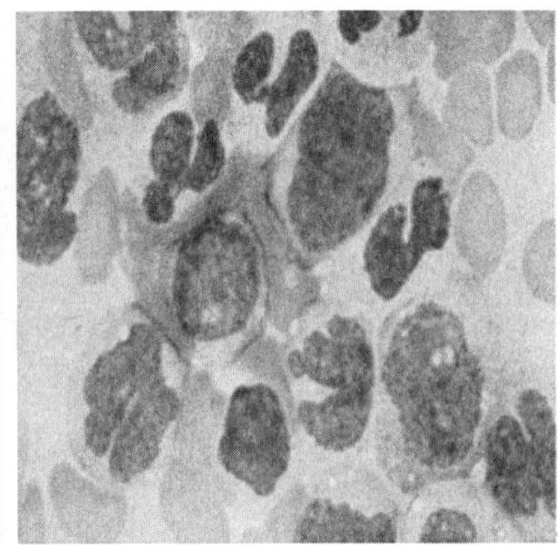

图 5-39　慢性粒细胞白血病患者与血象

（3）遗传分型：患者核型为 46，XX（XY），t（9；22）（q34；q11），即患者的一条 9 号染色体在 q34 处断裂，一条 22 号染色体在 q11 处断裂，相互易位后形成两条异常染色体，较小的称费城染色体（Ph′染色体）。在临床上可分为慢性期、加速期及急变期。

（三）性染色体结构异常所致疾病

脆性 X 综合征　患者一条 X 染色体在 q27.3 处呈细丝样结构，很容易发生断裂，故称脆性部位，这条染色体称为脆性 X 染色体。

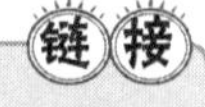

bcr - abl 融合基因

从 Abelson 小鼠白血病病毒中发现的癌基因称 *v-abl*，在研究反转录病毒中确定的细胞原癌基因称 *c-abl*，它的激活可导致细胞的恶性转化，最终导致白血病的发生。慢性粒细胞白血病 9 号染色体上存在 *c-abl* 原癌基因，22 号染色体上存在断裂点聚集区（breakpoint cluster region，bcr），9 号染色体与 22 号染色体易位融合形成 *bcr-abl*（断裂点聚集区-Abelson 小鼠白血病癌基因）融合基因。

考点：染色体结构畸变所致疾病的核型及主要原因

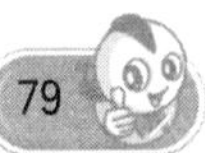

(1) 发病率:在男性群体中发病率较高,为 1/1 500～1/1 000,是发病率仅次于 21 三体综合征的一种染色体病,在男性智力低下者中 10%～20%由本病引起。

(2) 临床表现:主要特征是智力低下,大头,大耳,青春期出现大睾丸;患者还会出现胆怯、忧郁、孤僻、多动等异常行为。

(3) 遗传分型:核型为 46,fraX(q27)Y。

三、两 性 畸 形

两性畸形指某一个体在内外生殖系统或第二性征等方面兼具两性的特征。若患者体内既有男性性腺,又有女性性腺,则称为真两性畸形。若患者体内仅有一种性腺,而外生殖器具有两性的特征,则称为假两性畸形。

(一) 真两性畸形

真两性畸形患者体内独立存在睾丸和卵巢,或两者融合成卵巢睾。外生殖器及第二性征不同程度地介于两性之间,社会性别可为男性或女性,约 2/3 患者的外生殖器表现为男性。核型有 46,XX、46,XY、46,XX/46,XY 等情况。

(二) 假两性畸形

假两性畸形患者体内仅有一种性腺,外表和第二性征极为模糊,难判定性别。

1. 男性假两性畸形　又称男性女性化。患者核型为 46,XY,外观似正常的女性,外生殖器也似女性,有阴唇和阴道,但阴道短浅,末端为一盲端,体内有睾丸组织。

考点: 两性畸形的类型

2. 女性假两性畸形　又称女性男性化。患者核型为 46,XX,第二性征多为男性,但性腺为卵巢。外生殖器兼具两性特征,阴蒂肥大为最常见,也有两侧阴唇愈合形成尿道下裂者,有阴囊者多中空,原发闭经。

第 4 节　遗传性酶病与分子病

考点: 分子病的概念

基因对性状的控制是通过控制蛋白质合成实现的,因此碱基种类或顺序发生改变,往往会导致肽链中氨基酸种类或顺序发生相应改变。酶属于蛋白质,因此基因突变可引起蛋白质或酶改变,引起相应的疾病。基因突变导致蛋白质分子结构或数量的异常,引起机体功能障碍的一类疾病称分子病。基因突变造成酶结构或数量的异常,引起机体代谢过程不能正常进行的一类疾病称遗传性酶病,或者称遗传性代谢缺陷。

一、遗传性酶病

(一) 遗传性酶病发生机制

人体的正常代谢是由许多代谢反应交织成的平衡体系,每步反应需要酶的参与调节。如果发生基因突变,引起酶缺乏或活性异常,影响相应生化反应,打破正常的平衡,造成代谢紊乱而致病。

考点: 遗传性酶病的发病机制

人体某代谢过程中,A 底物在 AB、BC、CD 3 种酶的催化下经过 B、C 阶段最后形成产物 D。假如基因 CD 突变成 CD′,经过转录和翻译生成的酶就会出现异常,C→D 的反应不能顺利进行甚至停止,结果是最终产物 D 缺乏,代谢中间产物 C 积累,代谢前身物 A 或 B 转向旁路代谢,造成代谢紊乱引起代谢性遗传病(图 5-40)。

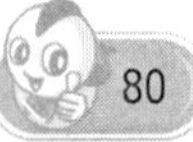

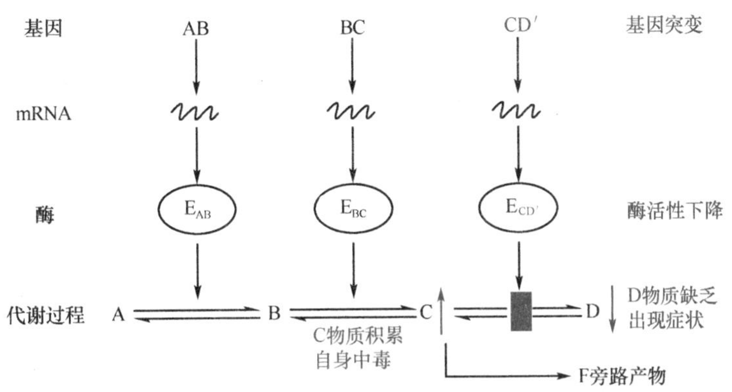

图 5-40　遗传性代谢缺陷发病机制示意图

（二）氨基酸代谢缺陷

遗传性代谢缺陷类型比较多，比较典型的实例是苯丙氨酸代谢障碍影响性状发育，出现白化病、苯丙酮尿症和尿黑酸尿症。

1. 白化病　患者的隐性致病基因纯合导致酪氨酸酶缺乏，不能形成黑色素，结果导致白化病。患者皮肤、毛发等缺乏黑色素，因此全身毛发白色，皮肤、虹膜等淡红色，畏光，眼球震颤。

2. 苯病酮尿症　患者的隐性致病基因纯合导致苯丙氨酸羟化酶缺乏，使苯丙氨酸不能变成酪氨酸，而形成苯丙酮酸，大量积聚在血液和脑脊液中，部分随尿排出，产生苯丙酮尿症。患儿出生时无特殊症状，头发乌黑，偶有呕吐及湿疹；5～6 个月后出现智力低下，头发逐渐变黄，身体有霉臭味，尿有鼠尿味；有反复发作的惊厥，肌张力高等（图 5-41）。

考点： 白化病、苯丙酮尿症、尿黑酸尿症的临床表现及其病因

3. 尿黑酸尿症　患者的隐性致病基因纯合导致尿黑酸氧化酶缺乏，导致尿黑酸积聚在血液中，部分随尿液排出所致。患儿出生可以无症状，但是尿液会变黑，因尿黑酸氧化所致。20 岁以后在巩膜、耳部、鼻、双颊出现弥漫性色素沉着，呈灰黑色或褐色，称褐黄病；沉积在关节时产生关节炎（图 5-42）。

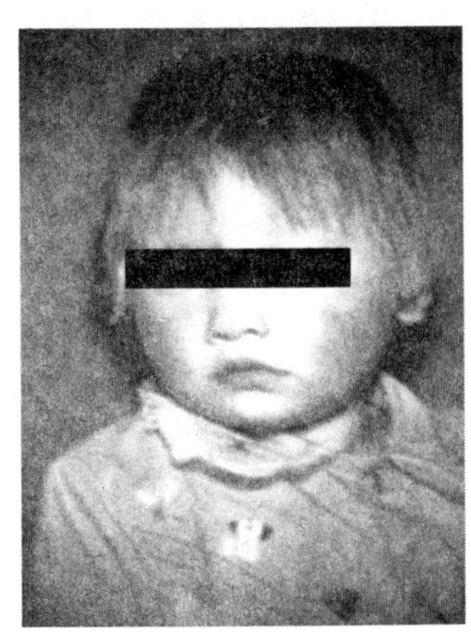

图 5-41　苯丙酮尿症患者

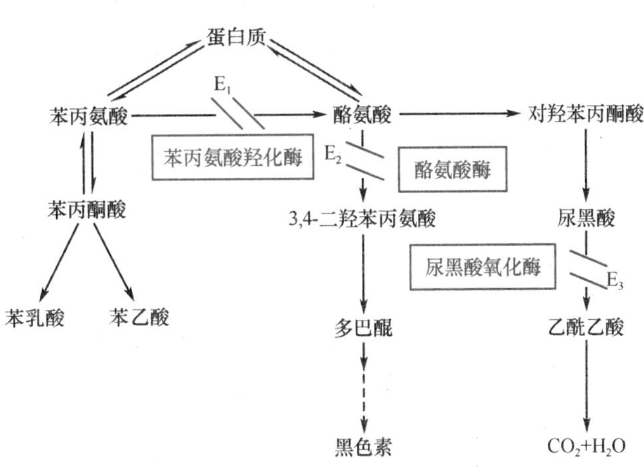

图 5-42　苯丙氨酸代谢示意图

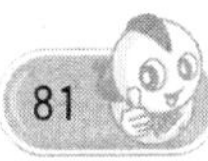

二、分　子　病

根据蛋白质的功能，分子病有血红蛋白病、血浆蛋白病、受体病、膜蛋白病和胶原蛋白病等。血红蛋白病研究最深入、最透彻的一组分子病，主要有镰状细胞贫血和地中海贫血。

血红蛋白(Hb)由血红素和珠蛋白构成的结合蛋白，每个珠蛋白分子包括2条α链和2条β链。α链由141个氨基酸组成，β链由146个氨基酸组成(图5-43)。

考点：镰状细胞贫血的临床表现及病因

1. 镰状细胞贫血　镰形红细胞贫血的病因是由于编码血红蛋白β链的基因发生点突变，从正常的A变为T，使β链N端的第6位遗传密码由GAG变成GTG，导致转录的mRNA由GAG变成了GUG，因此第6位的谷氨酸被缬氨酸取代(图5-44)，导致正常的血红蛋白(HbA)变成了异常的血红蛋白(HbS)。患者有存在HbS的红细胞，在氧分压低时，扭曲成镰刀状，镰形红细胞变形性降低，很难通过微循环，使血液黏度增加，容易阻塞局部血液循环，引起骨骼肌、脾、肺等器官缺氧、缺血，甚至坏死。同时镰形红细胞通过狭窄毛细血管时易破裂，导致溶血性贫血。

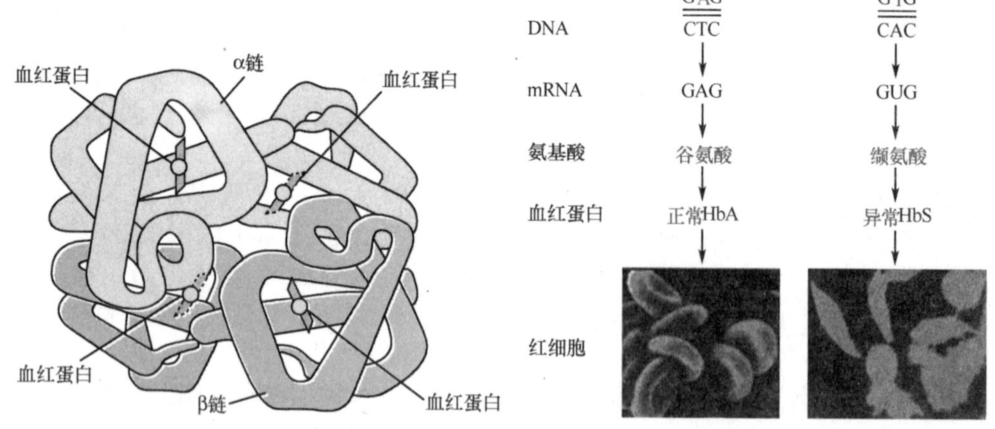

图5-43　血红蛋白构成示意图

图5-44　镰状细胞贫血的发病机制

2. 地中海贫血　由于珠蛋白中肽链合成障碍，出现肽链数量不平衡，导致溶血性贫血称地中海贫血。α链合成障碍的称α地中海贫血，β链合成障碍的称β地中海贫血。

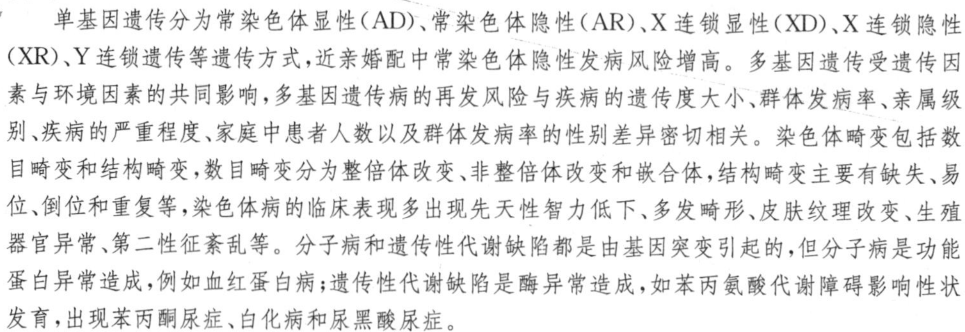

小结

单基因遗传分为常染色体显性(AD)、常染色体隐性(AR)、X连锁显性(XD)、X连锁隐性(XR)、Y连锁遗传等遗传方式，近亲婚配中常染色体隐性发病风险增高。多基因遗传受遗传因素与环境因素的共同影响，多基因遗传病的再发风险与疾病的遗传度大小、群体发病率、亲属级别、疾病的严重程度、家庭中患者人数以及群体发病率的性别差异密切相关。染色体畸变包括数目畸变和结构畸变，数目畸变分为整倍体改变、非整倍体改变和嵌合体，结构畸变主要有缺失、易位、倒位和重复等，染色体病的临床表现多出现先天性智力低下、多发畸形、皮肤纹理改变、生殖器官异常、第二性征紊乱等。分子病和遗传性代谢缺陷都是由基因突变引起的，但分子病是功能蛋白异常造成，例如血红蛋白病；遗传性代谢缺陷是酶异常造成，如苯丙氨酸代谢障碍影响性状发育，出现苯丙酮尿症、白化病和尿黑酸尿症。

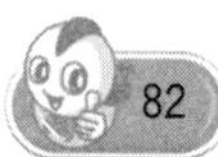

自测题

一、名词解释

1. 不完全显性遗传　2. 共显性遗传　3. 易患性
4. 嵌合体　5. 三体　6. 分子病

二、填空题

1. 单基因遗传病有五种遗传方式:AD 为________;AR ________;XD ________;XR ________以及 Y 连锁遗传。AD 又可分为________、________、________、________、________等遗传方式。
2. 男性的生殖细胞中,只有一条________,Y 染色体上缺少________片段,无相应的________,叫半合子。
3. 人类有些遗传性状或遗传病的遗传基础不是受一对等位基因,而是受等位基因控制,每对基因之间没有________与________的区别,而呈________。
4. 单基因遗传的性状属于________性状,多基因遗传性状属于________性状。
5. 数量性状除受多基因的遗传基础影响外,还常受________的影响。
6. 染色体结构畸变主要有________、________、________、________。
7. 21 三体综合征的核型有________、________和________三种类型。
8. 染色体病的临床表现有________、________、________、________等。
9. 基因突变可导致________和________两大类遗传病。
10. 血红蛋白由________和________组成。
11. 苯丙氨酸代谢障碍可引起________、________和________疾病。

三、单选题

1. 人类耳垂(AD)受遗传基因控制,有耳垂的人为显性和无耳垂的人结婚,子女中 3 人有耳垂,2 人无耳垂,这对夫妇的基因最可能为(　　)
A. $RR\times rr$　B. $Rr\times rr$　C. $RR\times Rr$
D. $Rr\times Rr$　E. $rr\times rr$
2. 父母亲都为成年多囊肾(AD)患者,请问他们子女每胎得病的危险率是(　　)
A. 0　B. 25%　C. 50%
D. 75%　E. 100%
3. 尿黑酸尿症的遗传方式为 AR,父母的基因型为 $Aa\times Aa$,试问其子女的表型为(　　)
A. 100%为患者
B. 100%为正常
C. 50%患者、50%为正常
D. 25%为正常、75%为患者
E. 75%为正常、25%为患者
4. 父亲血型 O 型,他的基因型是(　　)
A. I^AI^B　B. I^Ai　C. I^Bi
D. ii　E. I^AI^A
5. 父亲为白化病(AR),母亲为携带者,他们生出白化病患儿的概率是(　　)
A. 1/8　B. 0　C. 1/2
D. 1/4　E. 3/8
6. 在医学遗传学中,表兄妹之间的亲缘系数为(　　)
A. 1/8　B. 1　C. 1/2
D. 1/4　E. 3/8
7. 一个红绿色盲(XR)男性个体与一健康的无亲属关系的女性(基因型 X^BX^B)婚配,后代子女患病情况如何?(　　)
A. 所有的女儿都发病,所有的儿子都正常
B. 儿女表型正常
C. 所有的儿子都正常,所有的女儿都是携带者
D. 儿女均有 1/2 可能性发病
E. 儿女均有 1/4 可能性发病
8. 在一家系谱中,第一、二、三代都无患者,但由于第三代为表兄妹结婚,第四代出现了一个男性患者和一个女性患者,请问这种病最可能属(　　)
A. AD 遗传　B. AR 遗传　C. XD 遗传
D. XR 遗传　E. 多基因遗传
9. 父亲血型 O 型,母亲血型 B 型,所生子女(　　)
A. 只有 A 型　B. 只有 O 型
C. 只有 B 型　D. 只有 B 型或 O 型
E. A 型、B 型、AB 型、O 型可能性均有
10. 父亲为抗维生素 D 佝偻病(XD)患者,母亲为正常人,其子女每胎发病的危险率为(　　)
A. 儿子和女儿都不发病
B. 儿子 100%为患者,女儿 100%为正常人
C. 儿子中 50%可能为患者,女儿中 50%可能

为患者

D. 儿子中100%可能为患者，女儿中100%为正常人

E. 儿子100%正常人，女儿100%为患者

11. 一个血友病(XR)男性患者的基因型(　　)

A. X^BX^B　B. X^BX^b　C. X^bY

D. X^BY　E. X^bX^b

12. 决定多基因性状或疾病的基因是(　　)

A. 单基因　B. 微效基因　C. 显性基因

D. 隐性基因　E. 外源基因

13. 多基因病发病特点与风险估计中，与下列哪个因素无关？(　　)

A. 群体发病率　B. 出生顺序

C. 病情轻重　D. 遗传度

E. 发病人数　F. 表兄妹

G. 侄子和侄女

14. 下例哪种疾病不属于多基因遗传病？(　　)

A. 哮喘　B. 早发型糖尿病

C. 先天性髋关节脱位　D. 苯丙酮尿症

E. 原发性高血压

15. 先天性幽门狭窄是多基因遗传病，男性发病率为0.5%，而女性发病率为0.1%，下列哪一种情况发病率最高？(　　)

A. 男性患者的儿子　B. 男性患者的女儿

C. 女性患者的儿子　D. 女性患者的女儿

E. 以上都不是

16. 下列疾病属于常染色体结构畸变引起的是(　　)

A. 先天愚型

B. 先天性睾丸发育不全综合征

C. 猫叫综合征

D. 脆性X综合征

E. 脊柱裂

17. 某体细胞中染色体的数目在二倍体的基础上增加一条可形成(　　)

A. 三倍体　B. 三体　C. 单体

D. 嵌合体　E. 亚二倍体

18. 猫叫综合征的典型临床表现有(　　)

A. 哭声似猫叫

B. 摇椅形足

C. 伸舌样痴呆

D. 大头、大耳、大睾丸

E. 角弓反张

19. 下列核型是先天愚型的是(　　)

A. 46，fraX(q27)Y　B. 47，XX(XY)，+18

C. 47，XX(XY)，+21　D. 45，X

E. 47，XXY

20. 下列疾病属于分子病的是(　　)

A. 苯丙酮尿症　B. 白化病

C. 尿黑酸尿症　D. 镰状细胞贫血

E. 糖尿病

21. 对镰状细胞贫血叙述错误的是(　　)

A. 基因突变是G变成了C

B. 红细胞由圆饼状变成了镰刀状

C. 谷氨酸变成了缬氨酸

D. 镰形红细胞变形性降低

E. 正常的血红蛋白(HbA)变成了异常的血红蛋白(HbS)

22. 与苯丙酮尿症不符的临床表现是(　　)

A. 尿液有特殊臭味

B. 尿液易变黑

C. 毛发与肤色较淡

D. 智力低下

E. 患儿出生时无特殊症状

四、简答题

1. 短指症是一种常染色体显性遗传病，请问：

(1)病人(*Aa*)与正常人婚配生下短指症患儿的比例是多少？

(2)如果两个短指症病人(*Aa*)结婚，他们的子女患短指症的比例是多少？

2. 先天聋哑是一种常染色体隐性遗传病，一对夫妇均患本病，婚后生了一个先天聋哑儿，他们再次生育时，子女中患本病的风险如何？

3. 在一医院里，同日生下四个孩子，其血型分别是O、A、B和AB型，这四个孩子的双亲的血型是①O与O；②AB与O；③B与B；④A与B；试分析四位孩子的父母对应的血型。

4. 染色体畸变有哪些类型？

5. 列举2种染色体病的病名及临床表现。

6. 说出遗传性代谢缺陷的发病机制。

7. 分析下列家系最可能的遗传方式，并写出先证者及其父母的基因型。

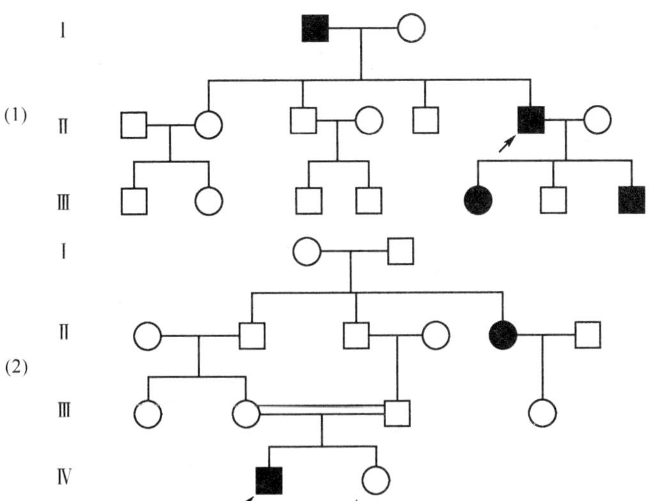
Ⅰ
Ⅱ
Ⅲ
(1)
Ⅰ
Ⅱ
Ⅲ
Ⅳ
(2)

第6章

遗传病的诊断与防治

引言　目前在大多数遗传病和遗传相关性疾病还没有理想的治疗方法的情况下，其诊断和防治就显得特别重要，掌握一些诊断与防治遗传病的原则和方法，将有助于降低遗传病的群体发生率，缓解遗传病患者的痛苦，减少社会负担和提高人口素质。遗传学研究的发展也会进一步推动遗传病的诊断与防治的深入研究和探索。

第1节　遗传病的诊断

遗传病的诊断是进行遗传病预防和治疗的前提。由于遗传性疾病的病种多，往往具有特殊的病因分子基础，不同的遗传病存在许多相似的症状和体征，有些遗传病的症状又和非遗传性疾病的相同，因此，遗传病的诊断既有一般疾病的普遍性诊断方法，也有遗传学的特殊诊断方法。总的来说遗传病的诊断方法包括病史采集、症状与体征、系谱分析、染色体检查、生化检查、基因诊断、皮肤纹理分析和产前诊断等。

一、病史采集

遗传病的病史采集比其他疾病更为重要，因为遗传病的家族聚集性及其传递的规律性决定了病史采集可能获得更多的信息。病史采集的准确性至关重要。病史采集主要通过患者的描述和有关病案的查询，对于发病的原因、过程、地点、治疗情况等都要作详细记录，保证材料的真实性和完整性。除一般病史外，应着重了解患者的家族史、婚姻史和生育史。

二、症状与体征

症状和体征是患者就诊的主要原因，也是遗传病诊断的重要线索。遗传病既有和其他疾病相同的体征和症状，又有其本身特异性症候群，能为诊断提供初步线索。例如，白化病患者皮肤呈白色或淡红色、毛发白化且虹膜及瞳孔浅红色；苯丙酮尿症患者有智力发育不全并伴有特殊腐臭尿液。由于大多数遗传病在婴儿或儿童期即可有体征和症状表现，故除观察外貌特征外，还应注意身体发育快慢、体重增长速度、智力增进情况、性器官及第二性征发育状态、肌张力强弱以及啼哭声是否正常等。

三、系谱分析

系谱分析是诊断遗传病的重要步骤，是指从先证者入手尽可能多地调查其亲属的发病情况，绘出系谱，经过分析以确定疾病遗传方式的一种方法。系谱分析有助于判断患者是否患有遗传病，以及该遗传病属于哪一种遗传方式，从而进一步作出发病风险估计和判断。

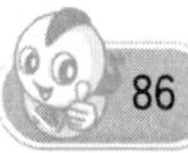

系谱分析常用的步骤：①首先明确某种疾病是否为遗传病。②根据家系图确定该遗传病属于哪种遗传类型：单基因病（AD、AR、XD、XR、Y 连锁）、多基因病、染色体病（染色体数目畸变、染色体结构畸变，常染色体变异、性染色体变异）。③根据遗传方式确定家系中每个成员的基因型。④按照遗传规律估计可能的发病风险。⑤根据发病风险对家庭成员提出处置建议。

进行系谱分析时，应注意以下几点：①系谱调查要做到尽可能完整、准确，一个完整的系谱应有三代以上家庭成员的患病情况、婚姻状况及生育情况。②遇到“隔代遗传”时，要注意区分是显性遗传外显不全，还是隐性遗传所致。③在系谱中除先证者外，找不到其他患者，呈散发现象时，须认真分析是常染色体隐性遗传所致，还是新的基因突变引起。

四、染色体检查

染色体病是遗传病中的一大类疾病，染色体检查（或称核型分析）是确诊染色体病的主要方法，用这种方法已经能够准确地检出很多种染色体病。近年来，随着显带技术的应用，特别是高分辨显带技术的不断发展，遗传病的诊断和定位变得更加准确可靠。

（一）染色体检查的指征

染色体检查的指征主要包括：①明显的生长发育异常、多发畸形、智力低下者。②出现多个先天畸形的家庭成员。③根据症状和体征疑为先天愚型的小儿及其父母。④多发性流产和不育的夫妇。⑤性腺以及外生殖器发育异常者。⑥女性原发性闭经或不育、男性不育者。⑦有两性外生殖器畸形者。⑧恶性血液病病人。⑨接触过超允许剂量的射线或有毒化学物质者。⑩35 岁以上的高龄孕妇。

考点：染色体检查的指征

（二）染色体检查技术

染色体检查技术经历了几十年的发展，技术相对成熟，方法相对固定，染色体检查标本的来源，主要取自外周血，除此之外还可采用活检组织（绒毛膜、手术取材的肿瘤等）、羊水中胎儿脱落细胞和脐血、组织培养物、骨髓、胸腹水等。

五、生化检查

生化检查是从分子水平上诊断遗传病的一种方法，主要是对蛋白质和酶结构或功能活性的检测。该方法特别适用于分子病、先天性代谢缺陷、免疫缺陷等遗传病的检查。基因控制着酶的合成，因此基因实际上也控制细胞内一系列生理生化反应。基因突变所致的单基因遗传病必然导致某些酶的异常，其代谢中间产物、底物、终产物也会发生质和量的变化。通过对这些物质的检测，可以反映基因的病变，如表 6-1 列举了一些可以通过酶活性检测的遗传性代谢缺陷病。

表 6-1　常见遗传性代谢缺陷病（通过酶活性检测的）

疾病名称	检查的酶	材料
苯丙酮尿症	苯丙氨酸羟化酶	肝
白化病	酪氨酸酶	毛
精氨酸琥珀酸尿症	精氨酸代琥珀酸裂解酶	红细胞
组氨酸血症	组氨酸酶	指（趾）甲
胱硫醚尿症	胱硫醚酶	肝、白细胞、成纤维细胞
半乳糖血症	半乳糖磷酸尿苷转移酶	红细胞

续表

疾病名称	检查的酶	材料
酪氨酸血症Ⅰ型	对羧苯丙酮酸羟化酶	肝、肾
酪氨酸血症Ⅱ型	酪氨酸氨基转移酶	肝
黑朦性痴呆	氨基己糖酶	白细胞
糖原累积病Ⅰ型	葡萄糖-6-磷酸酶	肠黏膜
糖原累积病Ⅱ型	α-1,4-葡萄糖苷酶	皮肤成纤维细胞
糖原累积病Ⅲ型	红细胞脱支酶	红细胞
糖原累积病Ⅳ型	支化酶	白细胞、皮肤成纤维细胞
糖原累积病Ⅴ型	肝磷酸化酶	白细胞
进行性肌营养不良	肌酸磷酸激酶	血清

六、基因诊断

基因诊断是利用DNA重组技术，直接从DNA或RNA分子水平检测基因缺陷，从而诊断遗传病的方法。它和传统的诊断方法主要差别在于直接从基因型推断表型，特点是可以越过基因产物（酶和蛋白质）直接检测基因结构而作出诊断。这样不仅可以对患者进行检查，还可以在发病前作出诊断，也可以对有遗传病风险的胎儿作出生前诊断。此外基因诊断不受基因表达的时空限制，也不受取材的细胞类型和发病年龄的限制。这一技术还可以从基因水平了解遗传病的遗传异质性，有效地检出携带者。这一技术的飞速发展，已经在遗传病诊断中发挥了巨大作用，并为遗传病的诊断开辟了新的途径。

基因诊断的基本技术包括核酸杂交、聚合酶链反应、DNA测序、基因芯片技术等。

（一）核酸杂交

核酸杂交是从核酸分子混合液中检测特定大小的核酸分子的传统方法。其原理是核酸变性和复性理论，即双链的核酸分子在某些理化因素作用下双链解开，而在条件恢复后又恢复形成双链结构。

（二）聚合酶链反应（PCR）

聚合酶链反应是体外扩增DNA的常用技术，由于PCR灵敏度高、特异性好、操作方便，所以发展很快。PCR通过变性、退火、延伸的循环周期，使特定的微量的基因或DNA片段在短短的2～3小时扩增数十万倍甚至百万倍，大大缩短了诊断时间。

（三）DNA测序

DNA测序是指测定DNA的核苷酸序列（即碱基排列顺序）。DNA测序是分析基因结构与功能关系的前提。利用DNA测序技术可检测基因确定的突变部位与类型，是目前最基本的一种检测基因突变的方法，如检测基因片段的缺失或插入、动态突变等。DNA测序技术发展很快。

（四）基因芯片技术

基因芯片技术是一种高效准确的DNA序列分析技术，是大规模、高通量分子检测技术。可用于大规模筛查由基因突变所引起的疾病，可以同时检测多个基因和整个基因组的所有突变，是基因诊断技术中一个新型的强大武器，在遗传病和肿瘤的基因诊断中广泛应用。

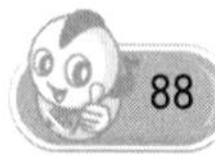

案例6-1

镰状细胞贫血的基因诊断

镰状细胞贫血的基因诊断原理在于其血红蛋白中的β珠蛋白基因发生了突变，其谷氨酸残基(密码子GAG)突变为缬氨酸(密码子GTG)。A→T的变换，改变了限制性内切酶的位点，因此在酶解正常人DNA和患者DNA后再用标记的β珠蛋白基因为探针作Southern杂交时，就会出现不同的DNA条带。限制性内切酶MstⅡ切割的序列是CCTNAGG(其中N是任何一种核苷酸)，切割正常DNA产生1.1kbβ珠蛋白的DNA片段；切割患者DNA时，由于A→T破坏了MstⅡ的位点，便形成了1.3 kbβ珠蛋白的DNA片段。

七、皮肤纹理分析

人体的皮肤由表皮和真皮组成。真皮乳头向表皮突起，构成许多整齐的乳头线称为嵴线，嵴线之间凹陷部分称为沟。皮肤纹理(简称皮纹)是指人的手指和掌面、足趾和跖面的皮嵴和皮沟走向不同而形成的纹理图形。每个人都有特殊的皮肤纹理，在胚胎的第14周就已形成，出生后定形且终生不变，因此皮纹具有高度稳定性的特点。在染色体病的研究中发现染色体病患者大多伴随皮肤纹理的改变，所以皮肤纹理分析可以作为遗传病诊断的一种辅助手段和参考指标。

(一)人类正常皮纹

1. 指纹　是手指端的皮肤纹理，根据指端外侧三叉点(即三组不同方向的嵴纹的交汇点)的数目分为三种类型：弓形纹、箕形纹、斗形纹(图6-1)。

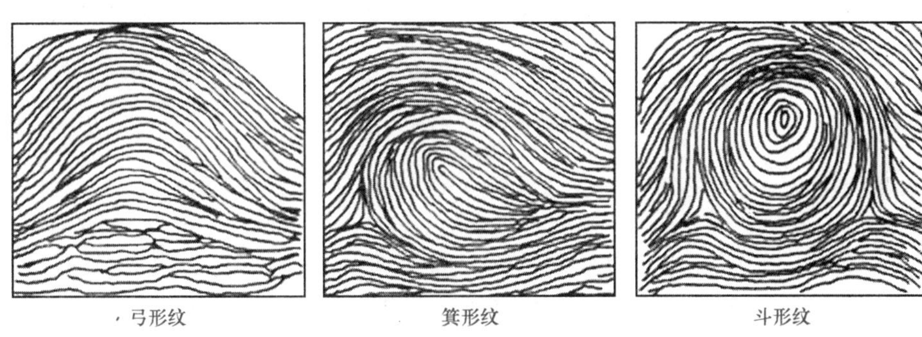

图6-1　各种指纹类型

2. 总指嵴纹数　从箕形纹或斗形纹的中心点到三叉点画一直线，这条直线跨过的嵴纹数目，称为嵴纹计数。弓形纹嵴纹数为0，箕形纹嵴纹数为1，斗形纹嵴纹数为2。十指嵴纹数相加即为总指嵴纹数(TFRC)。

3. 掌纹　手掌中的皮纹称为掌纹，比较重要的是轴三叉点和atd角的测定。atd角是指在示指下有一三叉点a，小指下有一三叉点d，分别引一直线连接位于腕关节褶线远侧的轴三叉点t所形成的夹角。我国正常人atd角平均值为41°。Atd角小于45°用t表示，在45°～56°用t′表示，大于56°用t″表示(图6-2)。

4. 褶线　是指手指和手掌的关节弯曲活动处明显可见的褶纹，分别称为指褶线和掌褶线(图6-3)。

(1) 掌褶线：正常人的手掌褶线有三条：远侧横褶线、近侧横褶线和大鱼际纵褶线。有时远侧横褶线和近侧横褶线连接成一条单一的褶线横贯全掌，称为猿线，我国称为通贯手。根据两者相接的程度不同，又可分为各种变异类型(图 6-4)。

考点：atd 角中 t、t′、t″的含义

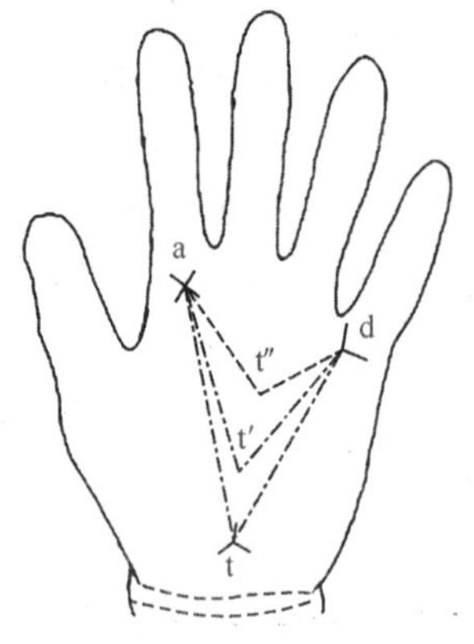

图 6-2　轴三叉点及 atd 角的测量

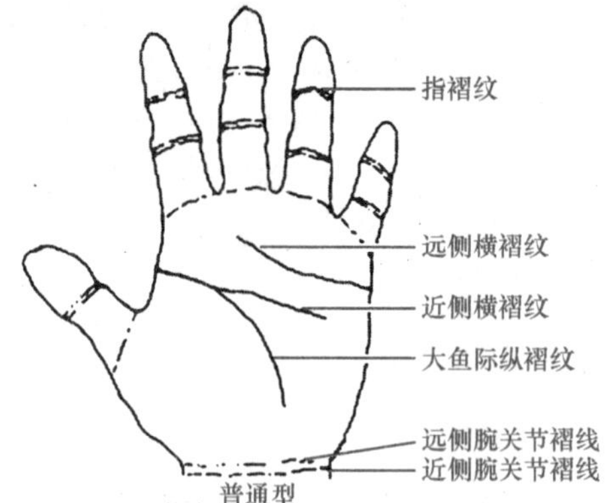

图 6-3　掌褶线及指褶线

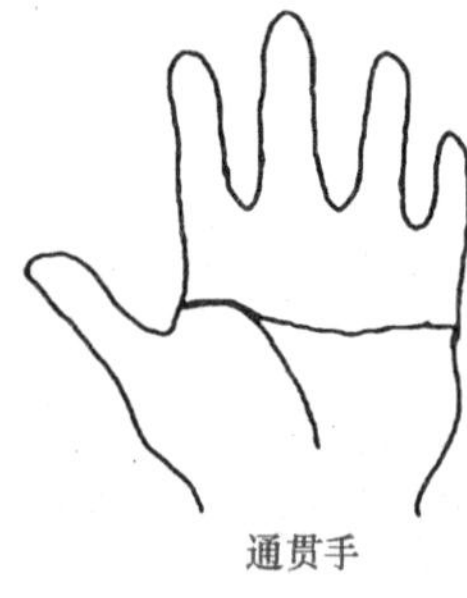

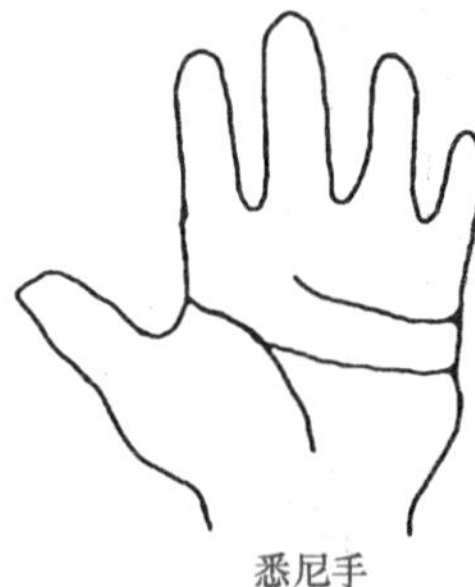

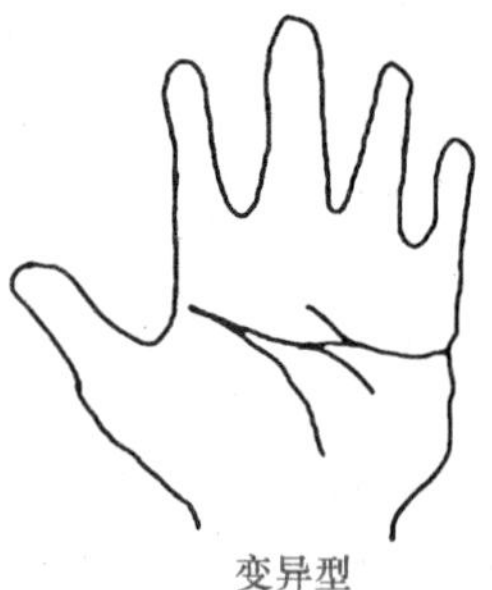

图 6-4　掌褶线的各种异型

(2) 指褶线：正常人除拇指只有一条指褶线外，其余各指都有两条指褶线。

5. 拇趾球部纹型　人的脚趾和脚掌上的皮纹，称为趾纹和跖纹，但具有临床意义的只涉及拇趾球部纹型。拇趾球部的皮肤纹理也有弓、箕、斗等各种图形，并按照皮纹的走向不同可分为下列主要类型：近侧弓、腓侧弓、胫侧弓、远侧箕、腓侧箕、胫侧箕及斗形纹(图 6-5)。

（二）皮纹检查的临床意义

皮纹变化与某些染色体异常、先天性疾病以及不明原因的综合征有一定相关，但它的变化不是特异性的，正常人也可出现异常皮纹，故皮纹分析只能作为诊断旁证或疾病的初筛。现简述几种常见疾病的皮纹变化如下。

1. 21 三体综合征　患者手指斗形纹频率减少，箕形纹增多，TFRC 较少，小指常是单一指褶线，大约有一半患者出现通贯手；atd 角常大于 60°，70%以上患者拇趾球区为胫侧弓形纹。

2. 18 三体综合征　患者手指弓形纹比例增高，80%患者有 7 个以上手指为弓形纹(正常人仅约 1%)，故 TFRC 值低，多为通贯手；约 25%患者为 t″，约 40%的患者小指上为单一褶线。

3. 13 三体综合征　桡箕和弓形纹显著增高，故 TFRC 值低，一半患者双手为通贯手，轴三叉远移；约 81%患者为 t″，拇趾球区腓侧弓占 42%。

4. 性腺发育不全综合征　患者 TFRC 值显著增加，atd 角增大，通贯手亦有所增加，拇趾有大斗形纹和远侧箕。

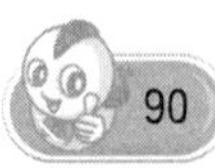

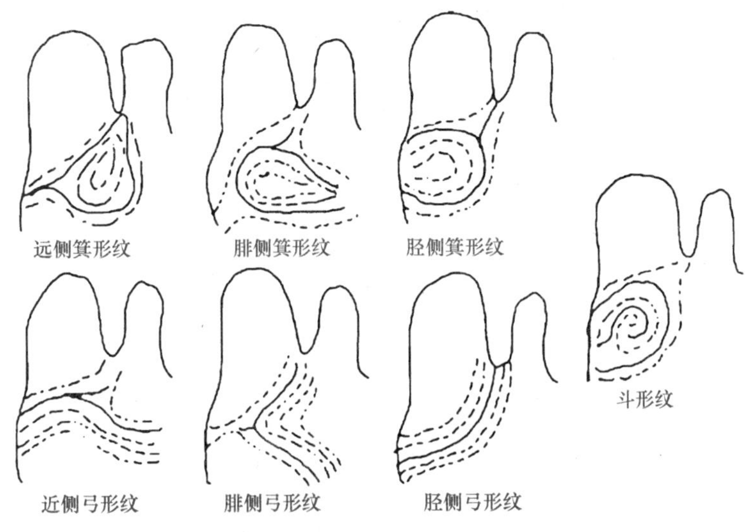

图 6-5　拇趾球部纹型

5. 先天性睾丸发育不全综合征　弓形纹增加，TFRC 值降低。

八、产 前 诊 断

产前诊断是对胚胎或胎儿在出生前是否患有某种遗传病或先天畸形作出的诊断。常用的产前诊断方法有以下几种。

（一）超声波检查

超声波检查是一项简便并对母体无痛无损伤的产前诊断方法，B 型超声波（简称 B 超）应用最广。利用超声波能作出很多的产前诊断（表 6-2），此外还可直接对胎心和胎动进行动态观察，并可摄像记录分析，亦可作胎盘定位，选择羊膜穿刺部位，可引导胎儿镜操作，采集绒毛和脐带血标本供实验室检查等。

表 6-2　利用超声波检查作产前诊断的疾病

诊断部位	疾病
中枢神经系统	无脑畸形、膨脑出、小头畸形、脑积水、全前脑无裂症、积水性无脑畸形、脊髓脊膜膨出
脸和颈	腮裂囊、唇腭裂、水囊状淋巴管瘤、眼间距宽
胸部	先天性心脏病、肺腺囊肿样畸形、肺发育不全、膈疝、小胸腔
肾	多囊肾、肾发育不全、肾盂积水
腹部	十二指肠闭锁、食管闭锁、腹裂畸形、脐脱出
骨骼异常	无指（趾）畸形、多指并指症、肢体畸形、多发性骨折
骨骼发育不良	软骨发育不全、胸部发育不全窒息、脊柱后凸、成骨不全、先天性脊柱发育不良、磷酸酶过少症
水肿	水肿胎、羊水过多或过少

（二）X 线检查

主要用于检查 18 周以后胎儿的骨骼畸形，可以诊断无脑儿、脑积水、脊柱裂等骨骼畸形。但 X 线对胎儿有不良影响，已很少使用。

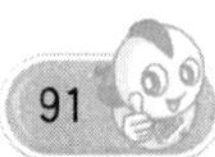

（三）羊膜穿刺术

羊膜穿刺又称羊水取样（图 6-6），是指在 B 超监视下抽取胎儿羊水的方法，是产前诊断最基本的方法之一。抽取羊水最佳时间是妊娠 16～20 周。因为此时羊水多、胎儿浮动，穿刺时进针容易，且不易伤及胎儿。羊水中有胎儿脱落细胞，经体外培养后，可进行染色体分析、酶和蛋白质检测、性染色质检查和提取 DNA 作基因分析；也可不经培养，用微量技术作酶和蛋白质分析或直接提取 DNA 作基因诊断。此法适用于染色体病、遗传性代谢病、神经管缺损等遗传病的检测。

（四）绒毛吸取术

绒毛取样技术在妊娠早期诊断中最常见，绒毛取样（图 6-7）一般于妊娠 7～9 周时进行。取样必须在 B 超监视下进行，用特制导管经宫颈部取样，绒毛经处理（与蜕膜严格分离）或经短期培养后进行染色体分析、酶和蛋白质检测和直接抽取 DNA 进行基因分析。

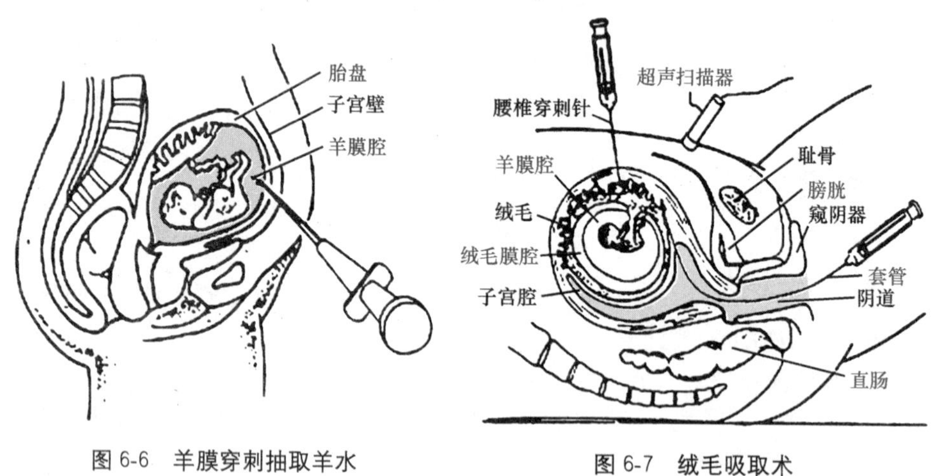

图 6-6　羊膜穿刺抽取羊水

图 6-7　绒毛吸取术

（五）胎儿镜

胎儿镜又称羊膜腔镜或宫腔镜，是一种带有羊膜穿刺的双套管光导纤维内窥镜。能直接观察胎儿，可于怀孕 15～21 周进行操作。主要用于胎儿血的取样、活检和产前诊断。由于该方法操作困难，容易引起多种并发症，加上 B 超的应用，该方法已很少应用。

（六）脐带穿刺术

经母腹抽取胎儿脐静脉血，可在 B 超引导下于孕中期、孕晚期（17～32 周）进行。脐血可用作染色体或血液学各种检查，亦可用于因错过羊水和绒毛取样时机或检查失败的产前诊断。在某些情况下，可代替基因分析。

考点：遗传病诊断的主要方法

（七）孕妇外周血分离胎儿细胞

这是一项非创伤性产前诊断技术，易于被孕妇接受。在孕妇外周血中的胎儿细胞数量虽然不多，但已经可以通过一些标记来识别胎儿细胞。

另外，针对遗传病的不同病症和发病特点，临床实验室检查中还会用一些辅助检查来帮助确诊和了解病情，包括 X 线、心电图、脑电图、肌电图、B 超、各种内镜、造影技术、计算机层析成像（CT）扫描、磁共振等现代医学检查手段。

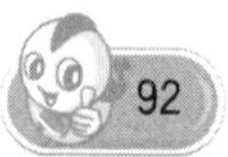

第 2 节　遗传病的防治

一、遗传病的预防

遗传病发病率逐年上升，目前对遗传病的治疗方法还比较有限，有些方法仍不能改变致病基因并达到彻底根治的目的。而且这些方法往往代价极高，难于普遍应用，所以遗传病的预防就显得尤为重要。

遗传病的预防主要是利用遗传学原理和技术，防止遗传病患儿的出生，提高人口素质。遗传病预防的有效措施包括产前诊断、新生儿筛查、携带者的检出、群体普查和遗传咨询等。

遗传病的筛查包括产前诊断和新生儿筛查，产前诊断详见本章第 1 节。

（一）新生儿筛查

新生儿筛查是出生后预防和治疗某些遗传病的有效方法。筛查后即可在症状出现以前进行诊断，以便及时有效地采取治疗措施，防止该病症状的出现。

目前我国主要对苯丙酮尿症、21 三体综合征、半乳糖血症、葡萄糖-6-磷酸脱氢酶缺乏症、先天性甲状腺功能低下等病进行新生儿筛查。在新生儿筛查工作中，必须有完善的遗传病记录，筛查出有问题的新生儿应送到遗传咨询中心，进行进一步确诊，对确诊的患儿提出治疗方案并定期随访。

（二）携带者的检出

携带者是指表现型正常，但携带有致病基因的个体。与单基因隐性遗传病中的携带者相比，现代携带者的概念已经扩大。包括：①携带有隐性致病基因的杂合体。②显性遗传病中的外显不全者。③延迟显性遗传病尚未发病者。④染色体平衡易位或倒位的个体。

携带者的检出对遗传病的预防具有积极意义。对发病率很低的遗传病，一般不做杂合子的群体筛查，仅对患者亲属及其配偶进行筛查，也可以收到好的效果；对发病率高的遗传病，普查携带者效果显著。例如，我国南方各省的 α-地中海贫血症及 β-地中海贫血症的发病率特别高（约占人群的 10%），因此检出双方均为 α-地中海贫血症或 β-地中海贫血症杂合子的机会很多。

（三）群体普查

为了控制遗传病在群体中的流行，首先要对某一地区的人群进行普查，明确该地区危害严重的遗传病病种、危害程度、患者数量等。例如，在东北三省高发神经管缺损，可以针对这一地区进行该病的普查。普查所采用的方法应该简便易行，选点要有代表性，应建立普查组织系统。普查前应制定明确的诊断标准，设计简要的一级筛查表；对普查时可能遇到的问题，在开始普查前应做好安排，以确保普查的质量。

考点：遗传病预防的有效措施

（四）遗传咨询

遗传咨询，又称遗传商谈，是通过咨询医生与咨询者共同商讨咨询者提出的各种遗传学问题，并在咨询医生指导帮助下，合理解决问题的全过程（详见第 7 章第 2 节）。

二、遗传病的治疗

对于遗传病的治疗，通常只是改善或矫正患者的临床症状，还没有根治的方法。随着分子生物学和医学遗传学的发展，特别是重组 DNA 技术的应用，使得临床诊断和临床检测技术

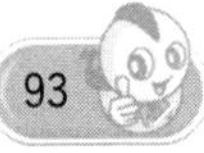

迅速提高,遗传病的治疗已经从手术治疗、药物治疗和饮食治疗等传统治疗方法进入到了基因治疗阶段,为遗传病的治疗开拓了更为广阔的前景。下面介绍遗传病治疗的几种主要方法。

(一)手术治疗

应用外科手术的方法切除或修补病损器官,或用移植器官的方法来治疗某些遗传病,是目前治疗遗传病最常用的方法。手术治疗主要包括手术矫正和组织器官移植。

1. 手术矫正 对遗传病造成的先天畸形可以通过手术修补矫治,例如,唇裂、腭裂、先天性心脏病、外生殖器畸形等的手术矫正。对某些先天性代谢病可以手术的方式调整体内某些物质的生化水平,例如,通过脾切除治疗遗传性球形细胞增多症,回肠—空肠旁路术可以使得肠管胆固醇吸收减少,从而降低高蛋白血症患者的胆固醇浓度等。

2. 组织器官移植 通过器官移植可以用正常的器官替换病损的器官,例如,通过骨髓移植治疗地中海贫血病,胰腺移植治疗胰岛素依赖性糖尿病,肾移植治疗先天性肾病综合征、家族性多囊肾、胱氨酸病等。

(二)药物治疗

考点:药物治疗的原则

药物治疗的原则是"去其所余,补其所缺"。例如,对于家族性高胆固醇血症患者,可以口服考来烯胺来降低患者血液中的胆固醇;肝豆状核变性是一种铜代谢障碍性疾病,铜在肝细胞和神经细胞中贮积过多,从而损伤细胞导致疾病,所以在限制铜摄入的同时,用*D*-青霉胺促进铜的排出,就可以缓解病人症状;对于垂体性侏儒症患者可以用补充生长激素来进行治疗;对于先天性肾上腺皮质增生症患者,可以用类固醇激素进行治疗,等等。

(三)饮食治疗

考点:饮食治疗的原则

饮食治疗的原则是"禁其所忌,补其所需",就是限制摄入已大量蓄积的代谢物及代谢前物质,补充因代谢异常而造成的机体缺乏的某种必需物质,以维持代谢平衡。它包括对于孕妇的产前治疗和现症患者的治疗。例如,给孕妇服用叶酸可以降低神经管缺损患儿发病的几率;给维生素D依赖性佝偻病病人,服用富含维生素D的食物可使体内的血钙增加而促进骨骼发育;用低苯丙氨酸饮食疗法治疗苯丙酮尿症患儿;对G-6-PD(葡萄糖-6-磷酸脱氢酶)缺乏者禁食蚕豆或奎宁类药物,以免引起患者出现溶血性贫血。

(四)基因治疗

基因治疗是指将外源性的正常基因(或有特定功能的基因)通过基因转移技术导入靶细胞,并在一定条件下产生治疗作用的治疗方式。随着分子遗传学的发展和基因治疗研究的深入,目前认为将遗传物质转移到机体内的治疗方法均可称之为基因治疗。

基因治疗的种类:

(1) 生殖细胞基因治疗:即将正常基因转移到遗传病患者的精子、卵子或受精卵中,使其发育成正常个体。显然,这是根治遗传病的方法,但目前由于伦理、社会等因素较难适用于人类。

(2) 体细胞基因治疗:即将正常基因转移到体细胞,使之表达基因产物,从而达到治疗目的。因其治疗只涉及体细胞的遗传转变,不影响下一代,现在已经广泛应用。

基因治疗的临床应用:

在临床上经过基因治疗取得一定治疗效果的遗传病有先天性免疫缺陷病腺苷脱氨酶(ADA)缺乏症、血友病B、囊性纤维化(CF)、α-抗胰蛋白酶缺乏、家族性高胆固醇血症等。

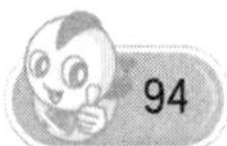

目前科学家已经完成了大量的体外基因治疗或动物体外基因治疗工作，已鉴定的认为可能有治疗价值的基因数量迅速增加，有很多已经进入临床试验阶段。当然基因治疗依然存在着相当多的问题，有待进一步的探索和研究。相信随着“人类基因组计划”的实施及 DNA 重组技术的发展，基因治疗将成为根治遗传病，改善人类遗传素质的重要手段。

链接

基因治疗的研究是生物医学的热点问题。1990 年，Anderson 等人在两例先天性免疫缺陷病腺苷脱氨酶（ADA）缺乏症的患儿身上导入正常 ada 基因，开创了国际首例人类基因治疗试验，并获得成功。

考点： 遗传病常用的治疗方法

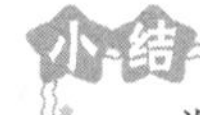

遗传病的诊断方法包括病史采集、症状与体征、系谱分析、染色体检查、生化检查、基因诊断、皮肤纹理分析和产前诊断。遗传病有效的预防措施包括产前诊断、新生儿筛查、携带者的检出、群体普查和遗传咨询等。遗传病治疗的主要方法有手术治疗、药物治疗、饮食治疗和基因治疗。

自测题

一、名词解释

1. 系谱分析　2. 基因诊断

二、填空题

1. 生化检查是从分子水平上诊断遗传病的一种方法，主要是对蛋白质和酶结构或功能活性的检测。该方法特别适用于________、________免疫缺陷等遗传病的检查。
2. 基因诊断的基本技术包括________、________、________和基因芯片技术等。
3. 遗传病治疗中，药物治疗的原则是________、________，食物治疗的原则是________、________。

三、单选题

1. 遗传病病史采集的准确性至关重要。除一般病史外，应着重了解患者的婚姻史、生育史和（　　）
   A. 传染病史　　B. 发热
   C. 性染色质　　D. 染色体
   E. 家族史
2. 家系调查的主要目的是（　　）
   A. 了解发病人数　　B. 了解疾病的遗传方式
   C. 了解治疗效果　　D. 收集病例
   E. 便于与患者联系
3. 我国正常人 atd 角平均值为（　　）
   A. 70°　　B. 45°
   C. 41°　　D. 56°
   E. 65°
4. 产前诊断应用最广的方法为（　　）
   A. X 线　　B. 胎儿镜
   C. B 超　　D. 羊膜穿刺术
   E. 绒毛吸取术

四、简答题

1. 遗传病的诊断方法有哪些？
2. 请说出遗传病预防的有效措施。

第7章

遗传与优生

引言　我国是人口大国，也是出生缺陷高发国家。据监测数据显示，我国每年有20万～30万肉眼可见先天畸形儿出生，加上出生后数月和数年才显现出来的缺陷，出生缺陷儿童总数高达80万～120万，占每年出生人口总数的4%～6%。最常见的7种出生缺陷依次是：先天性心脏病、唇腭裂、脑积水、染色体异常、非窒息导致的脑瘫、眼部畸形、神经管缺陷。造成出生缺陷的原因有多种，其中遗传因素是重要原因之一。"控制人口数量，提高人口素质"是我国计划生育工作所采取的综合措施，随着我国计划生育工作的开展，尤其是国家以法律的形式提出"稳定现行生育政策，鼓励公民晚婚晚育，提倡一对夫妻生育一个子女"以后，我国的计划生育工作便逐渐由过去单纯注重控制人口数量转变为在稳定低生育水平的同时，注重提高出生人口的质量，改善人口结构。认识到要少生，必须优生；要优生，必须少生。因此，优生关系到每个家庭和个人的健康和幸福，关系到民族的繁荣和社会的进步。

第1节　优　生　学

案例7-1

一对婚姻适龄青年来访，诉说两人准备结婚，两人表型正常，但女方有一个患有白化病的弟弟，担心婚后生出白化病患儿，故要求给予婚姻指导。

问题：如果你是咨询医生，应该如何处理？

考点：优生学的概念

一、优生学的概念

优生学(eugenics)是研究应用遗传学的原理、方法或通过改善个体发育环境，从而改善人类素质的学科。优生学作为一门学科只有120多年的历史，但优生的思想和实践在古代的东方和西方早已出现。

链接

后汉书《冯勒传》中记载，冯勒的祖父因自己身材矮小，恐怕子孙都像他自己，于是就给儿子娶了一个身材高大的妻子，生了冯勒，身长八尺三寸。古希腊哲学家柏拉图(Plato)主张父50岁，母40岁以上生的子女都不可留。古代斯巴达人规定低能的男女结婚要受刑罚，畸形儿童要弃入山谷。这些史实都表明古代人早已有了防止劣质婴儿出生和提高家庭和部族人口质量原始的"优生"概念。

二、优生学的分类

根据优生工作中所采取的措施，可将优生学分为两类：负优生学和正优生学。

（一）负优生学

负优生学又称预防性优生学，是研究采取怎样的措施来降低人群中不利表型的基因频率，从而减少或阻止遗传病患儿出生。如携带者检出、遗传咨询、新生儿筛查、选择性流产、环境保护、改善个体发育环境等均属负优生学研究范畴。目前我国的优生工作主要

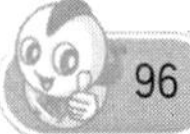

以负优生学为主。

（二）正优生学

正优生学又称演进性优生学，是研究采取怎样的措施来增加人群中有利表型的基因频率。目前临床上所采取的人工授精、体外受精-胚胎移植、重组 DNA 技术及相关技术均属此范畴。

三、优生优育咨询

所谓优生即“生”得“优”，是指通过采取相应措施减少或消除遗传病的发生，使每个家庭都有健康的孩子，其侧重点是改善人群中的基因型。优育即“育”得优，是指通过采取相应措施改善个体发育环境，使优良的遗传素质能够得以充分表现，其侧重点是关心个体的表现型。因为，如果一个没有遗传病的胎儿或婴儿，得不到孕期及婴幼儿期很好的哺育和教育，很难保证有身心健康的后代。优生、优育咨询就是由咨询医生就咨询者提出的有关优生、优育问题有针对性地进行解答，帮助咨询者选择相应对策的过程。根据个体发育的不同阶段，优生、优育咨询主要包括以下几个方面内容。

（一）婚前期优生优育咨询

1. 择偶　在谈婚论嫁之前，男女双方要注意了解对方及其家庭成员身体健康方面的信息，是否有什么严重的疾病或遗传病，做到知己知彼，心中有数，以免因日后出现不孕或生下缺陷儿而致夫妻不和、家庭破裂。有学者将此称为优恋。

2. 婚前保健服务　婚前保健服务是对准备结婚的男女双方，在结婚登记前所进行的婚前医学检查、婚前卫生指导和婚前卫生咨询服务。①婚前医学检查是对准备结婚的男女双方可能患影响结婚和生育的疾病进行的医学检查，包括询问病史、体格检查、常规辅助检查和其他特殊检查。婚前医学检查的主要疾病包括严重遗传性疾病、指定传染病及有关精神病。根据婚前医学检查结果提出医学建议，即哪些情况“建议不宜结婚”，哪些情况“建议不宜生育”，哪些情况“建议采取医学措施，尊重受检者意愿”。②婚前卫生指导是对准备结婚的男女双方进行的以生殖健康为核心，与结婚和生育有关的保健知识的宣传教育。内容包括有关性保健和性教育、新婚避孕知识及计划生育指导、受孕前的准备、环境和疾病对后代影响等孕前保健知识、遗传病的基本知识、影响婚育的有关疾病的基本知识及其他生殖健康知识。③婚前卫生咨询是指婚检医生针对医学检查结果发现的异常情况以及服务对象提出的具体问题进行解答，交换意见，提供信息，帮助受检对象在知情的基础上作出适宜的决定。婚检医生在提出“不宜结婚”、“不宜生育”和“暂缓结婚”等医学意见时，应充分尊重服务对象的意愿，耐心、细致地讲明科学道理，对可能产生的后果给予重点解释，并由受检双方在体检表上签署知情意见。

（二）孕前期优生优育咨询

孕前期优生优育咨询主要围绕着如何选择适宜的孕育年龄、最佳的受孕时机怀孕来进行。因为，这样可以最大可能地避开对胎儿发育不良的不利因素。

1. 做好怀孕前的准备　怀孕前，夫妻双方应提前做好准备，不可盲目怀孕，不可没有任何准备地怀孕。应倡导孕前检查，让夫妻双方选择在身体健康、情绪良好、精力充沛的最佳时机受孕，而不可以在患有肝炎、结核、高血压、心脏病、甲亢以及各种环境病或感染风疹时受孕；也不可以在因各种不幸而招致重大精神刺激时受孕。长期口服避孕药或长期因病服药的，需要停药后一段时间；早产或流产，要过一年以后再可受孕；双方有吸烟、饮酒习惯的，需要戒烟戒酒几个月后才可受孕。

2. 选择最佳生育年龄受孕　一般女性最佳生育年龄在25～29岁；男性最佳生育年龄在30～35岁。这期间生育能力旺盛，精卵质量好，不易发生难产和并发症。要避免高龄生育，尤其是女性，当超过35岁生育时，出生先天畸形的风险将大大提高。

（三）孕期优生优育咨询

1. 注重孕期保健　孕期优生优育咨询应从早孕开始，贯穿于孕期全过程。孕期不可滥用药物，尤其是头3个月，正是胎儿各器官发育和形成的重要时期，此时胎儿对药物特别敏感。必须用时，要在医生的指导下用药。孕期还应适当休息、适当节制性生活、适当运动、科学饮食、精神愉快、戒除不良习惯，远离和避免接触可以导致胎儿畸形的有害物质。要实行产前优生检查，其目的是对一些胎儿可能患遗传性疾病或先天畸形的孕妇进行检查，根据检查结果，提出是否应进行选择性人工流产的建议，从而避免部分患有遗传性疾病或先天畸形胎儿的出生。

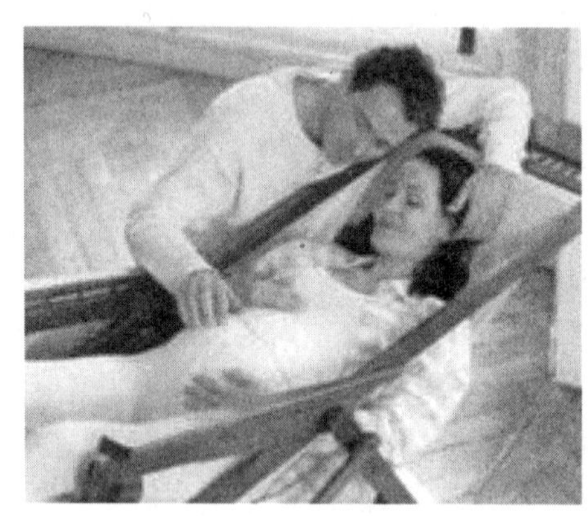

图7-1　音乐胎教

2. 积极推行胎教　胎儿发育到5个月左右，其听觉器官及神经的分布已基本完成，开始具有听觉、视觉、触觉以至于味觉功能，这时如果能有针对性地、积极主动地给予适当合理的信息刺激，可促进胎儿建立起条件反射，进而促进其大脑功能、躯体运动功能、感觉功能及神经系统功能的成熟。目前，国内外广泛采用的胎教措施主要有：音乐胎教法（图7-1）、抚摩胎教法、触压、拍打胎教法、语言胎教法、运动胎教法等。

（四）分娩期优生优育咨询

优生不仅只是要预防畸形儿出生，还要十分注重分娩过程。一个正常的足月胎儿，如果在母亲的分娩过程中发生异常，也会导致婴儿伤残、智力障碍甚至死亡。因此，分娩期的保健也是优生链上的重要一环。积极提倡自然分娩。孕期要科学合理地摄取营养，以免胎儿长得过大，造成难产。此外，在分娩这一环节上所采取的措施还有：①无痛分娩，即用各种方法使分娩时的疼痛减轻甚至使之消失。目前常用的分娩镇痛方法有两种：一是药物性分娩镇痛，即应用麻醉药或镇痛药来达到镇痛效果。二是非药物性分娩镇痛，如通过产前训练、指导子宫收缩时的呼吸等来减轻产痛，或分娩时按摩疼痛部位也可起到镇痛作用。②丈夫伴娩（图7-2）。现在很多国家已采用丈夫伴娩的方法，即让丈夫在产房里充当妻子用力握住的铁环，减轻妻子的焦虑与不安。这样，不仅妻子可从中获得信心，而且丈夫也从中切实地感受到生育新生命的快乐与艰难，促进了父性的觉醒，从而可以同孩子建立良好的关系。

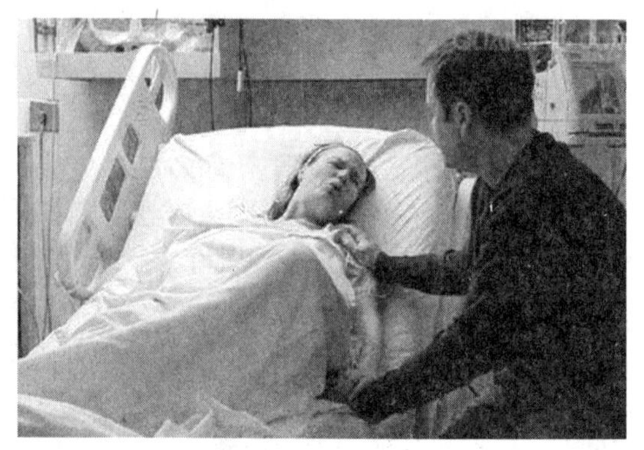

图7-2　丈夫伴娩

（五）哺乳期优生优育咨询

如果一个没有遗传病的婴儿出生后

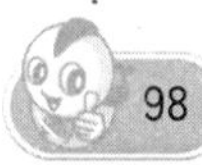

得不到很好的哺育，则很难保证婴儿的健康成长，因此，优养是保证婴儿出生后健康成长的关键一环。要做到优养，一要提倡母乳喂养（图7-3）。母乳是婴儿最好的食物和饮料，是任何其他乳汁和代乳品都不能与之相比的。二要提倡自己抚养。母亲是婴儿环境中最重要的因素，母亲的形象、声音、行动都是婴儿最早最好的学习对象。自己抚养有利于婴儿身心健康发展。三要普及营养学知识。向母亲们传授营养知识，提倡断奶后加大牛奶的用量。有研究显示，我国母乳喂养6个月内的婴儿，生长曲线与发达国家的同龄婴儿基本一致，但到6个月以后，婴儿的生长曲线与发达国家相比差距越来越大。究其原因，发达国家随着孩子的长大，牛奶的用量逐渐增加，而我国婴儿断奶时牛奶的量非但不增加反而减少，甚至断奶的同时也断了牛奶。

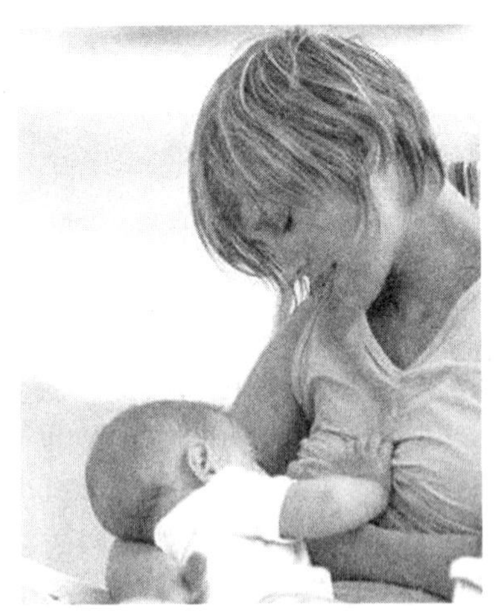
图7-3　母乳喂养

（六）孩童期优生优育咨询

为使孩子能够健康成长，在孩童期应从优育、优教、优境三个方面采取措施。优育就是使孩子有一个良好的非智力品格。要做到这一点，主要依靠父母的“做”而不是父母的“教”，靠的是父母日常的潜移默化作用。因为，只有优秀品格才能培育优秀品格，才能赢得优秀品格；父母的品格越完美，孩子的非智力品格就越优秀。当然仅有父母的优秀品格还不够，还必须尊重孩子，放手成长。尊重孩子就是尊重孩子将来独自走上社会这种现实，就是尊重孩子正在成长的人格需要，而不是溺爱孩子，无原则地放任。放手成长就是在孩子的安全得到保证的情况下，让孩子多经历一些事情，从中学习自己处理事情的方法。优教就是在婴幼儿成长的关键期，加强其口头语言和书面语言能力的培养，使其具有良好的口头语言和书面语言表达能力。出生后的头3年对其成长具有决定性作用，是婴幼儿的口头语言和书面语言一起成长的关键期，这个任务自然就落在父母（尤其是母亲）身上，有人将这3年称之为3年专职母教。在教会孩子说话、文字阅读之后再送幼儿园，这种做法不仅有益于孩子的成长，而且也节省了费用。优境就是通过采取一系列措施，改善婴儿期、儿童期以及青少年期的外部条件，保证个体能够在最和谐、最幸福的环境中成长。

链接

体外受精-胚胎移植（IVF-ET）是目前人类辅助生殖技术的热点。该项技术是先从一个妇女体内取出成熟的卵母细胞，然后在适宜的培养液中与精子在体外受精，受精后能在体外发育，当胚胎发育到2～8细胞期时，移植入子宫，在母体内发育。1977年，妇产科医生Edwards和生殖生理学家Stephoe合作，在英国为女方输卵管已被切除的一对夫妇进行了IVF-ET。1978年成功诞生了世界首例“试管女婴”（图7-4）。

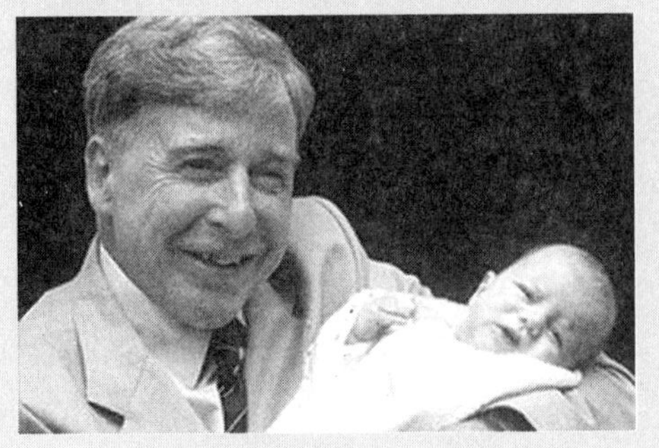
图7-4　世界上第一个试管婴儿

以上所涉及的内容仍属于负优生学的范畴。但自从1883年高尔顿（Galton）创立优生学开始，人们就一直在追求着一个目标，那就是是否可以有目的地控制人类自身的进化，

考点：如何开展优生优育咨询

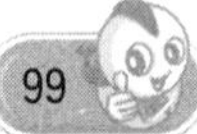

这就是正优生学的研究内容。目前这方面的技术主要有人工授精、体外受精-胚胎移植(IVF-ET)、DNA 重组技术及相关技术。

第2节 遗传咨询

案例7-2

李某,男,39 岁,个体经商,自述两次结婚。第一任妻子曾妊娠 8 次,均于妊娠 2 个月内流产,因此离婚,而女方与他人结婚后生育正常。王某与第二个妻子结婚,婚后女方受孕 3 次,亦均于 2 个月内流产。因此,夫妇同来遗传咨询门诊就诊。查体,女方表型正常,无妇科疾患。男方表型正常,身高 170cm,体重 70kg,泌尿系统及外生殖器正常。精液检查:精子活动力强,活精占 70%,死精占 30%,精子总数为 4.96×10^8。

问题:1. 根据病史及检查,试作出初步诊断并分析可能的原因。

2. 还需做何检查才能确诊?

一、遗传咨询的概念和意义

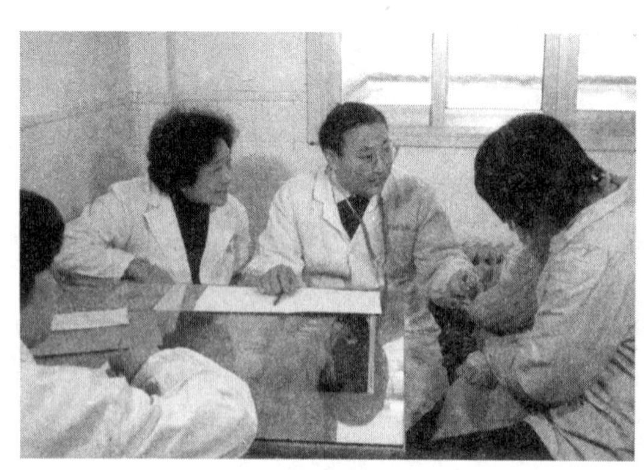

图 7-5 遗传咨询

遗传咨询(genetic counseling)又称遗传商谈,是指由咨询医生与咨询者就某种遗传病的发生、再发风险、诊断、预防、治疗等问题进行一系列的交流和讨论,使咨询者对这种遗传病有全面的了解,选择最恰当的对策,并在咨询医师的帮助下付诸实施,进而获得最佳效果的过程(图 7-5)。随着医学临床诊疗水平的不断提高,过去严重损害人们健康的传染性疾病已得到控制或消灭,相对遗传病的种类和发病率则有逐年增高的趋势,很多遗传病的病情严重,给患者带来终身痛苦,给家庭和社会造成沉重的精神和经济负担。目前对绝大多数遗传病的治疗仍限于治表,还不能使患者得到彻底根治,因此开展遗传咨询,进行婚姻、生育等方面的指导,对预防遗传病患儿的出生、提高人口质量具有十分重要的意义。

考点: 遗传咨询的概念

二、遗传咨询的对象与内容

(一)遗传咨询的主要对象

考点: 遗传咨询的主要对象

1. 35 岁以上的高龄孕妇。
2. 夫妻多年不育。
3. 有遗传病家族史的夫妇。
4. 已生育过遗传病或先天畸形者。
5. 有不明原因流产史、死胎史及新生儿死亡史的夫妇。
6. 不明原因的智力低下者。

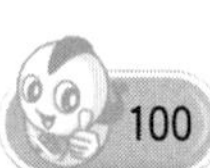

7. 有过致畸因素接触史的人员。

8. 原发性闭经和原因不明的继发性闭经者。

9. 生育过因母子血型不合引起的胆红素脑病致新生儿死亡者。

（二）遗传咨询的内容

在遗传咨询中可遇到不同的咨询者，有未婚或已婚青年男女；有患者本人及其亲属；有计划生育工作者；有已确诊为遗传病的患者或家属等。虽然来意不同，但其咨询内容主要有以下几个方面。

1. 确诊某种病是否为遗传病？
2. 这种病有无治疗方法，预后怎样？
3. 这种病是否会累及家族中其他成员？
4. 后代的再发风险有多大？
5. 习惯性流产、多年不孕的原因是什么？应采取什么对策？
6. 接触射线、某些化学药品、病毒等是否会引起畸形？

考点：遗传咨询的主要内容

三、遗传咨询的步骤

鉴于遗传咨询的内容，遗传咨询的步骤如下。

（一）确诊

确诊是做好遗传咨询工作的基础。当咨询者前来咨询时，咨询医生首先通过病史、婚姻史、生育史、环境因素和特殊化学物质接触及特殊反应情况、家系情况等来获得一手资料，绘制出家庭系谱，同时对其进行体格检查，对是否属于遗传病，可能属于哪一类遗传病作出初步诊断。然后根据初步诊断，建议做必需的专科检查和特异的实验室检查，如细胞遗传学检查、生化检查、基因诊断等，根据检查结果作出明确诊断。在确诊的基础上，按照遗传学的基本原理，对再发风险率作出估计。

（二）告知

明确诊断后，即可告知咨询者该病是否为遗传病，其病因、发病机制、遗传方式、防治方法、预后及再发风险如何，并对其提出的问题进行解答。

（三）商谈

根据实际情况给咨询者提供切实可行的意见和可供选择的各种对策。如可否结婚、能否生育、是否要进行产前诊断和选择性人工流产、可否进行人工授精或体外受精-胚胎移植等，在与咨询者反复商讨后由咨询者自己作出选择。

（四）随访

为证实咨询者所提供的信息的可靠性，了解咨询效果，以便积累一手资料和经验，遗传咨询医生应通过家访等形式进行随访，以扩大预防效果。

为使咨询工作取得良好效果，咨询医生除了要掌握基本的遗传学知识和最新研究进展外，还需注意以下几点：①对咨询对象必须抱着同情、关怀和支持的态度，千方百计地解除患者的痛苦，以取得患者及家属的信任与合作，这样才能获取翔实的病症和家系信息，使诊断和推算再发风险更为准确。②在与咨询对象谈话时，要言谈有度，避免一些具有恶性刺激的语言来形容患者特征。要站在患者的角度充分理解他/她们的心情和心理状态，防止伤害患者的自尊心。③按遗传类型和遗传方式推算的再发风险，仅表示后代发病概率的大小，未来的孩子究竟发病与否，咨询医生不能也不应该作出保证。

小结

优生学是研究应用遗传学的原理、方法或通过改善个体发育环境，从而改善人类素质的学科。可分为负优生学和正优生学。根据个体发育的不同阶段，优生、优育咨询应从婚前期、孕前期、孕期、分娩期、哺乳期和孩童期六个方面进行。遗传咨询是指由咨询医生与咨询者就某种遗传病的发生、再发风险、诊断、预防、治疗等问题进行一系列的交流和讨论，选择最恰当的对策，并付诸实施，进而获得最佳效果的过程。遗传咨询是预防遗传病患儿出生的重要手段之一，是优生的一项重要措施。

自测题

一、解释下列名词

1. 负优生学 2. 正优生学 3. 优生优育咨询 4. 遗传咨询

二、填空题

1. 优生优育咨询主要包括______、______、______、______、______、______六方面的内容。
2. 正优生学所采用的技术主要有______、______、______、______。
3. 负优生学所采取的措施主要有______、______、______、______、______、______。

三、单选题

1. 女性生育的最佳年龄一般在(　　)
   A. 20～25 岁　B. 25～29 岁
   C. 30～35 岁　D. 35～40 岁
   E. 40～45 岁
2. 男性生育的最佳年龄一般在(　　)
   A. 20～25 岁　B. 25～29 岁
   C. 30～35 岁　D. 35～40 岁
   E. 40～45 岁
3. 婴幼儿口头语言和书面语言能力培养的关键期是(　　)
   A. 0～1 岁　B. 0～2 岁
   C. 0～3 岁　D. 0～4 岁
   E. 0～5 岁
4. 下列哪项不是负优生学所采取的措施？(　　)
   A. 携带者检出　B. 遗传咨询
   C. 新生儿筛查　D. 选择性流产
   E. 性别检查
5. 下列哪项不属于遗传咨询的内容？(　　)
   A. 确诊某种病是否为遗传病
   B. 所患疾病有无治疗方法，预后怎样
   C. 后代的再发风险有多大
   D. 胎儿性别
   E. 接触射线、某些毒副化学药品、病毒等是否会引起畸形

四、简答题

简述遗传咨询的步骤。

第8章

遗传与环境

引言　天蓝、水清、地绿、空气清新，这些人类向往的最基本的生活环境，现在这样的地方离我们似乎越来越远了，好像成为上一代人的美好回忆。空气、河流、土壤、海洋等环境的污染现象随着人们生活的提高也逐渐增多，成为现代人生活中常见的现象。环境的污染直接影响人类的健康，科学证实：疾病的发生是由环境因素和遗传因素共同决定的。环境污染可导致生物遗传物质的改变，从而引发常见病和遗传性疾病的发生；同时环境污染也是一种生态污染，引起其他物种的灭绝，实质上是一种生态破坏，从这方面来看，保护环境就是保护人类自己。

第1节　环境污染与保护

一、环境污染

由于人类对地球资源的过度依赖和开发以及对后期所形成的负面影响考虑不足，导致了全球性的资源危机、环境污染和生态破坏。人类在生产和生活过程中通过直接或间接的方式向环境排放超过其自净能力的污染物从而导致环境质量下降，称为环境污染。

考点：理解和区别人类社会中污染源中的自然污染和人为污染

案例8-1

中国某一大城市郊区的一个农村，有两家的家长发现自己的孩子近期出现恶心、呕吐、贫血、腹泻及嗜睡等症状，经到医院化验检查，发现孩子的血铅浓度远远高于正常值。诊断结果血铅超标，而附近就有一家新建的制铅公司，经环保人员检测，发现周围土壤、水体及作物中铅的含量高于正常值十几倍。通过普查，生活区中的很多孩子血铅含量均超标。这是典型的由于铅污染而引起的疾病。

（一）环境污染的来源及种类

人类目前所不可控制或不可预料的事件所造成的环境污染属于自然污染，如沙尘暴、地震、洪水、火灾等。而另一类则属于在生产和生活中产生的人为污染，如三废、生活垃圾、放射性物质、农药等污染物。由于人为污染是一个长期而持续的污染过程，所以对人类社会及环境造成主要污染的属于人为污染，如我们生活中常见的大量的生活废弃品、塑料袋（也称白色垃圾）、一次性木筷、一次性饭盒、果皮纸屑等。尤其是塑料类污染物，降解时间漫长，因而污染也是一个长时间的过程。如果对污染物本身所具有的属性进行分析，可把污染物分为三类：

1. 化学性污染物　在生产实践活动中，通过科学技术所合成的化学物质，包括难以降解的塑料、橡胶、玻璃、尼龙等。同时还有各种有害气体，如形成酸雨的 SO_2、温室效应的 CO_2、汽车尾气中的 CO 及各种 NO_X。还有重金属、农药、化肥及石油化工等污染物。这些污染物种类多、生活依赖性高，同时数量也多，是环境的主要污染来源。

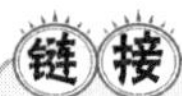

生活中常见的污染物

二氧化硫：损伤呼吸器官，可致气管炎、肺炎、肺水肿；**二氧化氮**：引起呼吸道过敏及心肺疾病；**一氧化碳**：影响血液输氧能力，可使人窒息；**二氧化碳**：引起急性中毒，严重者可致人死亡；**甲醛**：引发肺、肝及免疫功能异常，体质降低，重者可引起变态反应性疾病；**苯**：有刺激作用，可引起障碍性贫血、白血病；**甲苯类**：危害中枢神经系统，可因呼吸循环衰竭而死亡；**苯并芘**：致癌物质；可吸入颗粒物：诱发哮喘病，降低肺功能等；**氡**：放射性气体，来自装修材料中的石材，与尘埃结合后沉积在在肺部产生辐射，从而导致极高的肺癌发病率。

2. 物理性污染物　电离辐射（宇宙射线、土壤和水中微量放射性物质、职业照射）和电磁辐射（紫外线、各种微波）及噪声是最常见的物理污染物。机体受各种辐射照射后，影响机体正常功能，严重的会引起DNA的损伤，诱发各类遗传性疾病。

考点：生活中的具体污染物根据其属性所进行的分类

3. 生物性污染物　包括：一是真菌，可造成过敏性疾病；二是来自植物的花粉；三是动植物携带的细菌和病毒；四是寄生虫卵、生物性毒素等。

护考链接

自然界中常见的对人体影响最大的污染物根据其物质属性分为：

A. 化学性污染物　B. 物理性污染物　C. 生物性污染物

D. 噪声和辐射污染物　E. 混合污染物

分析：常见污染物根据属性及来源分为三类，即化学性污染物、物理性污染物、生物性污染物。其中对人体危害最大也是影响范围最广的属于化学性污染物。在工作和生活中应当防止污染源的产生，即对“三废”的处理、噪声和辐射的监测；植树造林，绿化环境。

（二）污染物在环境中的变化

环境污染是各种污染因素本身及其相互作用的结果。各种污染物通过陆地、大气、海洋等途径进入环境后，污染物的排放量和污染因素的强度随时间而变化，经过人为因素及自然因素的影响，其数量和理化性质都会发生变化，这些变化会对人群的健康产生影响。其在环境中的主要变化分以下几种。

1. 自净作用　包括自然净化和生物净化等方式。污染物和污染因素进入环境后，随着水和空气的流动而被稀释扩散。不同污染物的稳定性和扩散速度与污染性质有关，称为自然净化。生物净化是指生物体通过吸收、分解和转化作用，使生态环境中污染物的浓度和毒性降低或消失的过程。在生物净化中，绿色植物和微生物起着重要的作用。其中绿色植物能够吸收有害气体，阻滞和吸附大气中的粉尘，分泌抗生素，杀灭空气中的病原菌。环境的自净作用对人类的生活环境和生活质量有重要的意义。从自然和生物净化这两方面来看，减少污染物排放及绿化环境都可以提高自然界的自净能力，虽然环境的自净能力很大，但也有一定的限度，一旦污染强度超过了自然界的自净能力，生态系统的动态平衡会被破坏，就会造成环境污染，而且修复也会很困难。

2. 转移　是指大气、陆地、水流中的污染物不能及时扩散和稀释，在各种自然因素的作用下由浓度高的地方的向四周扩散，形成污染面的扩大。如大气中的SO_2转化为酸雨，工业废水由上游流向下游，海底石油泄露污染海面等。转移可使污染物在不同的介质中移动，同时也增加了控制污染程度的难度。

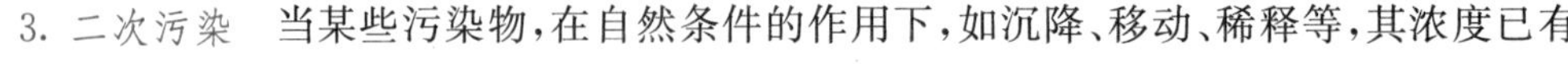

3. 二次污染　当某些污染物，在自然条件的作用下，如沉降、移动、稀释等，其浓度已有

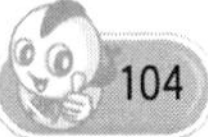

所降低；但由于某些原因，使已转移的污染物又进入原环境，此类现象被称为二次污染。如农业生产中使用的农药，在污染地面后，经雨水的冲刷进入河流，当再用这些河水浇灌作物时，会使土壤产生二次污染。

4. 形成二次污染物　如果是由污染源直接排放进入环境的，称为一次污染物又称“原生污染物”，其污染物的物理和化学性状未发生变化。当前环境污染主要是由一次污染物造成的，其来源清楚，可以采取措施加以控制。二次污染物也称“次生污染物”，是一次污染物在物理、化学因素或生物作用下发生变化，或与环境中的其他物质发生反应，所形成的物化特征与一次污染物不同的新污染物，通常比一次污染物对环境和人体的危害更为严重。如大气中的二氧化硫和水蒸气可氧合后形成硫酸，进而生成酸雾及酸雨，其刺激作用及对生物机体的损害比二氧化硫强10倍。

5. 进入生物体内　大气污染物主要通过呼吸道进入人体，小部分污染物也可以降落至食物、水体或土壤，通过饮食或饮水，经过消化道进入体内；有的污染物可通过直接接触黏膜、皮肤进入机体；脂溶性的物质更易经过完整的皮肤而进入体内。

考点：自然环境的自净作用与二次污染的概念

（三）环境污染对人群健康影响的特点

环境污染源主要有以下几方面：①工厂的三废和噪声。②生活垃圾。③交通工具排出的废气和噪声。④被化学物质污染后排出的农田灌溉水。具体污染物有二氧化硫、氮氧化物、粒子状污染物、酸雨及固体废物。对人体健康的影响可归纳如下。

1. 影响范围大，接触人群广　此类污染主要以大气污染及水污染为主，影响的范围可以是居民区、城市、国家及整个人类。一个成年人每天呼吸大约2万多次，吸入空气达15～20立方米，对于体质抵抗力较弱的易感人群，更易感染；他们对污染更为敏感，被称为敏感人群。而对于接触污染物频率高、吸收量大的高危人群其危害性就更大。

护考链接

大自然可通过什么方式将污染物消除到无害的程度？

A. 自净作用　　B. 转移

C. 二次污染　　D. 形成二次污染物

E. 进入生物体内

分析：自然界可通过空气、水流等将有害物质稀释到一个较低的浓度，不依靠人类的作用，这是自然界自我净化的作用，称为自净作用，是生态环境的自身调节。

2. 污染物浓度低，作用时间长　污染物浓度低是指进入大气、水体、土壤中的污染物经长时间的稀释、沉降、飘散浓度已经大大降低，如果接触者长时间暴露在这个危险环境中，虽然短时间不会产生影响，但污染因子在人体内会产生一个积聚的过程，其结果将产生质变。也就是说有些环境污染物质对人体的危害并不立即就显露出来，往往需要几年甚至几十年的时间，才引起严重的“公害病”。有的有毒污染物对人体的危害，在当代不立即表现出来，而要在第二代或第三代才发病。

3. 污染物种类多，作用多样　污染物在环境中的种类很复杂，它们具有各种不同的生物学效应，在此污染物作用于人体所产生

链接

现代食品中的隐患——添加剂

为提高食品的色、香、味和营养成分或满足工艺要求及延长食品保质期等的需要，有目的地在食品中添加一些物质，被称为食品添加剂。目前使用的食品添加剂大多数属于化学合成的添加剂。食品添加剂分为发色剂、漂白剂、防腐剂、抗氧化剂、助鲜剂、稳定剂、增稠剂、乳化剂、膨松剂、保湿剂、食用色素等，目前食品添加剂已有近千种。食品及肉类腌制品中常用的发色剂是硝酸盐，它在一定的酸性条件下生成亚硝酸盐。已证实亚硝胺是一类很强的致癌性物质，有的甚至可通过胎盘或乳汁影响下一代，只是不同种类的亚硝胺所引起的病变部位不尽相同。

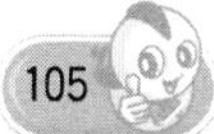

的危害有局部和全身、特异性和非特异性、远期危害和近期效应等各种影响。

4. 有害因素之间的联合作用　环境污染中不是单一因素存在，往往是多种因素同时作用于人体，可产生复杂的难以预测的联合作用。如有的是相加作用，即两种污染物的毒性作用近似，作用于同一受体，而且其中一种污染物可按一定比例为另一种污染物所代替；有的是独立作用，即联合污染物中每一污染物对机体作用的途径、方式和部位均有不同，各自产生的生物学效应也互不相关，联合污染物的总效应不是各污染物的毒性相加，而仅是各污染物单独效应的累积；也有的是拮抗作用或协同作用，即两种污染物联合作用时，一种污染物能减弱或加强另外一种污染物的毒性。

5. 污染容易，治理困难　遭受污染的区域一般先要经过检测、评估、寻找污染源，最后得出治理方案，所以环境一旦被污染，要想恢复原状，不但费力大，代价高，而且难以奏效，甚至还有重新污染的可能。有些污染物，如重金属和难以降解的有机氯农药，污染土壤后能在土壤中长期残留，短期内很难消除，处理起来十分困难。在治理过程中应使用行政手段和法律相结合的方法，对那些“先污染，后治理”的部门加强管理，把污染控制在源头。

6. 治理目标的长远性　环境污染的社会评价与社会制度、文明程度、技术经济发展水平、民族的风俗习惯、哲学、法律等问题有关。有些具有潜在危险的污染因素，因其表现为慢性危害，往往不引起人们注意；而某些现实的、直接感受到的因素容易受到社会重视。如河流被污染程度逐渐增大，人们往往不予注意，而因噪声、烟尘等引起的社会纠纷却很普遍。所以应制订相应长远的治理方案，使我们的后代也能生活在一个无污染的环境中。

案例8-2

上世纪，中国的一批化工企业在大规模的兴建和带来巨大利润的同时，也留下了600多万吨废料铬渣，分布在城市的周边。铬渣中含有致癌物铬酸钙和剧毒物六价铬，长年无人管理也没有具体的处理计划，同时这些铬渣堆大多没有防雨、防渗措施，经过几十年的雨水冲淋、渗透，正一天天地成为持久损害地下水和农田的污染扩散源，使其周边的植物大量死亡，接触铬渣的牲畜也出现死亡现象。这种巨大铬渣堆被称为“城市毒瘤”，现在正成为危害人类的极大隐患。

二、环境保护

环境保护是指人类为解决现实的或潜在的环境问题，协调人类与环境的关系，保障经济社会的持续发展而采取的各种行动的总称。其方法和手段包括工程技术、行政管理、法律法规、经济、宣传教育等。在形成环境污染的自然因素和人为因素中，应首先考虑人为因素，因为人为因素是可以控制的且是有效的。主要体现在以下几个方面。

1. 对人类居住、生活环境的保护　使之更适合人类工作和劳动的需要。这就涉及人们的衣、食、住、行的方方面面，要做到严控“三废”的排放，禁止“先污染，后治理”。对粉尘、放射性物质以及产生的噪声、振动和电磁微波辐射的产生源头进行治理。防止大型工程建设对环境造成的污染和破坏，同时也要防范农业开垦和开发对环境的破坏和影响。控制水土流失和沙漠化、植树造林、控制人口的增长和分布、合理配置生产力等，也都属于环境保护的内容。

2. 对自然环境的保护　防止自然环境的恶化。包括：对青山、绿水、蓝天、大海的保护。这里就涉及了不能私采（矿）滥伐（树）、不能乱排（污水）乱放（污气）、不能过度放牧、不能过度开荒和开发自然资源、不能破坏自然界的生态平衡等。如美国田纳西州查塔努加市，其污染曾经达到非常严重的程度，被美国政府列为美国最肮脏的城市。时隔30年，如今这座45万

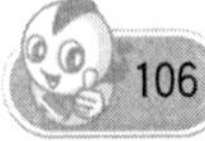

人口城市的空气质量达到了美国环境保护局颁布的标准，作为美国治理污染的最佳样板而受到国际社会的称赞。联合国在环境保护会议上对查塔努加市政当局的污染治理计划表示赞赏。该市的污染治理计划包括：合理开发自然资源、扩大绿地面积和行人专用场所、建立电动公共汽车系统等。大力推动各项有益于环保的城市改造计划。

3. 对地球生物的保护　物种的保全、植物植被的养护、动物迁徙回归路线的保护都属于生态环保的范畴。如我国在西藏铁路的设计上，充分考虑了野生动物的迁徙路线和方向，在保护藏羚羊种群方面充分体现了人与自然的和谐共处。同时还应做到保持生物的多样性。

案例8-3

最严重的一起放射性污染事件

美国一家治疗癌症的医院存放有放射性钴重 40 多磅的金属桶被人运走，把桶盖撬开并将桶弄碎后，当即有 6000 多颗发亮的小圆粒——具有强放射性的钴-60 小丸滚落出来，散落在附近。这些钴-60 小丸与附近的金属件混合在一起，被人们带到附近的大街和公路上，造成大面积的污染。一个月后许多人出现了严重的受害症状，症状包括牙龈和鼻出血，指甲发黑等；有的表面上没有什么症状，但经实验室检查发现白细胞数、精子数等大大减少。此污染事件虽当时没有死人，但据专家们说，接触钴-60 放射性污染的人，患癌症可能性要大得多。

环境保护所要解决的问题大致包括两个方面的内容：一是保护和改善环境质量，保护人类身心的健康，防止机体在环境的影响下变异和退化；二是合理利用自然资源，减少或消除有害物质进入环境，以及保护自然资源（包括生物资源）的恢复和扩大再生产，以利于人类生命活动。保护人类生存的环境不受污染和破坏，还地球一个蓝色天空，做到“天蓝、水清、地绿”，使它更好地适合于人类劳动和生活以及自然界中生物的生存，消除那些破坏环境并危及人类生活和生存的不利因素。

第 2 节　遗传与环境的关系

从环境与机体统一的观点看，疾病是环境因素（外因）和机体（内因）相互作用而形成的一种特殊的生命过程，任何疾病的发生都是环境因素与遗传因素相互作用的结果。但在分析某一具体疾病发生中，环境因素与遗传因素的相对重要性则要具体分析。大致有下面三种情况：第一类是环境因素起主要作用的疾病；第二类是遗传因素起主导作用的疾病；第三类是环境因素与遗传因素都很重要，共同参与而起作用。

众所周知，环境因素对胎儿影响极为重要。在人类发生的先天性畸形中，有 10％是由于环境因素引起的，从胚胎形成到分娩近 10 个月的时间中，怀孕的头三个月中，环境因素起很大的作用。主要应注意周围的环境，远离化学物质，避免辐射等，使其在优良的环境中生长。母亲的饮食营养要合理多样，具有科学性；母亲的情绪要保持愉快喜悦，轻松舒畅。这些都属于环境因素，对胎儿的正常发育起很大作用。

一、遗传和环境因素对疾病的影响

遗传和环境不是分别起作用的。健康与疾病是这两种因素相互作用的结果，环境既可以引起可遗传的变异，也可以引起不遗传的疾病。对大多数正常人而言，人的健康和寿命有几个因素决定：生活方式和行为起主导作用，占 60％；环境因素次之，占 17％；遗传因素占 15％；

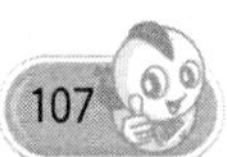

医疗服务条件占8%。而对于先天性畸形这类病情而言，遗传因素占10%～25%，环境因素占10%～20%，环境与遗传共同的因素占60%～80%。环境因素在宫内对胎儿产生影响，可能引起先天异常。物理因素(如X射线、放射性物质、噪声等)、化学因素(如农药、铅、汞、苯及其化合物、药物等)、生物因素(弓形体、巨细胞病毒、疱疹病毒、风疹病毒、梅毒螺旋体等)都可以对胎儿的正常发育产生影响。在多基因遗传病中，遗传因素起重要作用，即遗传因素起主要作用。常见的消化性溃疡、先天性心脏病等遗传因素所起作用较小，而环境因素所起作用较大。所以人类的性状和绝大多数的疾病都是遗传和环境相互作用的结果。遗传因素提供了产生疾病必要的遗传背景，环境因素促使疾病表现出相应的症状和体征。

考点：遗传因素和环境因素在疾病的产生中各起什么作用

案例8-4

媒体曾报道：中国一自然村自2005年至2010年已有20多人因癌症死亡，年龄逐渐倾向年轻化，从发病到死亡时间不超过半年，癌症死亡人数超过总死亡人数的60%。村民们说，村前的河原本没有污染，但是近年河道上游建起很多电镀厂等污染严重的企业，电镀产生的污水都直接排到河里；另外城市的生活污水也直接向这条河里排放，这两大污染源导致了这条河现在的重度污染状况。农民饮用的井水是河里渗透到井里的水，导致了污染物进入体内，造成癌症高发。

二、环境因素对遗传物质的损伤

DNA是各种生命活动中最重要的遗传物质，其稳定性是非常重要的。生物性状的保持有赖于DNA遗传信息的完整和忠实传递，生物体内存在复杂的修复和监控系统，以确保遗传信息的完整性和忠实传递，从而使细胞的正常功能得以维持。但在某些特定的情况下，染色体形态结构和数目可发生异常改变，这种改变可自发产生，也可由外界因素诱发产生，其中由环境因素所引起的占主要部分。许多外界环境因素可造成遗传物质的损伤，如果生物体无法修复，则会形成有缺陷的遗传物质。当下一代继承了上一代的异常染色体时，就会成为遗传病的患者。环境因素对遗传物质的损伤主要由下列几种情况。

（一）物理因素的损伤

在物理因素中，大量的电离辐射对人类有极大的潜在危险，虽然自然空间存在的各种各样的射线也可对人体产生一定的影响，因剂量小，所以影响不大。当细胞受到电离辐射后，可引起细胞内染色体发生异常，并且畸变率随射线剂量的增大而相应增大。机体受电离辐射照射后，会发生一系列极为复杂的生化反应，影响营养素代谢。电离辐射对人体内正常物质代谢所产生的影响如下。

1. 对蛋白质代谢的影响　所有生物最主要的组成物质是蛋白质，而这方面的影响主要表现为分解代谢增强、合成代谢受障碍。在成长过程中蛋白质消耗损失较大。

2. 对脂肪代谢的影响　大量辐射使组织分解代谢增加，使正常的代谢出现异常，三酰甘油增加，常出现高脂血症。又由于合成代谢增强，磷脂含量也增高。

3. 对糖类代谢的影响　大量辐射使小肠对营养物质的吸收减少，葡萄糖分解成二氧化碳及产生能量的效率降低，糖酵解率增加。

4. 对维生素代谢的影响　据调查，电离辐射易造成维生素缺乏，如维生素A、维生素E、维生素B_6、维生素B_{12}、叶酸、抗坏血酸等，总之，接触放射性物质人员，可经常食用鸡蛋、大豆、牛奶、瘦肉和动物内脏等高蛋白食物，同时饮绿茶也有利于加快体内放射性物质的排泄。

人体有体细胞和生殖细胞两类细胞，它们对电离辐射的敏感性和受损后的效应是不同

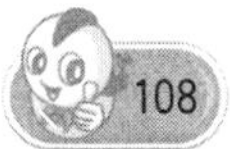

的。电离辐射对机体的损伤其本质是对细胞的灭活作用，当被灭活的细胞达到一定数量时，组织受损，体细胞的损伤会导致人体器官组织发生疾病，最终可能导致人体死亡。体细胞一旦死亡，损伤细胞也随之消失了，不会转移到下一代，即不会产生可遗传的传递。但另一方面，电离辐射可导致遗传基因发生突变，当生殖细胞中的DNA受到损伤时，即脱氧核糖核酸的空间结构发生改变(如缺失、断裂等)，后代继承母体改变了的基因，导致有缺陷的后代。

（二）化学因素的损伤

环境中化学因素成分复杂，种类繁多，各种有害的化学物质可通过食物链或呼吸及接触方式进入人体，作用于人体细胞，破坏细胞核中的DNA，使基因发生突变。化学物质进入机体后，能与机体相互作用，发生物理化学或生物化学反应，引起机体功能或器质性暂时性或永久性损害。值得注意的是环境污染物还可通过二次污染，如汽车废气中的碳氢化合物和氮氧化物在强烈日光紫外线照射下所形成的光化学烟雾，对人危害极大。化学污染物一般都可引起染色体畸变，如长期接触有害物，出现染色体数目异常和发生染色体断裂的频率远高于一般人群。

（三）生物因素的损伤

考点：环境因素对遗传物质的损伤有几种类型；物理性损伤、化学性损伤的机制，以及它们与生物性损伤的区别

生物因素可导致染色体畸变，它包括两个方面：一是由生物体产生的生物类毒素所致；二是某些生物体如病毒本身可引起染色体畸变。真菌毒素具有一定的致癌作用，同时也可引起细胞内染色体畸变。病毒，尤其是那些致癌病毒，可引起宿主细胞染色体畸变，主要畸变类型为DNA的断裂和重排，同时也可引起部分染色体丢失，其原因主要是由于影响DNA代谢。当人体感染某些病毒，如风疹病毒、乙肝病毒、麻疹病毒和巨细胞病毒时，就有可能引发染色体畸变；如果用病毒感染离体培养的细胞，将会出现各种类型的染色体异常。

（四）遗传因素和母亲年龄

染色体畸可由上述致变因素诱发，也可以从遗传获得。当一个新生命形成时，有可能承继了父母异常的染色体，成为一个染色体异常的患者。当母亲年龄增大时，所生子女的体细胞中某一序号染色体有三条的情况要多于一般人群；如母亲大于35岁时，生育先天愚型(21三体综合征)患儿的频率增高，这与生殖细胞老化及合子早期所处的宫内环境有关。

护考链接

下列哪些因素可以对遗传物质产生损伤，并有可能导致染色体的异常？

A. 生活习惯　B. 过度劳累　C. 受电离辐射照射　D. 情绪因素　E. 接触遗传病人

分析：对遗传物质的损伤主要属于环境因素所造成的，长期处于一个有害的环境中会使染色体出现畸变等反应。这些损伤因素综合来看主要包括：物理因素的损伤、化学因素的损伤和生物因素的损伤。有时候是单一因素所造成的，而有时候是多种因素累加形成的。如果是因为这些因素而产生遗传物质损伤，则属于环境因素的作用大于遗传因素所起的作用。

三、遗传物质损伤的效应

减少环境污染是防止环境因素对遗传物质操作的重要措施。目前已知引起遗传物质损伤的环境污染物大致有以下几类：农药(杀虫剂、除草剂)、化学物品和塑料制品(化工产品、石油衍生物)、垃圾焚烧物(二噁英、粉尘颗粒)、添加剂(亚硝酸盐、塑化剂)、药物类(类固醇、己烯雌酚)、重金属(环境污染的六价铬、引起血铅超标的铅、工业废弃物中的汞)等，它们分布广，并且很难降解，具有极强的地域环境滞留性。另外，大多数此类污染物都具有一个共同的特征：亲脂性和较强的人体积蓄性，即使在污染区域中的浓度很低，也可以在生物细胞中积

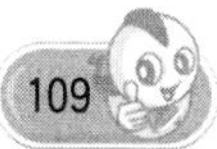

累，可沿食物链逐级传递进行富集，在食物链顶端可以极高的浓度进入人体内，对人体细胞和核酸进行破坏，造成损害。而对遗传物质的损害及产生的后果主要如下。

1. 诱发基因突变　除了电离辐射有强烈的诱变作用以外，食品工业中的着色剂、亚硝酸盐，农药中的除草剂、杀虫剂等都是一些诱变剂，它们都可作用于染色体上，诱发基因突变，并可产生遗传性传递。

2. 诱发染色体畸变　包括正常染色体的数目畸变和结构畸变，产生较严重的家族遗传病。一些生物因素如病毒感染也可引起染色体畸变。应该特别注意的是电离辐射除有诱变作用以外，也是强烈的诱发染色体畸变的因素。

3. 诱发先天畸形　其作用使发育中的个体体细胞产生畸形。一些特殊的环境污染物作用于细胞的染色体，使染色体的数目或结构发生变化，从而改变遗传信息的某些基因，使一些组织、细胞的生长失控，产生肿瘤。如发生在生殖细胞，则可能造成流产、畸胎或患遗传性疾病。胎儿出生后，体细胞遗传物质的突变易引起肿瘤。经广泛调查发现，许多农药接触者的染色体畸变率高于对照组，多环芳烃、芳族胺、偶氮化合物、酞酸酯、氯乙烯等物质均有亲电子基的烷化剂都是强致癌物，它们或其代谢产物可与 DNA 共价键相结合，造成 DNA 的不可修复性损伤，从而造成染色体的畸变进而导致细胞癌变。

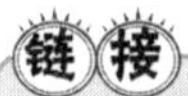

链接

常见疾病与遗传之间的关系

1. 高血压　属于多基因遗传性疾病。经调查发现，如果父母均患有高血压，其子女今后患高血压概率高达 45%；父母一方患高血压者，子女患高血压的概率是 28%；而相对应的是双亲血压正常者其子女患高血压的概率仅为 3%。饮食应以限盐补钾为主。

2. 糖尿病　具有明显遗传易感性的特点。有糖尿病家族史的人群，其糖尿病患病率显著高于没有糖尿病家族史的人群。而父母都有糖尿病者，其子女患糖尿病的机会是普通人的 15～20 倍。平时应做到端正心态、戒酒戒烟。

3. 血脂异常　此类疾病目前已经发现有相当部分患者存在一个或多个遗传基因缺陷。由遗传基因缺陷所致血脂异常多具有家族聚集性，有明显遗传倾向，临床上通称为家族性血脂异常。饮食以低脂粗粮为主，同时控制体重。

考点：如何预防遗传物质损伤性污染

为控制和减少环境污染对人类健康造成日益严重的危害，应从以下几方面进行抓起：从源头抓起，堵住环境污染物产生和排放的源头，严禁有害物质进入外界环境；加强对电镀工业、塑料、电池、电子等工业排放废水的管理，因为它们是镉、铅、汞等重金属离子的主要污染源，应要求排放时必须严格达标。研究制定有毒、有害物质的排放标准和专项法律；把大多数有毒有害物质纳入法规、标准管理之中；避免超剂量接触电离辐射、诱变剂和致畸剂，宣传戒烟戒酒(已证明酒精和尼古丁对生殖细胞有损伤作用)；对各种新化学产品在出厂前进行严格的诱变作用检测，并对其使用进行必要的限制。这种综合的“环境保护”措施，对防止可能造成的遗传性损伤是十分重要的。

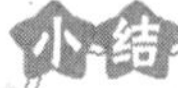

小结

环境污染的来源可分类自然污染和人为污染。其中常见污染物根据其物质属性可分为化学性污染物、物理性污染物，生物性污染物。当环境被污染后其在环境中的变化主要有自净作用、转移过程、二次污染、形成二次污染物，最后进入生物体内，对生物的机体产生危害。环境污染物对人体的伤害由于扩散广、作用时间长，并且不同的污染物之间有联合作用，因此污染容易治理却非常困难。疾病的发生与环境因素和遗传因素有关，某些病环境因素可以直接致病，也可以引起遗传物质的损伤而转化为遗传因素。通过学习本章，使学生认识到保护环境就是保护人类自己。

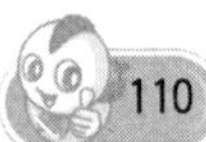

自测题

一、名词解释

1. 环境污染　2. 自净作用　3. 二次污染

二、填空题

1. 常见的污染物根据其物质属性可分为________、________、________三类。
2. 生活中对人们影响较大的有害气体主要包括________、________、________、________几类。
3. 物理性污染物主要有________、________、________等，其中对人体影响最大的是________。
4. 污染物在环境中的变化主要有________、________、________、________、________几种类型。
5. 综合理解来看，环境污染对人群健康影响的特点可以归纳为________、________、________、________、________、________。
6. 从环境与机体统一的观点看，任何疾病的发生都是________与________相互作用的结果。
7. 环境因素对遗传物质的损伤包括________、________、________、________。
8. ________是防止环境因素对遗传物质损伤的重要措施。

三、单选题

1. 不属于环境中人为污染物的来源是(　　)
   A. 农药使用　　B. 工业废气
   C. 放射性元素的使用　　D. 火山爆发
   E. 生活废物
2. 环境污染物包括(　　)
   A. 化学性污染物　　B. 物理性污染物
   C. 生物性污染物　　D. 噪声
   E. 均包括
3. 初期污染物再次进入原环境进而再次引起的污染，称为(　　)
   A. 转移　　B. 二次污染
   C. 形成二次污染物　　D. 沉降
   E. 自净作用
4. 在日常生活中，寄生虫卵对人体的危害属于(　　)
   A. 化学性污染　　B. 物理性污染
   C. 生物性污染　　D. 一般性污染
   E. 以上均包括
5. 环境污染对健康影响的特点是(　　)
   A. 影响范围广
   B. 多产生慢性危害
   C. 对机体健康危害呈多样性
   D. 多呈多因素联合作用
   E. 以上都是
6. 遗传物质的损伤是由于化学因素造成的是(　　)
   A. 电离辐射　　B. 紫外线
   C. 杀虫剂　　D. 致病病毒
   E. 以上都是
7. 遗传物质损伤不会引起(　　)
   A. 遗传病　　B. 先天畸形
   C. 流产或死胎　　D. 传染病
   E. 癌症
8. 控制和减少环境污染对人类健康造成的危害，应该(　　)
   A. 治理污染源的源头
   B. 植树造林，扩大绿地
   C. 美化城市
   D. 先建厂生产，后治理污染
   E. 加大医疗投入

四、简答题

1. 怎样理解污染物对环境的污染是“污染容易，治理困难”？
2. 环境因素对遗传物质的损伤是通过哪些方式进行的？

第9章

遗传与肿瘤

引言　肿瘤(tumor)是机体在各种致癌因素的作用下,局部组织细胞异常增生所形成的新生物。肿瘤可分为良性肿瘤和恶性肿瘤,恶性肿瘤又称为癌症(cancer)。肿瘤是人的一种体细胞遗传病,是当今危害人类健康最严重的疾病之一。目前已发现的恶性肿瘤几乎涉及了所有类型的细胞、组织及器官系统。肿瘤细胞持续生长将出现严重的组织损伤和器官衰竭,最终导致死亡。

考点:肿瘤的概念

第1节　肿瘤发生的遗传因素

一、肿瘤的病因

肿瘤的发生是一个十分复杂的生物学过程,是由患者自身的遗传背景和外部环境中的致癌因素相互作用造成的。前者是内因,后者是外因。在不同的肿瘤中,内因和外因所起的作用不同。

(一)化学因素

外界环境中存在着各种各样的化学致癌物质,其来源广泛,种类繁多,现已确知化学致癌物质不少于1000多种。世界卫生组织指出,人类恶性肿瘤的80%～90%与环境因素有关,其中最主要的是与环境中化学因素有关(表9-1)。

表9-1　主要的化学致癌物和易感人群及诱发的肿瘤

化学致癌物	易感人群	诱发的主要肿瘤
烷化剂	接受化学治疗的恶性肿瘤病人	白血病
多环芳烃	吸烟者、食用熏制鱼肉者	肺癌、胃癌
亚硝胺	亚硝酸盐污染食物的食用者	食管癌、胃癌
氯乙烯	塑料厂工人	肝血管肉瘤
黄曲霉毒素	污染食物的食用者	肝细胞性肝癌
苯	橡胶工人、染料工人	白血病
砷	矿工、农药工人和喷撒者	皮肤癌、肺癌、肝癌
镉	接触者	前列腺癌、肾癌
镍	炼镍工人	鼻癌、肺癌
铬	接触者	鼻癌、肺癌

（二）物理因素

物理致癌因素主要是电离辐射、紫外线照射；此外，热辐射、异物或慢性炎症刺激则可能促进肿瘤的发生。

电离辐射可引起人类多种癌症，如白血病、多发性骨髓瘤、恶性淋巴瘤、骨肉瘤、皮肤癌、肺癌、甲状腺癌、乳腺癌、胃癌、胰腺癌、肝癌、喉癌、脑瘤、神经母细胞瘤、肾脏细胞瘤及鼻窦癌等；紫外线照射可引起皮肤癌；长期的热辐射可导致皮肤癌和软组织肿瘤；临床上有一些肿瘤与创伤有关，比如，骨肉瘤、睾丸肉瘤、脑瘤患者常有创伤史。

案例9-1

1945年8月，美国在日本广岛和长崎投掷原子弹，给日本民众带来了巨大的灾难。当时两座城市化为一片焦土，短期内死亡的人数达20多万。而后，幸存者中有很多的人因为核辐射患上了白血病、肺癌、甲状腺癌、乳腺癌以及其他癌症，还有一些人精神出现异常。受到辐射后的胎儿，许多在出生后便患有白血病，那些受到核辐射后怀孕的母亲，产下的婴儿也更容易畸形或患上各种疾病。至今60多年过去了，辐射致癌的影响仍很明显。

（三）生物因素

生物致癌因素有病毒、细菌、真菌、寄生虫等，其中，病毒感染与肿瘤发生的关系最为密切。据世界卫生组织估计，15%～20%人类肿瘤的发生与病毒有关。例如，人乳头瘤病毒（HPV）和Ⅱ型疱疹病毒（HSV）与人子宫颈癌的发生有密切关系，人丙型肝炎病毒（HCV）和乙型肝炎病毒（HBV）与原发性肝癌的形成有关；有些细菌能引起肿瘤，如幽门螺杆菌可引起胃癌；有些真菌的毒素也具有很强的致癌作用，如黄曲霉菌的毒素可能引起肝癌；有些寄生虫也与肿瘤的发生有关，据观察，患肝吸虫病的病人中胆管型肝癌的发病率较高，患日本血吸虫病的病人中直肠和结肠癌的发病率较高。

（四）免疫因素

人体具有抗肿瘤免疫的机制。正常情况下，机体依赖完整的免疫机制来有效地监视、排斥和杀灭癌变细胞，因此，绝大多数个体不出现肿瘤。若机体免疫状态受到抑制或破坏，癌变细胞逃避免疫的监视和排斥而增殖到一定程度时，便可形成肿瘤。所以，肿瘤的发生与机体的免疫状况关系密切，如先天性免疫缺陷患者和长期接受免疫抑制剂治疗的器官移植患者的肿瘤发生率都较一般人群高许多倍。

（五）内分泌因素

内分泌紊乱与某些器官肿瘤的发生有重要关系。因内分泌失调所引起的激素不平衡可使某些激素作用于敏感的相应组织器官，导致细胞的增殖和癌变。例如，女性激素分泌过多易产生乳腺和子宫肿瘤；男性激素分泌过多易产生前列腺癌。激素和肿瘤发生的关系，提示对疾病长期使用某些激素（如雌激素）治疗的，应持慎重态度。

（六）性别和年龄因素

肿瘤的发生率在性别和年龄方面有一定差异。在性别方面，女性的乳腺癌发病率高于男性的100倍，生殖器官、胆囊、甲状腺和膀胱等器官的肿瘤女性也多于男性，这和女性内分泌的特点有关。而肺癌、食管癌、肝癌、胃癌、鼻咽癌等则是男性高于女性，其原因可能与男性接受某些刺激较多有关。从年龄方面看，一般肿瘤的发生率是随年龄增长而升高的，多见于40岁以上的成年人，而某些肉瘤（如骨肉瘤）则多见于青年，少数肿瘤如视网膜母细胞瘤、肾母细胞瘤等多见于幼儿和儿童。

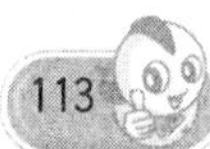

（七）营养因素

大量的营养调查和研究表明：膳食纤维、维生素A、维生素E、维生素C以及钙、微量元素硒等有助于预防肿瘤的发生；而过多的热量摄取，特别是过量的脂肪膳食能促进结肠癌、直肠癌、胆囊癌、乳腺癌、卵巢癌等的发生和发展。蛋白质摄入量过多或过少也都有可能促进肿瘤的发生。调查发现，缺乏新鲜蔬菜水果以及缺乏维生素C的地区胃癌和食管癌发病较高，长期缺碘或碘过多与甲状腺癌的发生有关。

（八）精神因素

现代医学研究证明，肿瘤的发生与心理有关，长期抑郁寡欢、精神紧张会导致大脑皮质及神经内分泌系统的失调，致使人的抵抗力、免疫功能降低而导致肿瘤的发生。相反，心理情绪稳定、精神愉快、开朗、乐观，则有利于身心的健康。

考点：肿瘤的病因

此外，不良的生活习惯比如吸烟、嗜酒等也是导致肿瘤发生的病因之一。吸烟者发生多种恶性肿瘤的危险性显著高于不吸烟者，与吸烟关系最密切的是肺癌。过量饮酒与上颌窦癌、咽癌、喉癌、食管癌、直肠癌有关系，饮酒还可导致肝硬化，继而与肝癌有关系。

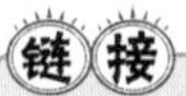

全球癌症状况

癌症是人类的一个主要死亡原因。2007年全球因癌症死亡的人数达790万(约占所有死亡人数的13%)，导致死亡的主要癌症种类为：肺癌(140万死亡)、胃癌(86.6万死亡)、肝癌(65.3万死亡)、结肠癌(67.7万死亡)、乳腺癌(54.8万死亡)，2007年大约72%的癌症死亡发生在低收入和中等收入国家。预计全世界癌症死亡人数将继续增加，到2030年估计将有1200万人死于癌症。全世界最常见的癌症种类(按全球死亡人数排序)为：男性，肺癌、胃癌、肝癌、结肠直肠癌、食管癌和前列腺癌；女性，乳腺癌、肺癌、胃癌、结肠直肠癌和宫颈癌。

二、肿瘤发生的遗传因素

通过对肿瘤的家族聚集现象、肿瘤发病率的种族和群体差异、双生子肿瘤的发生一致率、系谱分析以及肿瘤流行病学研究的资料表明，肿瘤的发生与遗传因素密切相关。

（一）肿瘤的家族聚集现象

考点：癌家族的概念

1. 癌家族(cancer family)　是指一个家系在几代中有多个成员发生同一器官或不同器官的恶性肿瘤。其特点是呈常染色体显性遗传方式并且发病年龄较早，肿瘤的发生部位不局限于同一组织或器官，恶性肿瘤特别是腺癌发病率高，主要发生1至2种癌。例如G家族，从1895年开始经过70多年间的五次调查，有些支系已传至第七代。在842名后裔中共发现95名癌患者，其中48人患结肠腺癌，18人患子宫内膜腺癌，其余为其他类型癌症患者。在这些患者中有13人肿瘤为多发性，19人癌发生于40岁之前，72人有双亲之一患癌，男性与女性各47和48人，接近1∶1，符合常染色体显性遗传方式特点。

考点：家族性癌的概念

2. 家族性癌(familial carcinoma)　是指一个家族内多个成员患同一类型的肿瘤。例如，12%～25%的结肠癌患者有肠癌家族史。再有，曾有对77对患白血病的双生子调查中发现，同卵双生者发病一致率非常高；在另一调查中，20对同卵双生子均患同一部位的同样肿瘤。许多常见肿瘤(如乳腺癌、肠癌、胃癌等)通常是散发的，但一部分患者有明显的家族史，患者的一级亲属中发病率通常高于一般人群3～5倍。这些都说明肿瘤的发生与遗传因素密切相关。

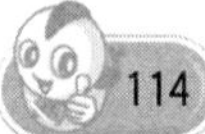

（二）肿瘤发病率的种族差异

某些肿瘤的发病率在不同种族中有显著差异。其表现在:①同一肿瘤在不同人种中发病率不同。例如,中国人鼻咽癌发病率高居世界各民族之首,比日本人高60倍,比印度人高30倍;移居到美国的华人鼻咽癌的发病率也比美国白人高34倍。②不同人种有各自不同的高发肿瘤。如欧美国家乳腺癌发生率高,亚洲地区(如日本和中国)胃癌发生率高,还有日本妇女患松果体瘤比其他民族多10余倍。种族差异主要是遗传差异,这也证明了肿瘤发病中遗传因素起着重要作用。

（三）遗传性肿瘤

1. 遗传性癌前病变　一些单基因遗传的疾病和综合征中具有不同程度的恶性肿瘤倾向,称为遗传性癌前病变(precancerous lesion)。其遗传方式大多为常染色体显性遗传。例如家族性结肠息肉症是一种常见的常染色体显性遗传病,在人群中的发病率为1/10 000。家族性结肠息肉症患者在出生时结肠是正常的,但是在青少年时结肠和直肠可出现数百个小息肉,临床上常表现为血性腹泻或肠梗阻,多在35岁左右恶变为癌。因而患者应及早手术切除,其家庭成员应定期进行结肠镜检查。图9-1中$Ⅰ_2$和$Ⅱ_1$均死于结肠癌,先证者$Ⅱ_3$的结肠息肉已恶变为癌,其子女$Ⅲ_1$、$Ⅲ_2$、$Ⅲ_3$无症状,可能是由于年龄小,未出现恶变,但应及时检查,以防止癌变。此外,属于遗传性癌前病变的还有神经纤维瘤、基底细胞痣综合征等疾病。

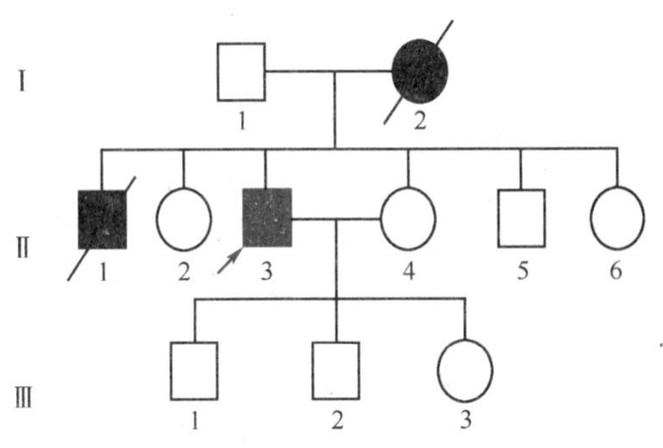

图9-1　一例结肠息肉症系谱

2. 单基因遗传肿瘤　少数恶性肿瘤按孟德尔方式遗传,通常呈常染色体显性方式遗传,主要涉及神经或胚胎组织的恶性肿瘤。例如,视网膜母细胞瘤(图9-2)为眼球视网膜的恶性肿瘤,多见于幼儿,大部分患者(70%)2岁前发病,发病率为1/10 000～1/21 000。其临床表现为:早期眼底有灰白色肿块,多无自觉症状,以后肿瘤长入玻璃体,瞳孔扩大,可见黄白色反光,称为"猫眼";肿瘤继续生长可破坏角膜、巩膜,引起眼球突出,向后可长入眼眶并向颅内浸润,癌细胞也可经血液向全身转移。视网膜母细胞瘤可分为遗传型和非遗传型两种。遗传型约占全部病例的40%左右,发病年龄早,平均发病时间为10月龄婴儿,且为双侧发病,有家族史。非遗传型占60%,发病年龄较晚,平均发病时间为出生后18个月,一般为单侧发病,无家族史。此外属于遗传性恶性肿瘤的还有肾母细胞瘤、神经母细胞瘤等。

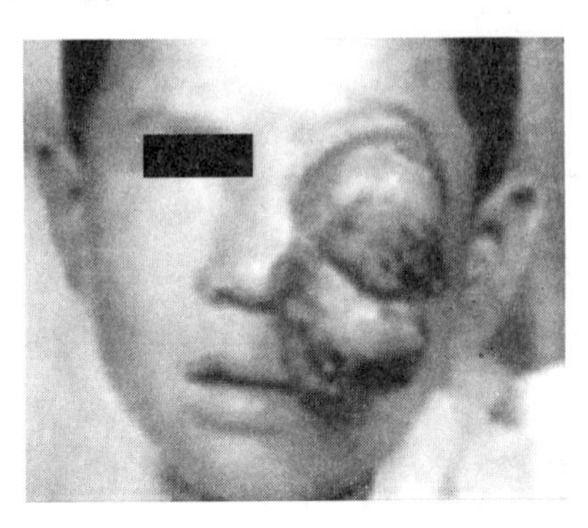
图9-2　视网膜母细胞瘤

考点: 肿瘤与遗传关系的现象

3. 多基因遗传肿瘤　常见的恶性肿瘤大多是多基因遗传,如肺癌、肝癌、胃癌、乳腺癌、子宫颈癌、前列腺癌等。患者一级亲属的发病风险显著高于一般群体的发病率。这些肿瘤的发生均有一定的遗传基础,而吸烟、酗酒、黄曲霉素B等环境因素则是成为肿瘤发生的促发因素。

4. 染色体畸变与肿瘤　一些遗传病患者容易自发或诱发染色体的断裂和重排,且易患

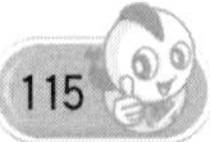

肿瘤，这类疾病称为染色体不稳定综合征。例如，着色性干皮病患者，其皮肤对紫外线特别敏感，易出现多个丘疹和色素沉着，患者染色体断裂率在紫外线照射后明显上升，细胞很容易死亡，存活下来的细胞常导致血管瘤、基底细胞癌等肿瘤发生。除了本病外，染色体不稳定综合征还有毛细血管扩张性共济失调、bloom 综合征、fanconi 贫血等。这几种病人均易继发白血病和淋巴系统恶性肿瘤，肿瘤发病率高于正常群体数十倍。

（四）肿瘤的遗传易感性

虽然接触了致癌因素，但并非人人都发生肿瘤，这表明不同个体的肿瘤易感性不同。肿瘤遗传易感性是指在一定的内外因素的影响下，由遗传因素决定的个体易患肿瘤的倾向。人群中大多数肿瘤是散发性的，如肝癌、胃癌、肺癌、乳腺癌等常见恶性肿瘤，这表明每个人都存在着个体性差异，具有不同的肿瘤遗传易感性，通过生化的、免疫的和细胞分裂的机制促进肿瘤发生。

1. 酶活性异常　酶活性的改变可以影响致癌化合物在体内的代谢和灭活。例如，芳烃羟化酶能在体内活化许多致癌的多环芳烃，从而促进癌的发生，调查显示芳烃羟化酶活性高的吸烟者患肺癌的风险也高。另外，酶的缺乏也可以导致机体对肿瘤的易感状态，例如，着色性干皮病患者易患血管瘤、基底细胞癌等，这是由于患者 DNA 修复酶的缺陷导致细胞恶性病变。

2. 遗传性免疫缺陷　免疫缺陷能使突变细胞得以逃脱监视而发展成为肿瘤。许多免疫缺陷患者都有易患肿瘤的倾向，例如，无丙球蛋白血症患者易患白血病和淋巴系统肿瘤，毛细胞血管扩张性共济失调患者除了免疫缺陷外，还易患 T 淋巴细胞白血病和乳腺癌。

3. 染色体病　先天性睾丸发育不全综合征易患男性乳腺癌，先天性卵巢发育不全综合征易患卵巢癌，先天愚型患者患急性白血病的几率比正常人高 15～18 倍，这些都说明染色体畸变与肿瘤的发生密切相关。

第 2 节　肿瘤发生的遗传机制

肿瘤的发生是各种环境因素直接或间接作用于体细胞遗传物质，引起染色体或 DNA 的改变，在此基础上，体细胞无限制地分化并增殖形成肿瘤，再经一系列的促进和发展而形成各种恶性肿瘤。对肿瘤发生的遗传机制有以下几种学说。

一、单克隆起源假说（体细胞突变学说）

在个体遗传素质的基础上，尤其是在个体对肿瘤的遗传易感性基础上，致癌因子引起体细胞基因突变，使正常体细胞转化为前癌细胞，然后在一些促癌因素的作用下发展为肿瘤。据此观点，肿瘤细胞是由单个突变细胞增殖而成的，也就是说肿瘤是突变细胞的单克隆增殖细胞群，因此称为肿瘤的单克隆起源假说。肿瘤的细胞遗传学研究结果证实，所有的肿瘤几乎都是单克隆起源，也就是说患者的所有肿瘤细胞都起源于一个前体细胞，最初是一个关键的基因突变或一系列相关事件导致单一细胞向肿瘤细胞转化，随后产生不可控制的细胞增生，最后形成肿瘤。许多肿瘤细胞群都具有相同的染色体畸变和同工酶，就是肿瘤发生的单克隆学说的证据。另外，肿瘤细胞学研究发现同一肿瘤中所有肿瘤细胞都具有相同的标记染色体，也证明了恶性肿瘤细胞的单克隆起源。

考点：单克隆起源假说的内容

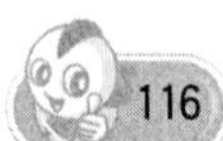

二、两次突变假说

两次突变假说是由 Knudson 于 1971 年在研究了视网膜母细胞瘤发生过程后提出的，他认为肿瘤必须经过两次或两次以上的细胞突变才能形成。对遗传型肿瘤来说，第一次突变发生于生殖细胞或由父母遗传而来，为合子前突变；第二次突变发生于体细胞。对于非遗传型肿瘤，则两次突变都发生在体细胞中。两次突变假说对一些遗传性肿瘤如视网膜母细胞瘤的发生作出了合理的解释。遗传型视网膜母细胞瘤发病年龄早，且多为双侧性和多发性，这是由于患儿出生时全身所有细胞已有一次突变，只需在出生后某个视网膜细胞再发生一次突变（第二次突变），就会转变为肿瘤细胞，故较易表现为双侧性和多发性，且发病年龄早。非遗传型的视网膜母细胞瘤发生则需要同一个视网膜母细胞在出生后积累两次突变，而且两次突变都发生在同一座位，因而概率很小，发病年龄晚，不具遗传性，并多为单侧性。但该座位如果已发生过一次突变，则较易发生第二次突变，这也是非遗传型肿瘤不是太少的原因。

考点: 两次突变假说的内容

三、多步骤遗传损伤学说

肿瘤的发生是一个多步骤、涉及多种相关基因协同作用的变异积累的过程，其中在不同阶段涉及不同基因的激活与失活。这些基因的激活与失活在时间上有先后顺序，在空间位置上有一定配合，所以，肿瘤细胞表型最终的形成是这些基因激活与失活共同作用的结果。大多数肿瘤的发生与癌基因的激活和抑癌基因的失活有关，而肿瘤的转移与肿瘤转移基因以及肿瘤转移抑制基因有关。

1. 癌基因（oncogene）　是指存在于病毒、人和动物细胞基因组中，能引起细胞恶性转化的核酸片段。如果癌基因的结构发生改变或者过量表达，就会使细胞失控生长，最终导致细胞癌变。癌基因可分为两大类：病毒癌基因（v-onc）和细胞癌基因（c-onc）。病毒癌基因是指反转录基因组里带有能够使病毒感染的宿主细胞发生癌变的基因。细胞癌基因也称为原癌基因，是指正常细胞基因组中，一旦发生突变或被异常激活后可使细胞发生恶性转化的基因。换言之，在每一个正常细胞基因组里都带有原癌基因，但它不出现致癌活性，只是在发生有害突变或被异常激活后才变成具有致癌能力的癌基因。

考点: 癌基因的概念

链接

细胞癌基因的分类及其功能

细胞癌基因按其功能不同可分为四类：①蛋白激酶类：其产物为某种生长因子受体，可与生长因子结合，而形成蛋白质酪氨酸激酶，触发细胞内的一系列反应，如 *ERBB1* 癌基因。②生长因子：产物是某种生长因子，刺激细胞增殖，如 *sis* 癌基因。③核内转录因子：产物多与细胞核结合，通过调节某些基因的转录和 DNA 的复制机制，促进细胞的增生，如 *myc* 癌基因。④信号传递蛋白类：一是与膜相关的，他们的产物是一类蛋白质酪氨酸激酶，可转移 ATP 末端的磷酸基到其他蛋白质的酪氨酸残基上，从而改变其功能，影响细胞的生长分化，如 *src* 癌基因；二是与细胞质相关的，它们的产物是一类蛋白质丝氨酸/苏氨酸激酶，作用于细胞的生长和分化，如 *pim* 癌基因。

细胞癌基因与细胞生长、增殖、分化有关，并受到精细严格的控制。细胞癌基因有的编码生长因子、生长因子受体或蛋白激酶而在生长信号的传递和细胞分裂中发挥作用；有的编码 DNA 结合蛋白而参与基因的表达或复制的调控。细胞癌基因在一定时间、一定组织中的定量表达，是维持细胞正常生理功能、调节细胞的生长和分化所必需的。细胞癌基因在个体发育或细胞分裂的一定阶段十分重要，在机体生长发育过程完成后，多处于封闭状态或低表达，

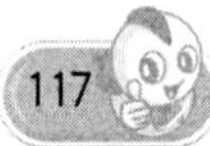

并无致癌活性，当其发生突变或被异常激活时才过度表达而导致细胞无限制地增殖并出现恶性转化。细胞癌基因的激活方式常见以下四种。

(1) 点突变：体细胞内的原癌基因可以因点突变而被激活，产生异常的基因产物；也可使基因摆脱正常的调控而过度表达。例如，在膀胱癌细胞由于癌基因 *ras* 的 12 位密码子 GGC 变为 GTC，使甘氨酸变为缬氨酸，便产生了能刺激细胞发生转化的异常蛋白产物。现今，已在膀胱癌、结肠癌等许多肿瘤发现了 *ras* 基因。

(2) 启动子插入：当一个强大的启动子插入到原癌基因附近时，可使原癌基因表达增强，出现强烈的致癌活性。反转录病毒基因组中的长末端重复序列(LTR)可被激活。例如，将鸟类白细胞增生病毒接种到鸡体内，虽然病毒本身不含癌基因，但具有一个长末端重复序列，是一个很强的启动子，可激活体内的原癌基因，导致 B 细胞淋巴瘤。

(3) 基因扩增：在正常基因组中细胞癌基因只有单个复制，不会使细胞癌变。在受到某些因素影响后，细胞癌基因的 DNA 不断复制使其复制数大量增加，称为基因扩增。当癌基因数量增多后就会导致其基因产物的数量也随之增加，从而导致细胞癌变。例如，在肿瘤细胞中 *c-myc* 癌基因可扩增数百至数千倍。

(4) 染色体易位或重排：由于染色体断裂与重排导致原癌基因在染色体上的位置发生改变，使原来无活性或低表达的癌基因易位至一个强大的启动子附近而被激活，或由于易位而使原癌基因的结构改变并与某一表达能力强的基因形成融合基因，结果原癌基因脱离正常的调控而被激活并呈现恶性转化的功能。例如，慢性粒细胞白血病患者的 9 号染色体与 22 号染色体易位，形成了一种结构与功能异常的融合基因 *bcr-abl*，它编码的蛋白质能促成细胞的恶性转化。

考点：特异性标记染色体的概念

2. 肿瘤抑制基因(tumor-suppressor gene)　是一类存在于正常细胞基因组中的抑制肿瘤发生的基因，又称为抑癌基因或抗癌基因。它们的功能是抑制细胞的生长和促进细胞的分化，与癌基因的作用相拮抗。抑癌基因突变或缺失而丧失功能，即处于失活状态时，细胞就会因正常抑制的解除而恶性转化。肿瘤抑制基因需要形成隐性纯合状态时，才失去其抑制肿瘤发生的作用。

考点：抑癌基因的概念

3. 肿瘤转移基因和肿瘤转移抑制基因　肿瘤转移是临床上许多恶性肿瘤常见的继发现象，是恶性肿瘤治疗失败和患者死亡的主要原因。肿瘤转移是恶性肿瘤细胞由原发部位经淋巴管、血管或体腔等途径，到达其他部位继续生长。

(1) 肿瘤转移基因(tumor metastatic gene)：是指基因的改变和表达能够促进或导致肿瘤细胞发生转移的基因。肿瘤转移基因主要是一些编码细胞表面受体的基因。例如，整合素是一类细胞表面黏合受体，能识别细胞基质中的黏附蛋白，起着固定细胞抑制其迁移的作用，因而，这些受体基因的突变和失去功能将促进肿瘤细胞的转移。

(2) 肿瘤转移抑制基因(tumor metastasis suppressor gene)：是指一些基因编码的蛋白酶能够直接或间接地抑制具有促进转移作用的蛋白，从而降低肿瘤细胞的侵袭和转移能力的一类基因。肿瘤抑制基因主要是抑制肿瘤细胞的恶性表型，而肿瘤转移抑制基因主要是抑制肿瘤细胞的转移表型。例如金属蛋白组织抑制因子基因编码一种糖蛋白，能与转移密切相关的胶原酶结合，降低肿瘤细胞的侵袭和转移能力。

图 9-3 显示了由正常细胞演化为结肠癌的过程，这个过程为肿瘤的多步骤遗传损伤学说提供了有力的证据。即一个正常细胞要经过多次遗传损伤，涉及癌基因激活、抑癌基因失活等多个基因的变化，经过相应的多阶段演化才形成恶性表型即肿瘤。恶性细胞在以后的发展

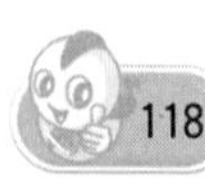

中将形成增殖优势而形成克隆，从而构成恶性肿瘤。在整个过程中，环境因素的影响不应忽视，一些环境因素将促进或抑制某些基因的表达，这也正是肿瘤治疗的基础。

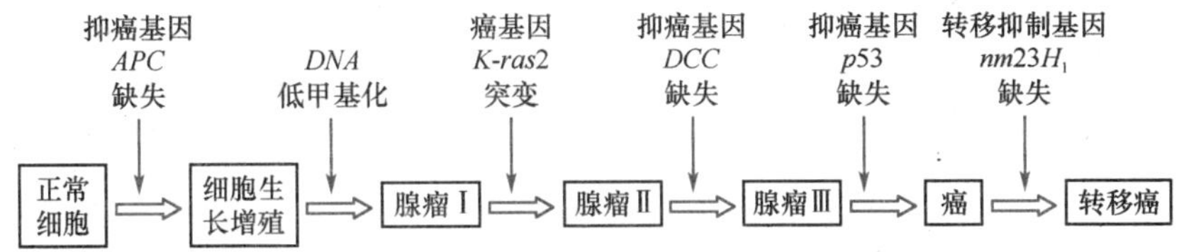

图 9-3　结、直肠癌发生的各阶段和肿瘤相关基因的异常

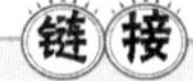

肿瘤基因组解剖计划

肿瘤基因组解剖计划(cancer genome anatomy project,CGAP)是20世纪90年代由美国NIH发起的一项有关肿瘤研究的宏伟计划。该计划的目的是采用创造性的技术全面透彻地弄清肿瘤产生的分子机制，并以此为基础确定与肿瘤相关的所有基因以及这些基因的变化情况。这些基因的发现将有助于确定肿瘤的分子特征，进而可预测易患肿瘤的风险，也可确认肿瘤患者中发生的特异性分子改变以及是否存在可行的预防和治疗策略。

第3节　肿瘤的染色体异常

几乎所有的肿瘤细胞都具有染色体异常，这被认为是肿瘤细胞的特征。在一个肿瘤的各个细胞中，染色体常有相同的特点，这表明他们来源于一个共同的突变细胞。经过多次分裂形成单克隆。然而，随着肿瘤的生长，绝大部分肿瘤细胞在内、外环境因素的影响下又处在不断变异之中，导致同一肿瘤的不同细胞核型有所差异，呈现多样性，继而演变为多克隆。不同核型瘤细胞生存和增值能力不同，有的异常核型是致死的，在选择过程中逐渐被淘汰，有的却能使细胞获得生长优势。在一个肿瘤细胞群体中占主导地位的克隆称为肿瘤干系(stemline)。干系细胞中染色体数目称为众数(mode)。非主导地位的称为旁系(sideline)。干系的细胞生长占优势，肿瘤的生长主要是干系增殖的结果。

一、肿瘤的染色体数目异常

肿瘤细胞大多为非整倍体，其中包括超二倍体、亚二倍体、亚三倍体、亚四倍体等。实体瘤细胞染色体数目多为三倍体。胸腹水中转移的癌细胞染色体数目变化较大，常超过四倍体。染色体数目变化不反应恶性程度，数目变化小的癌细胞并不意味着恶性程度低。

二、肿瘤的染色体结构异常

在肿瘤细胞内常见到结构异常的染色体，如缺失、倒位、易位、重复、环状染色体和双着丝粒染色体等。如果一种异常的染色体较多地出现在某种肿瘤的细胞内，就称为标记染色体(marker chromosome)，可分为特异性标记染色体与非特异性标记染色体两种。特异性标记染色体是指经常出现于同一种肿瘤内的标记染色体，对该肿瘤具有代表性。例如，费城染色体就是慢性粒细胞白血病的特异性标记染色体(图9-4)。大约95%的慢性粒细胞性白血病病例都是Ph′阳性，因此，它可以作为诊断的依据；有时Ph′先于临床症状出现，故又可用于早期诊断；化疗后 Ph′小体可消失，因此，Ph′小体的有无又可作为判定治疗效果的一种指标。另外，也可用以区别临床上相似，但 Ph′为阴性的其他血液病（如骨髓纤维化等）。

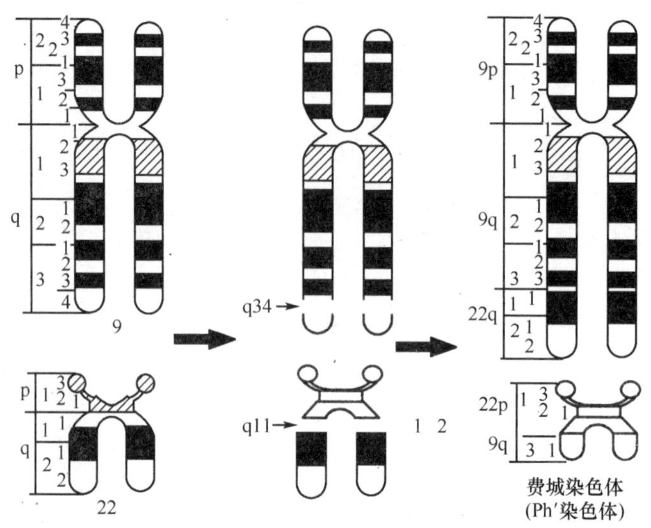

图 9-4 费城染色体的形成

有些染色体异常不属于某种肿瘤所特有，即同一种肿瘤内可能有不同的染色体异常，或同一类的染色体异常可出现于不同肿瘤中。对于整个肿瘤来说，不具有代表性的染色体称为非特异性标记染色体。

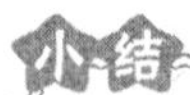

肿瘤的发生是遗传因素和环境因素共同作用的结果。肿瘤发生的遗传因素主要涉及肿瘤具有家族聚集现象、肿瘤的发病率有种族差异、遗传性肿瘤以及肿瘤的遗传易感性等。环境因素主要是化学因素、物理因素和生物因素等。染色体异常是肿瘤细胞的一大特征，包括染色体数目异常和染色体结构异常。关于肿瘤发生的遗传机制主要有单克隆起源假说（体细胞突变说）、两次突变学说和肿瘤的多步骤损伤假说等。癌基因、抑癌基因、肿瘤转移基因、肿瘤转移抑制基因在肿瘤的发生和发展的过程中起着重要作用。

自测题

一、名词解释

1. 肿瘤　2. 癌家族　3. 家族性癌　4. 癌基因　5. 抑癌基因

二、填空题

1. 癌基因分成两类，一类是________，另一类是________。
2. 大多数肿瘤的发生与________的激活和________的失活有关。
3. 癌基因激活的方式有________、________、________、________。
4. 肿瘤发生的遗传机制主要的三种学说是________、________、________。

三、单选题

1. Ph 染色体常存在于（　　）细胞中
   A. 慢性粒细胞白血病　B. 视网膜母细胞瘤
   C. 着色性干皮病　D. 肺癌
   E. 肝癌
2. 结肠癌的发生过程为肿瘤发生的（　　）提供了

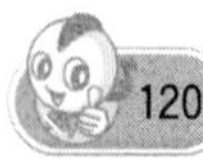

有力证据。
A. 体细胞突变说　B. 两次突变假说
C. 多步骤遗传损伤学说　D. 基因外调节学说
E. 辐射突变学说

3. 在一种肿瘤的大多数细胞中出现的结构异常的染色体,称为(　　)
A. 标记染色体　B. 环状染色体
C. 重复染色体　D. 易位染色体
E. 染色体桥

4. 肿瘤细胞的两次突变假说中,第二次突变发生在(　　)
A. 精子　B. 癌细胞
C. 原癌细胞　D. 体细胞
E. 卵子

5. 癌家族中的癌症遗传方式多为(　　)
A. Y 遗传　B. AR 遗传
C. XD 遗传　D. XR 遗传
E . AD 遗传

6. 与电离辐射相关的恶性肿瘤有(　　)
A. 淋巴瘤　B. 白血病
C. 皮肤癌　D. 甲状腺癌
E. 以上都是

7. 遗传型视网膜母细胞瘤的临床特点是(　　)
A. 发病早,单侧发病　B. 发病早,双侧发病
C. 发病晚,单侧发病　D. 发病晚,双侧发病
E. 以上均不对

8. 干系肿瘤细胞的染色体数目称为(　　)
A. 系数　B. 众数
C. 常数　D. 恒数
E. 总数

四、简答题

1. 癌家族的特点有哪些?
2. Ph 染色体有什么临床意义?
3. Knudson 的两次突变学说的内容是什么?

实　验

实验一　有丝分裂

一、实验目标

1. 观察动植物细胞有丝分裂过程，识别有丝分裂的不同时期。
2. 归纳比较动植物细胞有丝分裂的异同点。
3. 掌握制作洋葱根尖有丝分裂切片的技术和绘制生物图的方法。

二、实验用品

洋葱、马蛔虫子宫切片、显微镜、擦镜纸、载玻片、盖玻片、玻璃皿、广口瓶、剪刀、镊子、带橡皮头的铅笔、滴管、吸水纸；盐酸乙醇(15%盐酸：95%乙醇＝1：1)、0.02g/ml 甲紫溶液(或醋酸洋红液)、Carnoy 固定液(95%乙醇：冰醋酸＝3：1)。

三、实验原理

根据高等动植物细胞有丝分裂的过程，可人为地将其分为前期、中期、后期、末期。在植物细胞分裂的适当时候取材，通过固定、解离、漂洗、染色和压片等步骤，使细胞内染色体着色、分散，在显微镜下即可观察植物细胞的有丝分裂过程，并根据各个时期细胞内染色体(或染色质)的形态特征和变化特点，识别细胞处于有丝分裂的哪一个时期。

四、实验内容及步骤

(一) 洋葱根尖的培养与固定

在实验前 3～4 天，将洋葱放置在盛有清水的广口瓶上，使洋葱底部接触到水面。待洋葱的根长到 1～2cm 后，即可剪取根尖 1cm 置于固定液(1 份冰醋酸和 3 份 95%乙醇的混合液)中固定，一般需 12～24h，然后用 70%乙醇溶液漂洗，再置于 70%的乙醇溶液中保存，随用随取。

(二) 制作临时标本切片

1. 解离　将固定好的洋葱根尖，放入盛有盐酸乙醇的玻璃皿中，在室温下解离 3～5 分钟后取出根尖。

2. 漂洗　待根尖酥软后，用镊子取出，放入盛有清水的玻璃皿中漂洗约 10min，换水 1～2 次。

3. 染色　把漂洗后的洋葱根尖，放进盛有甲紫溶液(或醋酸洋红)的玻璃皿中，染色 3～5 分钟。

4. 压片　用镊子将染好色的洋葱根尖取出来，剪取洋葱根尖分生区 2～3mm，放在载玻片中央上，加一滴清水，用镊子尖把洋葱根尖弄碎，盖上盖玻片，用吸水纸吸去多余的水，双指压住盖玻片，用铅笔的橡皮头端均匀敲击盖玻片，使细胞分散开来。

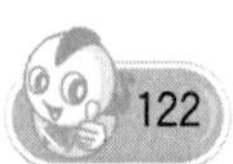

（三）洋葱根尖细胞有丝分裂的观察

把制作好的洋葱根尖装片先放在低倍镜下观察，慢慢移动装片，找到呈正方形、排列紧密的根尖分生区细胞；换高倍镜，观察辨别各时期染色体（或染色质）的变化，并判断该细胞处于有丝分裂的哪个时期。可先找出处于细胞分裂期中期的细胞，然后再找出前期、后期、末期的细胞。

1. 间期　细胞核染色均匀，可见核仁、核膜，此期是积累物质，储备能量准备分裂的时期。

2. 前期　细胞核膨大，染色质螺旋化，逐渐浓缩变粗、变短形成染色体，染色体交织在一起散乱分布，形成纺锤体，核仁、核膜最终消失。

3. 中期　染色体达到最大的浓缩状态，此时的染色体最清晰，染色体的着丝粒排列在细胞的中央形成赤道板。

4. 后期　每条染色体从着丝粒处纵裂一分为二，染色单体彼此分开各自成为一条独立的染色体，染色体平分成两组，在纺锤丝牵引下分别移向细胞两极。

5. 末期　染色体解螺旋化变成染色质，纺锤体消失，核仁、核膜重新出现，形成两个子核，细胞膜自两子核间形成细胞板将细胞质一分为二，形成两个子细胞。

五、实验报告

1. 绘出所观察到的洋葱根尖细胞有丝分裂各时期简图，并注明时期。
2. 说出马蛔虫受精卵细胞的有丝分裂与洋葱根尖细胞的有丝分裂有何区别？

附：动物细胞有丝分裂观察

取马蛔虫子宫横切片，置于低倍镜下观察，可见到马蛔虫子宫腔内有许多近似圆形的、处于不同分裂时期的受精卵细胞。蛔虫的受精卵外包裹着一层厚厚的卵壳，透明，我们观察的是卵壳里的处在有丝分裂不同时期的细胞，有些同学常把整个卵壳看成了一个细胞是不对的。每个受精卵细胞都包在卵壳之中，卵壳与受精卵细胞之间的腔，叫围卵腔。细胞膜的外面或卵壳的内面可见有极体附着。在低倍镜下分别找出处于前期、中期、后期、末期的细胞，转换高倍镜仔细观察马蛔虫受精卵细胞有丝分裂各期的特点。

实验二　减数分裂

一、实验目标

1. 试述减数分裂的过程及各时期染色体的动态变化和形态特征。
2. 学习和掌握细胞减数分裂染色体标本片的制作技术和方法。

二、实验用品

雄性蝗虫或蚱蜢的精巢；减数分裂录像带或幻灯片、显微镜、载玻片、盖玻片、小镊子、剪刀、解剖针、解剖盘、玻璃皿、酒精灯、滴瓶、吸水纸；95%乙醇溶液、70%乙醇溶液、50%乙醇溶液、30%乙醇溶液、卡诺固定液、改良苯酚品红染液。

三、实验原理

减数分裂是一种特殊的细胞有丝分裂，仅在配子形成过程中发生。这一过程的特点是：

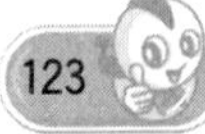

染色体只复制一次，细胞连续进行两次分裂，结果形成四个细胞，每个细胞的染色体数目比原来减少一半，所以称为减数分裂。减数分裂的前期特别长，而且变化复杂。在减数分裂过程中，同源染色体之间发生联会、交换和分离，非同源染色体之间进行自由组合。染色质（染色体）为嗜碱性物质，将处于减数分裂不同时期的精母细胞经固定后，用碱性染料染色，染色质（染色体）则被染成红色，而细胞质不着色，显微镜下清楚可见。

四、实验内容及步骤

（一）观看“减数分裂”录像带或幻灯片

（二）雄性蝗虫精巢生精小管压片的制作与观察

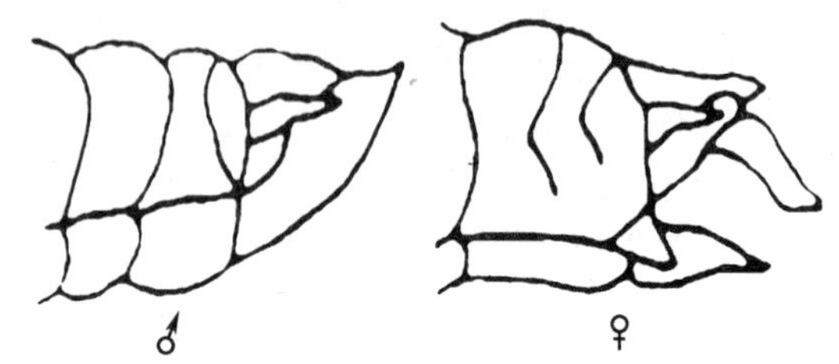

实验图 2-1　蝗虫尾部

1. 采集蝗虫　在夏秋季节，可用手抓或用网捕捉的方法，采集成熟的雄性蝗虫。雌雄蝗虫的鉴别：雄性蝗虫的腹部末端朝上，形似船尾；雌性蝗虫的腹部末端分叉（实验图 2-1）。

2. 取材与固定　取夏秋季节采集的雄性蝗虫，放置在玻璃皿上，剪去雄性蝗虫的头、翅和附肢，沿着腹部背中线剪开体壁，用镊子取出腹腔中的两个精巢（黄色，圆块状，左右各一）。将精巢放入到卡诺固定液中，固定 24 小时后，再换 95%乙醇溶液浸泡 30 分钟，最后浸泡于 70%乙醇溶液中，保存在 4℃的冰箱里备用。

3. 染色　用镊子取一小段精巢，置于载玻片中央，用解剖针将生精小管拨开，除去外围脂肪；再放入玻璃皿中，依次用 50%乙醇溶液、30%乙醇溶液和清水漂洗 2～3 次；最后放入盛有改良苯酚品红染液的玻璃皿中染色 15～20 分钟。

4. 压片　用镊子取 2～3 条已染好色的生精小管，置于载玻片中央，加一滴染液，盖上盖玻片，取一张吸水纸，吸去多余的染液。在盖玻片上覆盖一张吸水纸，以左手示指和中指按住盖玻片边缘，右手用铅笔的橡皮头端均匀垂直敲击，使细胞和染色体分散铺展开。

5. 镜检　将压片先置于低倍镜下观察，可见到许多分散排列的、处于减数分裂不同时期的分裂象。移到视野中央，然后转到高倍镜下确认细胞所属时期。在压片中可以看到从精母细胞到成熟精子不同时期染色体的动态变化特点和位置。蝗虫的染色体雄性为 2n=23，性染色体为 XO 型，即只有一条性染色体 X；雌性为 2n=24，其中两条为 X 染色体。

减数分裂结束后，1 个初级精母细胞形成 4 个精细胞，每个精细胞中含有单倍性染色体，即 n=11 或 n=12。精细胞经过变形期成为精子。

五、实验报告

绘制观察到的减数分裂各时期的染色体变化简图。

附：固定液及染色液的配制

1. 卡诺固定液（Carnoy 固定液）　无水乙醇 3 份，冰醋酸 1 份。

2. 改良苯酚品红染液

（1）A 液：取 3g 碱性品红溶解在 100mL 70%的乙醇溶液中即可。

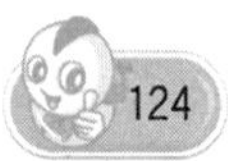

(2) B液：取A液10mL加入90mL 5%的苯酚溶液中。

(3) 苯酚品红染液：取B液45mL，加入冰醋酸6mL，37%甲醛溶液6mL，进行混合即成。

(4) 改良苯酚品红染液：取苯酚品红染液10mL，加入90mL 45%乙酸溶液和山梨醇1g。

注：改良苯酚品红染液配好后2周即可使用，保存期2年。

实验三　人类X染色质的观察

一、实验目标

1. 说出X染色质的形态特征并进行人类性别的鉴定。
2. 掌握X染色质标本的制片方法。
3. 掌握X染色质的形态特征及其临床意义。

二、实验用品

人口腔黏膜上皮细胞；显微镜、载玻片、盖玻片、玻璃皿、擦镜纸、吸水纸、牙签；95%乙醇溶液、醋酸洋红染液、5mol/L 的 HCl 溶液 。

三、实验原理

一个个体不论其细胞中有几条X染色体，只有一条具有转录活性，其余的X染色体均失活形成异固缩状态的X染色质。人类正常女性的体细胞中有两条X染色体，其中失去活性的这条X染色体，在间期细胞中经特殊染色，可观察到核膜边缘出现直径1微米左右的浓染小体，呈平凸形、三角形、扁平形，即X染色质。而正常男性只有一条X染色体，这条X染色体在间期细胞中始终保持活性，故无X染色质形成。通过检测间期细胞中X染色质，既可用于性别的鉴定，也可用于临床性染色体病的初步诊断。

四、实验内容及步骤

（一）标本的制作

1. 取材　让受检者用水漱口数次，然后用牙签钝头部刮口腔两侧颊部，刮取上皮黏膜细胞，弃去第一次刮到的细胞，在原位连刮2～3次。

2. 涂片　将刮取的上皮黏膜细胞均匀地单向（即涂片时，只能从左至右或右至左，切勿来回涂抹）涂在干净的载玻片上，涂抹范围约一张盖玻片大小，然后晾干。

3. 固定　将晾干的上皮黏膜细胞涂片，放入到盛有95%的乙醇溶液的玻璃皿内固定30分钟。

4. 水解　将固定后的玻片标本置于蒸馏水中漂洗几分钟，浸入到盛有5mol/L HCl溶液的玻璃皿内中，室温水解10～20分钟后，用干净蒸馏水冲洗3～4次，充分洗去残留的HCl。

5. 染色　在晾干的玻片标本上滴一滴醋酸洋红染液，室温下染色10～20分钟。

6. 盖片　将染色好的玻片标本用蒸馏水漂洗3次，稍干后盖上盖玻片，取吸水纸吸去多余的蒸馏水。

（二）观察

取制备好的玻片标本置于低倍镜下，选择核较大，染色清晰，轮廓完整，核质呈均匀细网状的细胞进行观察，然后换高倍镜继续进行观察。可见X染色质大多位于核膜内缘，1微米

左右大小，染色较深的浓染小体，其形状为平凸形、三角形、扁平形等。

五、实验报告

观察100个可计数细胞，计算显示X染色质细胞所占的比例。可计数细胞的标准：核较大，轮廓清楚完整，核质染色呈网状或颗粒状，分布均匀，核膜清晰，无缺损，染色适度，周围无杂质。正常值：男性10%以下或没有；女性40%以上。

绘制三个典型细胞，示明X染色质的形态和部位。

六、注意事项

1. 刮口腔上皮前要漱口，防止口腔细菌和食物残渣污染，影响观察效果。
2. 口腔颊部刮片时，用力要适当、均匀、单向，以求刮下的细胞可以观察到X染色质。
3. 掌握好盐酸水解的时间和温度。
4. 染色时间不要太长，否则核质着色深，X染色质体不易区分。

实验四　人类染色体核型分析

一、实验目标

1. 说出人类染色体的形态结构和分组特征。
2. 熟悉人类染色体核型分析的基本方法。

二、实验用品

正常人体染色体玻片标本、正常人类染色体放大照片、核型纸；显微镜、剪刀、直尺（或三角尺）、胶水、擦镜纸、香柏油、二甲苯。

三、实验原理

人类正常体细胞染色体数为46条，其中44条为常染色体，2条为性染色体。以“人类染色体命名的国际体制”为标准，即依据各对染色体的大小和着丝粒的位置，两臂的相对长度、次缢痕、随体的有无、性染色体等特性分为A、B、C、D、E、F、G共7个组，其中常染色体22对，用阿拉伯数字由大到小编号，性染色体1对，大的为X染色体，小的为Y染色体。X染色体分在C组，Y分在G组，每组染色体都有其特定的形态特征。

四、实验内容及步骤

（一）正常人体细胞染色体的观察与计数

1. 观察　取一张正常人体细胞染色体玻片标本置于显微镜下，先在低倍镜下观察寻找到中期分裂象，再用高倍镜寻找染色体清晰且分散良好的中期分裂象，然后转换油镜仔细观察。镜下可见，根据着丝粒位置不同，将人类染色体分为中央着丝粒染色体、亚中央着丝粒染色体和近端着丝粒染色体三种类型。正常人的每一体细胞都含有46条染色体，其中有22对是男女共有的，称为常染色体；另外1对与性别决定有着直接关系，称为性染色体。女性为XX，男性为XY。

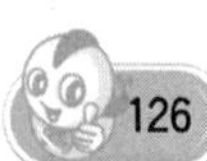

2. 计数 每位同学观察2～3个分裂象，并寻找1个清晰且分散良好的中期分裂象进行染色体计数。为了便于计数和避免计数时发生重复和遗漏，在计数前，先按染色体自然分布的图形大致分为几个区域，然后按顺序计数出各区染色体的实际数目，最后加起来即为该细胞的染色体总数。

（二）人类染色体照片的核型分析

1. 分组编号 每人取两张正常人染色体中期分裂象图片（附图-1），一张贴在核型分析报告单上部作为对照，另一张为分析用。仔细用尺子测量辨认每条染色体，根据染色体相对长度及大小，用铅笔在其旁边标明组别及序号，先辨认A、B、D、E、F、G组，最后辨认C组。标注完后，再检查一次有无遗漏或错误。并根据各染色体组的特点，进行各对同源染色体配对。

2. 剪切 将照片上的染色体按标明的序号逐个剪切下来。

3. 排列 将剪切下来的染色体，按短臂朝上，长臂朝下，着丝粒置于同一直线上的原则，依次排列在预先划分好的分组横线报告单上。

4. 校对 按染色体的大小和着丝粒位置，以及染色体组的形态特点，再次校对调整排列。

5. 粘贴 用牙签挑取少量糨糊或胶水，小心地将每号染色体依次粘贴在报告单上。

6. 分析结果 辨别该核型的性别，并写出核型。

（三）显微镜下的核型分析

先用低倍镜选择分散良好且清晰的中期分裂象，在高倍镜下再检查一下中期分裂象的质量，转换油镜对选择好的中期分裂象进行仔细观察。

1. 绘线条图 按显微镜中所看到的图像，在报告纸上描绘出各染色体的线条图，在草图中，应保持各染色体的原有方位和相对长度。

2. 分组分析 按各组染色体的形态特征对染色体进行分组分析。仔细地观察分散良好且清晰的中期分裂象，先寻找A组中的1、2和3号染色体，并在线条图的染色体旁标上序号；然后依次找出B组、G组（包括Y染色体）、F组、D组，并在各染色体旁标上相应的组号，再识别出E组的16、17和18号染色体。最后鉴定出C组染色体（包括X染色体），使线条图上每个染色体旁都标有序号或组号。

3. 鉴别程度 在线条图的一侧垂直排列地写出可鉴别的那些染色体的号数，不能鉴别的只写组的英文字母，X染色体列于C组，Y染色体则列于G组。统计出一个中期分裂相中染色体的数目，最后检查每组染色体的数目是否正确。

4. 确定性别 一般根据C组和G组的染色体数目来判断。如果C组为16条染色体，G组为4条染色体，可初步确定该核型是46,XX；如果C组为15条染色体，G组为5条染色体（其中一个比其他4条略大且两长臂靠近，为Y染色体），则可初步确定该核型为46,XY。

五、实验报告

完成人类染色体核型分析报告（附表-1）。

实验五 人类遗传病与系谱分析

一、实验目标

1. 观看人类遗传病录像，掌握遗传病的概念和分类。

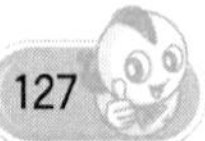

2. 了解常见遗传病的主要临床表现。

3. 学会绘制系谱。

4. 掌握单基因遗传病系谱分析的方法和单基因遗传病的遗传方式以及对遗传病发病风险率估计的基本要领。

二、实验用品

音像播放设备、人类遗传病录像或视频、单基因遗传病系谱图。

三、实验原理

单基因遗传病指受一对等位基因控制而发生的疾病。单基因遗传病可根据致病基因的性质(显性或隐性)及其所在染色体(常染色体或性染色体)可分为常染色体显性遗传、常染色体隐性遗传、X连锁显性遗传、X连锁隐性遗传等不同的遗传方式。通过系谱分析可确定其可能的遗传方式,推测家系各成员的基因型,估计遗传病发病再发风险率。

四、实验内容及步骤

(一)观看人类遗传病录像或视频

1. 观看前教师介绍本教学片有关的内容和注意事项。

2. 观看结束后,与同学们一起归纳单基因遗传病各遗传方式的系谱特点以及单基因遗传病、多基因遗传病和染色体病的主要区别。

(二)单基因遗传病系谱的绘制和分析

1. 绘制系谱

例1:先证者为男性的苯丙酮尿症患者,根据以下信息绘制系谱。

(1) 先证者的祖父祖母都正常。

(2) 先证者的大姐、三弟、四弟、五妹以及他们的父母都正常。

(3) 先证者父亲有一弟、二妹,先证者的叔、婶和他们的二女和二子以及先证者的姑妈、姑丈和他们的四子一女都正常。

(4) 先证者叔叔的一子和先证者姑妈的一女婚后,其子女中一女为苯丙酮尿症患者,一女一子都正常。

2. 系谱分析

例2:分析上述苯丙酮尿症的系谱

(1) 判断该系谱的遗传方式是什么?判断的主要依据是什么?

(2) 写出先证者的基因型。

(3) 先证者叔叔的一子和先证者姑妈的一女婚后,估计其子女发病的风险率。

练习1:观察下列家族性多发性结肠息肉症的系谱(实验图5-1),并分析讨论,回答下面问题:

(1) 判断该系谱的遗传方式是什么?判断的主要依据是什么?

(2) 写出先证者的基因型。

(3) 为什么$Ⅱ_3$和$Ⅱ_7$的家庭中没有患者?

(4) 如果$Ⅲ_2$与正常人结婚,估计其子女发病的风险率。

练习2:观察下列遗传性肾炎的系谱(实验图5-2),并分析讨论,回答下面问题:

(1) 判断该系谱的遗传方式是什么?判断的主要依据是什么?

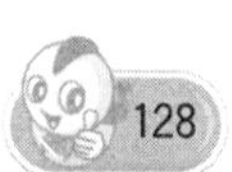

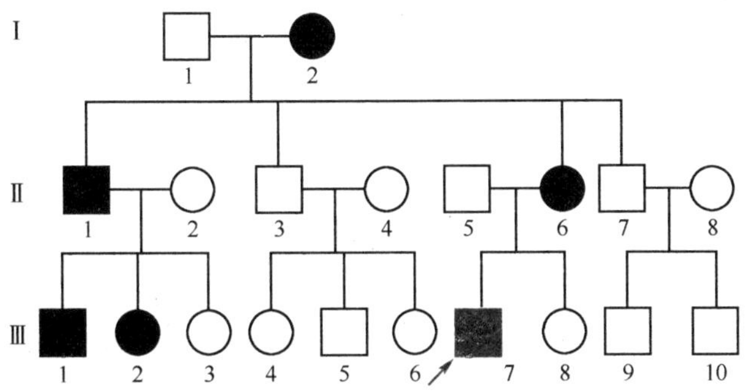

实验图 5-1　家庭多发性结肠息肉症的系谱

(2) 写出先证者的基因型。

(3) 为什么$Ⅲ_9$的家庭中没有患者？

(4) 如果$Ⅲ_7$与正常人结婚，估计其子女发病的风险率。

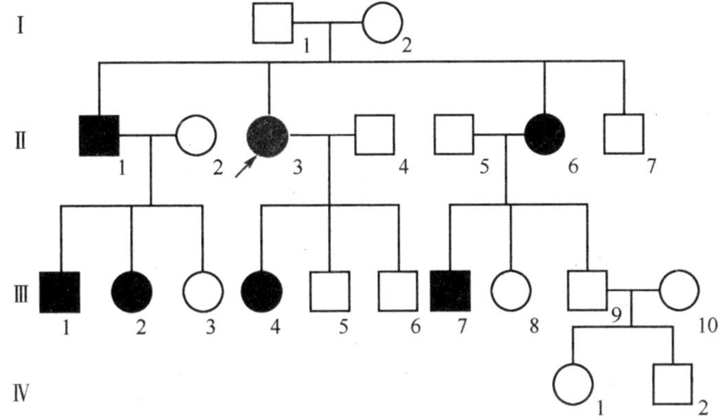

实验图 5-2　遗传性肾炎的系谱

练习 3：观察下列进行性肌营养不良症(假肥大型)的系谱(实验图 5-3)，并分析讨论，回答下面问题：

(1) 判断该系谱的遗传方式是什么？判断的主要依据是什么？

(2) 写出先证者的基因型。

(3) $Ⅱ_5$的致病基因由谁传给？为什么？

(4) 如果$Ⅲ_4$与正常人结婚，估计其子女发病的风险率。

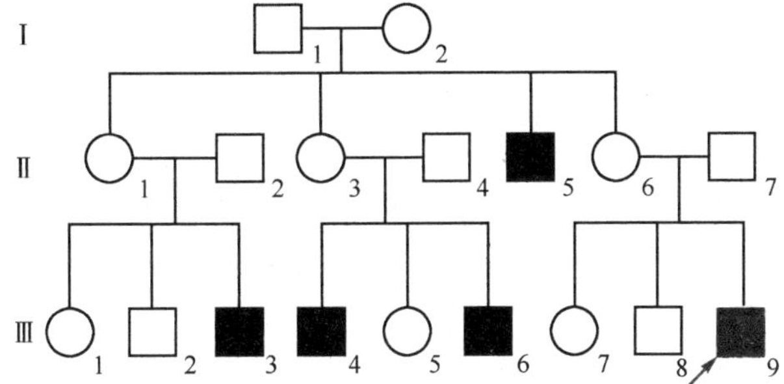

实验图 5-3　进行性肌营养不良症(假肥大型)的系谱

五、实验报告

绘制以上四个系谱在实验报告纸上，并按要求分析结果回答问题。

实验六　人类皮纹分析

一、实验目标

1. 学会皮纹的印取方法。
2. 观察自己指纹、掌纹、指褶纹和掌褶纹的类型。
3. 初步学会对皮纹纹理的分析。

二、实验用品

实验者双手；方盘、人造海绵垫、印台板、印油或油墨、8 开白纸、纱布、放大镜、直尺、铅笔、量角器。

三、实验原理

人体的皮肤由表皮和真皮组成。真皮乳头向表皮突起，构成许多整齐的乳头线称为嵴线，嵴线之间凹陷部分称为沟。指(趾)掌(脚)部位的皮肤表层因皮嵴和皮沟走向不同而形成各种皮肤纹理特征。皮肤纹理亦称皮纹，即指人的手指、掌面、足趾和跖面的皮嵴和皮沟走向不同而形成的纹理图形。

人体的皮肤纹理属多基因遗传，具有个体的特异型。皮肤纹理于胚胎 14 周形成，一旦形成终生不变，所以皮纹具有高度的稳定性。掌握其调查方法可以为遗传病诊断提供资料。

四、实验内容与步骤

（一）皮纹的印取

1. 先用肉眼直接观察自己的指纹类型，找出箕形纹与斗形纹的三叉点位置。对着直射光线，转动手指，以便从不同方向观察。

2. 了解自己掌三叉点的位置，确定 a、b、c、d、t 五个三叉点的位置。

3. 把红色印油或油墨适量地倒入方盘的海绵垫上，用纱布涂抹均匀，再把白纸平铺于印台板上，准备取印。

4. 受检者洗净双手，擦干。将全掌按在海绵垫上，使掌面获得均匀的印油或油墨(注意不要来回涂抹，印油或油墨量要适中)。

5. 按压法印取掌纹。先将掌腕线印在白纸上，然后从后向前，按掌、指顺序逐步轻轻放下，手指自然分开，用另一手适当用力按压印取皮纹的手背，将全掌的各部分均匀地印在白纸上，尤其是腕部、掌心及手指基部，以免漏印。提起手掌时，先将指头翘起，然后是掌和掌腕面，这样便可获得理想的全掌皮纹。注意不可加压过重，不可移动手掌和白纸，以免使皮纹模糊不清或重叠。受检者左右手轮换印取掌纹。

6. 滚动法印取指纹。在对应的掌纹下方，由左至右依次印取 10 个指尖纹。要取印的手指要伸直，其余的手指弯曲，逐个由一侧向另一侧轻轻滚动 1 次(切勿来回滚动，以免图像重

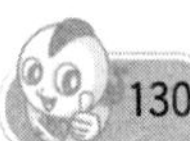

叠)，注意印出手指两侧的皮纹，记下10个手指的顺序。

（二）皮纹的分析

1. 指纹分析　指纹即手指末端腹面的皮纹，可分为弓形纹、箕形纹和斗形纹3种类型(实验图6-1)。依据指纹线的走向和形态、有无三叉点及有无圆心对其进行分类然后进行计数，最后统计嵴纹总数(TFRC)。

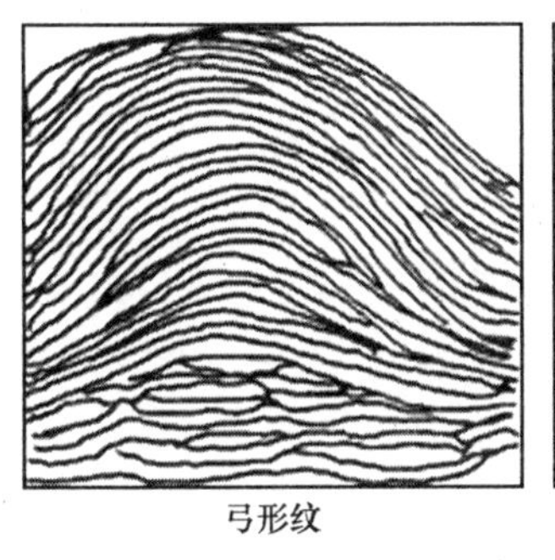
弓形纹

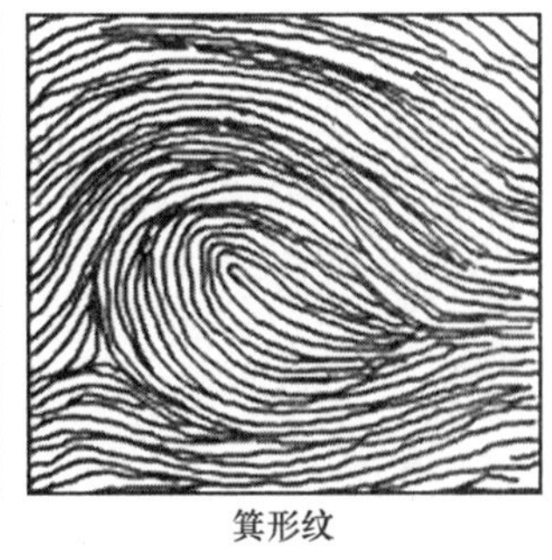
箕形纹

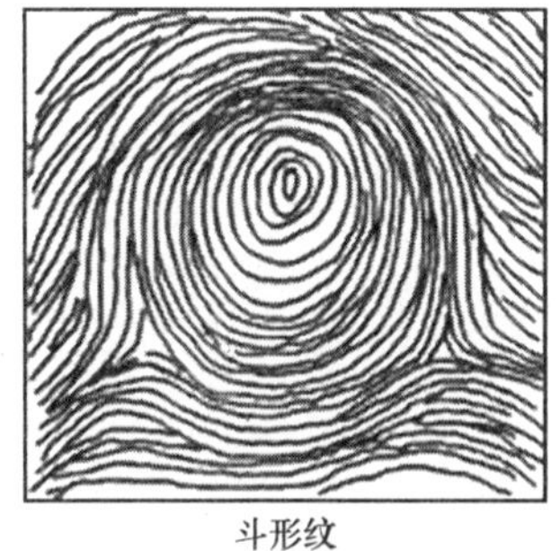
斗形纹

实验图6-1　指纹类型图

(1) 指嵴纹计数

1) 弓形纹：由于没有纹心和三叉点，其计数为零。

2) 箕形纹：从中心到三叉点中心绘一直线，计算直线通过的嵴纹数，由于只有一个三叉点，故有一个嵴纹数。

3) 斗形纹：因有两个三叉点，可得到两个数值，只计多的一侧数值(实验图6-2)。

4) 双箕斗：分别先计算两中心点与各自三叉点连线所通过的嵴纹数，再计算两中心点连线所通过的嵴纹数，然后将三个数相加起来的总数除以2，即为该指纹的嵴纹数。

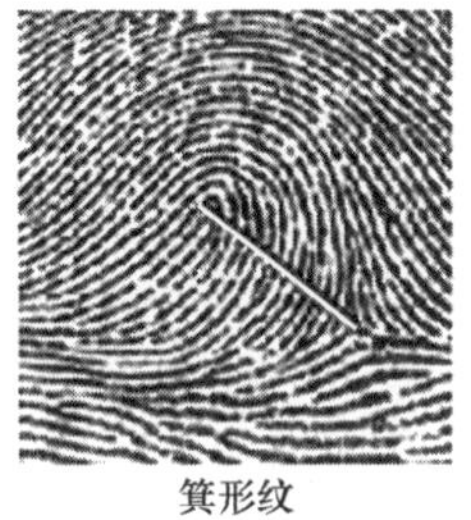
箕形纹

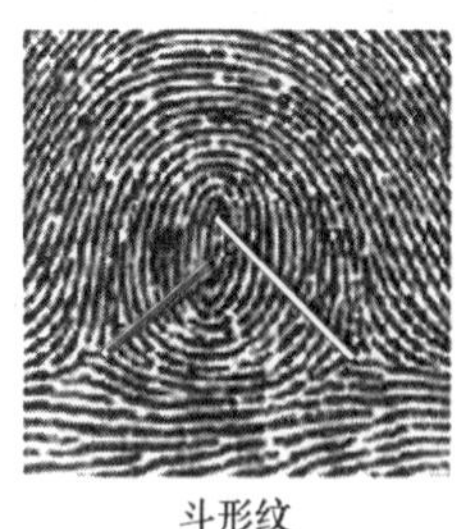
斗形纹

实验图6-2　嵴纹计数

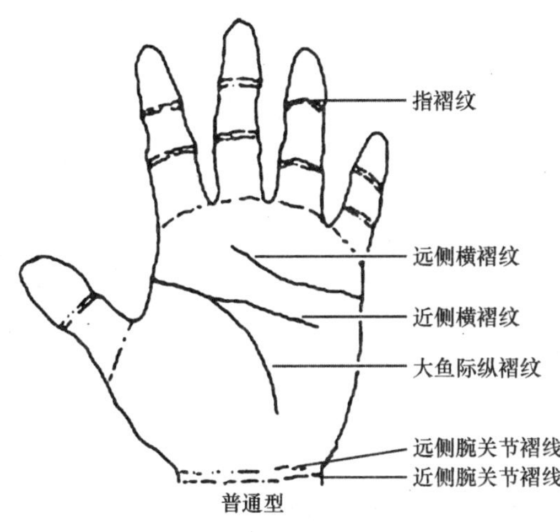

实验图6-3　掌褶线及指褶线

(2) 指嵴纹总数(TFRC)计算：10个手指嵴纹计数的总和即为嵴纹总数。我国男性平均值为148条，女性为138条。

2. 掌纹分析　掌纹指手掌中的皮纹(实验图6-3)。

(1) 掌褶线：正常人的手掌褶线有3条，即大鱼际纵褶线、远侧横褶线和近侧横褶线；掌面各有一个三叉点，分别称a、b、c、d。

(2) atd角的测量方法：atd角是指在食指下有一个三叉点a，小指下有一个三叉点d，分别引一直线连接位于腕关节褶线远侧的轴三叉点t所形成的夹角。用量角器测量其角度。我国正常人atd角的平均值在41°。atd角小于45°用t表示；45°～56°用t′表示；

大于 56°用 t″表示(实验图 6-4)。

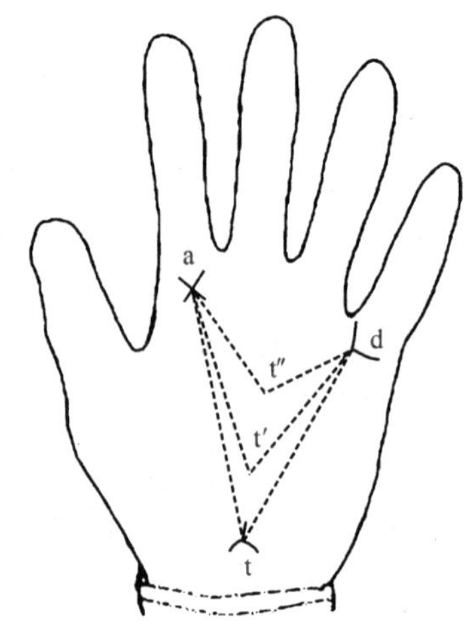

实验图 6-4　轴三叉点 atd 角的测量

五、实验报告

1. 观察自己指纹、掌纹、指褶纹和掌褶纹的类型。
2. 测量双手的 atd 角。
3. 计数指纹嵴线总数(TFRC)。

医学遗传学基础教学基本要求

一、课程性质与任务

医学遗传学是护理和助产专业的一门专业基础课程。主要内容包括绪论、遗传的细胞基础、遗传的分子基础、遗传的基本规律、遗传病及人类性状的遗传方式、遗传病的诊断与防治、遗传与优生及遗传与环境等。其主要任务是使学生掌握遗传的基本理论知识和基本技能，为专业课程的学习打下良好的基础，并能运用所学基本知识开展遗传咨询及遗传病调查与分析。

二、课程教学目标

（一）知识目标

1. 掌握减数分裂各时期染色体的变化特征。
2. 掌握人类染色体核型及分组情况。
3. 掌握 DNA 的结构和功能。
4. 掌握遗传学基本术语。
5. 掌握遗传的基本规律。
6. 掌握单基因遗传病的遗传方式。
7. 理解细胞的有丝分裂和减数分裂的特点。
8. 理解遗传与优生。
9. 了解遗传病的诊断与防治。
10. 了解遗传与环境的关系。
11. 了解遗传与肿瘤。

（二）能力目标

1. 能初步开展遗传病的家系分析和遗传病调查。
2. 具有初步开展遗传咨询的能力。

（三）态度目标

1. 具有良好的职业素质。
2. 培养学生良好的学习习惯与方法。

三、教学内容和要求

本课程教学内容分为三个模块：基础模块、技能模块、选学模块。基础模块和技能模块是各专业的必修内容，选学模块根据学校及学生的具体情况选择使用。

基础模块

教学内容	教学要求		
	了解	理解	掌握
一、绪论			
(一) 医学遗传学的概念及其在现代医学中的作用	√		
(二) 遗传病概述		√	
(三) 医学遗传学发展简史	√		
(四) 人类基因组计划	√		
二、遗传的细胞基础			
(一) 细胞的基本结构			
1. 细胞的基本结构		√	
2. 性染色质			√
(二) 人类染色体			
1. 染色体的形态结构		√	
2. 核型		√	
3. 显带染色体及其识别	√		
(三) 细胞周期			
1. 间期		√	
2. 分裂期			√
(四) 减数分裂与配子发生			
1. 减数分裂的概念			√
2. 减数分裂各时期的特点			√
3. 有丝分裂与减数分裂的异同			√
4. 减数分裂的意义		√	
5. 配子的发生过程		√	
6. 精子与卵子发生的区别			√
三、遗传的分子基础			
(一) 遗传物质的结构与功能			
1. 核酸的组成			√
2. DNA 的结构			√
3. DNA 的功能			√
4. RNA 的结构与功能		√	
(二) 基因的概念与结构			
1. 基因的概念			√
2. 基因的结构	√		
(三) 基因的功能			
1. 遗传信息的储存		√	
2. 基因的复制		√	
3. 基因的表达		√	
(四) 基因突变			
1. 基因突变的概念	√		
2. 基因突变的因素	√		
3. 基因突变的特性	√		
4. 基因突变的类型	√		
5. 基因突变的表型效应	√		
四、遗传的基本定律			
(一) 分离定律			
1. 遗传学常用符号			√
2. 性状分离现象			√
3. 分离规律的实质			√
(二) 自由组合定律			
1. 性状的自由组合现象			√
2. 自由组合规律的实质		√	
3. 自由组合规律的细胞学基础及应用条件			√
(三)连锁与互换定律			
1. 完全连锁			√
2. 不完全连锁		√	
3. 连锁及互换定律的应用条件		√	
4. 连锁及互换定律的细胞学基础			√
五、遗传病及人类性状的遗传方式			
(一) 单基因遗传			
1. 常染色体显性遗传			√
2. 常染色体隐性遗传			√
3. X 连锁显性遗传(XD)			√
4. X 连锁隐性遗传(XR)			√
5. Y 连锁遗传	√		
(二) 多基因遗传			
1. 质量性状和数量性状	√		
2. 多基因遗传的特点	√		
3. 多基因遗传病	√		
(三) 染色体畸变与染色体病			
1. 染色体数目异常及所致疾病		√	
2. 染色体结构异常及所致疾病		√	
3. 两性畸形	√		
(四) 遗传性酶病与分子病			
1. 遗传性酶病		√	
2. 分子病	√		
六、遗传病的诊断与防治			
(一) 遗传病的诊断			
1. 病史采集		√	

续表

教学内容	教学要求			教学内容	教学要求		
	了解	理解	掌握		了解	理解	掌握
2. 症状与体征			√	八、遗传与环境			
3. 系谱分析	√			(一) 环境污染与保护			
4. 染色体检查	√			1. 环境污染	√		
5. 生化检查	√			2. 环境保护		√	
6. 基因诊断	√			(二) 遗传与环境的关系			
7. 皮肤纹理分析	√			1. 遗传和环境因素对疾病的影响	√		
8. 产前诊断	√			2. 环境因素对遗传物质的损伤	√		
(二) 遗传病的防治				3. 遗传物质损伤的效应	√		
1. 遗传病的预防		√		九、遗传与肿瘤			
2. 遗传病的治疗		√		(一) 肿瘤发生的遗传因素			
七、遗传与优生				1. 肿瘤的病因	√		
(一) 优生学				2. 肿瘤发生的遗传因素	√		
1. 优生学的概念		√		(二) 肿瘤发生的遗传机制			
2. 优生学的分类	√			1. 单克隆起源假说(体细胞突变说)	√		
3. 优生优育咨询		√		2. 两次突变假说	√		
(二) 遗传咨询				3. 多步骤遗传损伤学说	√		
1. 遗传咨询的概念和意义		√		(三) 肿瘤的染色体异常			
2. 遗传咨询的对象与内容	√			1. 肿瘤的染色体数目异常	√		
3. 遗传咨询步骤	√			2. 肿瘤的染色体结构异常	√		

技能模块

序号、单元题目（对应基础理论模块单元序号）	教学内容	教学要求		
		学会	掌握	熟练掌握
二、遗传的细胞基础	1. 有丝分裂	√		
	2. 减数分裂		√	
	3. X 染色质的观察		√	
	4. 人类染色体核型分析		√	
五、遗传病及人类性状的遗传方式	人类遗传病与系谱分析	√		
六、遗传病的诊断与防治	人类皮纹分析	√		

选学模块

序号、单元题目（对应基础模块单元序号）	教学内容	教学要求		
		学会	掌握	熟练掌握
二、遗传的细胞基础	1. 细胞的基本结构		√	
	2. 显带染色体及其识别	√		
三、遗传的分子基础	基因突变	√		
五、遗传病及人类性状的遗传方式	分子病	√		
八、遗传与环境	1. 环境污染与保护	√		
	2. 遗传与环境的关系	√		
九、遗传与肿瘤	1. 肿瘤发生的遗传因素	√		
	2. 肿瘤发生的遗传机制	√		
	3. 肿瘤的染色体异常	√		

四、说　　明

1. 本课程由基础模块、技能模块及选学模块构成。

2. 基础模块和技能模块是各专业必修的教学内容，选修模块是学生根据自身状况选择性学习或由任课教师依据学生情况选择性教学的内容。

3. 机动学时可用于学生学习选修模块的内容，也可用于教师结合实际情况调整教学安排或选其他内容讲授。

4. 教学过程中充分运用教具、模型和现代教育技术，重视理论联系实际。

5. 学生的成绩考核应包括提问、作业、实验及考试等综合考核，并应进行实验技能考核。

6. 教学过程中应淡化理论教学，注重实践技能培养，教会学生学习的方法。

五、学时分配建议(36学时)

序号	教学内容	学时数		
		理论	实践	合计
1	绪论	2		2
2	遗传的细胞基础	4	8	12
3	遗传的分子基础	4		4
4	遗传的基本定律	5		5
5	遗传病及人类性状的遗传方式	5	2	7
6	遗传病的诊断与防治	2	2	4
7	遗传与优生	1		1
机动		1		1
总计		24	12	36

参 考 文 献

陈可夫，王学民．2006．医学生物学．上海：上海科技出版社
陈誉华．2010．医学细胞生物学．第4版．北京：人民卫生出版社
程伟．2003．生物化学．北京：科学出版社
傅松滨．2008．医学生物学．第7版．北京：人民卫生出版社
何俊琳，刘学庆．2006．遗传与优生学学习指导．重庆：重庆大学出版社
康晓慧．2005．遗传与优生．北京：人民卫生出版社
李璞．2004．医学遗传学．第2版．北京：中国协和医科大学出版社
刘艳平，沈韫芳，韩凤霞．2001．医学细胞生物学．长沙：中南大学出版社
宋今丹．2005．医学细胞生物学．北京：人民卫生出版社
宋修勤．2005．医学遗传学基础．北京：科学出版社
王尔浮，蔡绍京，霍正浩．2007．医学细胞生物学．北京：科学出版社
吴观陵．2005．生物医学导论．北京：人民卫生出版社
杨抚华．2003．医学生物学．北京：科学出版社
余元勋，马旭，余国斌．2003．中国遗传咨询．合肥：安徽科学技术出版社
张国明．2007．医学遗传学基础．北京：中国科学技术出版社
张涛，马爱民．2008．医学遗传学．北京：北京大学医学出版社
张忠寿，刘金杰．2004．细胞生物学和医学遗传学．第3版．北京：人民卫生出版社
赵斌，任传中．2004．生物学．北京：科学出版社
赵斌．2008．医学遗传学基础．第2版．北京：科学技术出版社
左伋．2005．医学遗传学．第4版．北京：人民卫生出版社

自测题选择题参考答案

第 2 章　遗传的细胞基础

1.A　2.B　3.D　4.D　5.E　6.D　7.A　8.B　9.C　10.C　11.C　12.E　13.C　14.B　15.A　16.B　17.A　18.B

第 3 章　遗传的分子基础

1.A　2.C　3.C　4.A　5.C　6.D　7.B　8.E　9.A　10.E　11.E　11.D　13.D　14.B　15.A　16.A　17.C　18.A　19.E　20.E

第 4 章　遗传的基本定律

1.B　2.B　3.C　4.D　5.B　6.D　7.D　8.B　9.B

第 5 章　遗传病及人类性状的遗传方式

1.B　2.D　3.E　4.D　5.C　6.A　7.C　8.B　9.D　10.E　11.C　12.B　13.B　14.D　15.C　16.C　17.B　18.A　19.C　20.D　21.A　22.B

第 6 章　遗传病的诊断与防治

1.E　2.B　3.C　4.C

第 7 章　遗传与优生

1.B　2.C　3.C　4.E　5.D

第 8 章　遗传与环境

1.D　2.E　3.B　4.C　5.E　6.C　7.D　8.A

第 9 章　遗传与肿瘤

1.A　2.C　3.A　4.D　5.E　6.E　7.B　8.B

附表-1　人类染色体核型分析报告

编号：　　住院号：

性别：　　标本来源：

核型：　　诊断：

医师签名：　　年　月　日

贴染色体照片

	1	2	3		4	5
A	— —	— —	— —	B	— —	— —

	6	7	8	9	10	11	12
C	— —	— —	— —	— —	— —	— —	— —

	13	14	15		16	17	18
D	— —	— —	— —	E	— —	— —	— —

	19	20		21	22	性染色体
F	— —	— —	G	— —	— —	— —

班级：　　　　姓名：

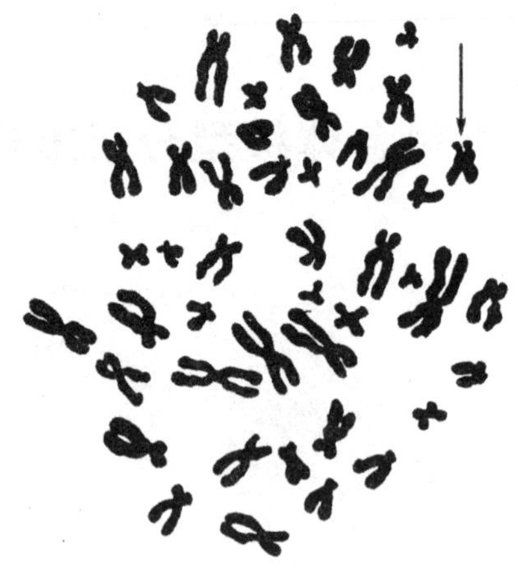

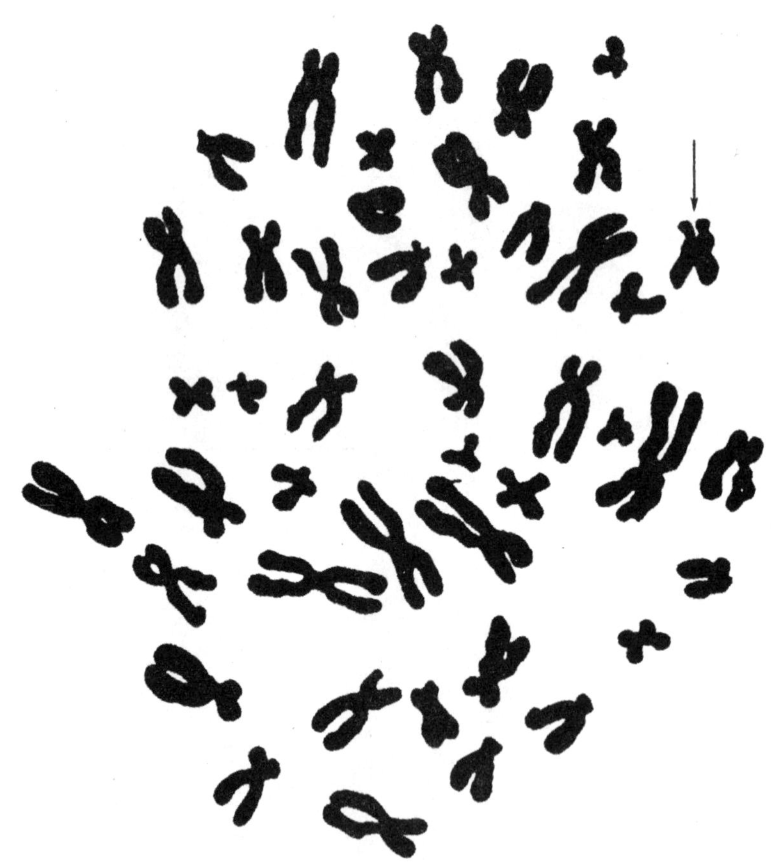

附图-1　人类染色体(↓示随体)

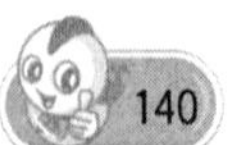

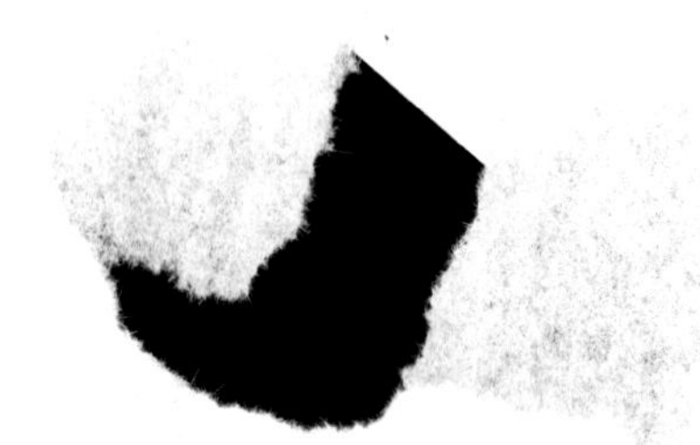